Q&A
医療法人移行の全実務

経過措置型医療法人から
一般の持分の定めのない
社団医療法人へ

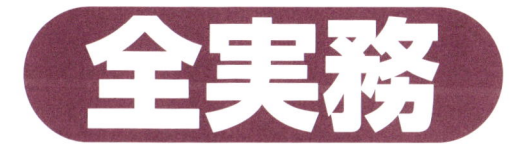

米本合同税理士法人
医療法人研究会 代表
小野 高志 [編著]

清文社

はじめに

　平成19年4月1日の改正医療法の施行後、医療法人の非営利性の徹底を図るために、都道府県知事が新たに医療法人の設立の認可を行う場合には、財団医療法人または社団である医療法人で持分の定めのないもの（持分の定めのない社団医療法人）に限られることとなりました。そして、社団である医療法人で持分の定めのあるもの（持分の定めのある社団医療法人）は、改正医療法附則第10条第2項に経過措置型医療法人として位置付けられ、当分の間、存続することが認められています。

　平成24年3月31日現在、経過措置型医療法人の数は4万2,245件で、社団医療法人の総数4万7,434件の約89％を占めています（厚生労働省調べ）。

　厚生労働省は、医療法人の非営利性の徹底を図るため、社会医療法人をはじめとする持分の定めのない社団医療法人への移行を推進していますが、思うように進んでいないのが現状です。

　本書は、持分の定めのない社団医療法人のうち、社会医療法人および特定医療法人以外のいわゆる「一般の持分の定めのない社団医療法人」への移行に重点を置いて解説するものです。

　移行の際の課税関係についてわかりやすく解説するとともに、非課税要件を満たさない場合の申告・納税、および申告書の書き方を具体例を用いて解説、また、持分放棄にかかる定款変更をはじめとする諸手続き、移行のメリットおよびデメリット、医療法上の諸問題とその対策、会計処理方法など、「一般の持分の定めのない社団医療法人」への移行に関するすべてについて、根拠条文などを交えて解説しています。

　特に、経過措置型医療法人が「一般の持分の定めのない社団医療法人」へ移行する際の大きな問題である、医療法人の出資持分に対する課税の問題（第2章）、また、経過措置型医療法人の中に多く含まれている一人医師医療法人の

「一般の持分の定めのない社団医療法人」への移行についても解説しています（第3章）。

　移行の際の贈与税の課税関係だけでなく、相続税についても触れています（第6章）。移行の際の持分の放棄は、出資者の生前中の贈与によるものだけでなく、出資者の遺言による放棄が考えられ、この場合、持分の定めのない社団医療法人に対して、贈与税だけではなく、相続税の課税問題が発生することになります。現在、移行の際の贈与税についての解説書はありますが、本書は、移行の際の相続税の課税関係について言及している初めての解説書となります。

　また、平成24年5月31日付で厚生労働省医政局が発表した「医療法人の合併について」について、医療法人の合併にかかる手続きや課税関係の解説を行い（第7章）、さらに、研究課題として、定款変更の途中において出資者が死亡した場合における「直資90（例規）被相続人の意思に基づき公益法人を設立する場合等の相続税の取扱いについて」の適用の可否についても触れています（第8章）。

　本書が、持分の定めのない社団医療法人への移行について悩みを抱えている医療関係者の皆さまの一助になることを切に望んでいます。

　最後になりましたが、本書は、米本合同税理士法人医療法人研究会としての初めての書籍であり、出版にあたり何もわからない中、当初より大変なご尽力をいただき、本書を出版まで導いていただいた清文社の村本健太郎氏に厚く御礼を申し上げます。

平成24年9月

執筆者を代表して
米本合同税理士法人
代表社員　小野　高志

Q&A医療法人移行の全実務 目次

CONTENTS

はじめに

第1章 医療法人の概要と定義

- Q 1 医療法人の種類 …………………………………………………2
- Q 2 社団医療法人 …………………………………………………3
- Q 3 財団医療法人 …………………………………………………5
- Q 4 持分の定めのある社団医療法人 ……………………………7
- Q 5 持分の定めのない社団医療法人 ……………………………8
- Q 6 基金拠出型医療法人 …………………………………………10
- Q 7 出資額限度法人 ………………………………………………11
- Q 8 特定医療法人 …………………………………………………13
- Q 9 社会医療法人 …………………………………………………15

第2章 経過措置型医療法人

第1節 経過措置型医療法人の概要

- Q 10 経過措置型医療法人の定義 …………………………………20
- Q 11 出資者、社員、役員 …………………………………………22
- Q 12 出資持分の譲渡の可否 ………………………………………25
- Q 13 出資持分の相続・贈与の可否 ………………………………27
- Q 14 出資持分の払戻しの可否 ……………………………………28

- Q 15 医療法人による出資持分の取得の可否 …………………………30
- Q 16 株式会社による経過措置型医療法人への出資の可否 …………31
  - ■コラム 1 医療法人は持分の払戻しを避けるためにその社員の退社を拒否することはできるか…………………………………32

第 2 節 経過措置型医療法人の出資持分の譲渡

- Q 17 出資持分の譲渡にかかる個人出資者および法人出資者の課税関係……33
- Q 18 個人出資者の出資持分を出資額（低額）で譲渡した場合の課税関係 …………………………………………………………35
- Q 19 出資持分の払戻しを低額で受けた場合の所得税法第59条の適用………37
  - ■コラム 2 経過措置型医療法人の出資持分の譲渡制限…………………38

第 3 節 経過措置型医療法人の出資持分の評価

- Q 20 出資持分の相続税法上の評価額 …………………………………39
- Q 21 出資持分の所得税法上の評価額 …………………………………42
- Q 22 出資持分の法人税法上の評価額 …………………………………45
  - ■コラム 3 出資持分の相続税評価額を計算する場合の一口あたりの出資金額……………………………………………48

第 4 節 経過措置型医療法人の出資持分の相続

- Q 23 経過措置型医療法人の出資持分を相続する場合の相続人と医療法人の課税関係 ………………………………………49

第 5 節 経過措置型医療法人の出資持分の払戻し

- Q 24 出資持分の払戻しを時価で受けた場合の出資者と医療法人の処理……51
- Q 25 出資持分の払戻しを低額で受けた場合の出資者と医療法人の処理……53
- Q 26 出資額限度法人の出資持分の払戻しを受けた場合の出資者と医療法人の処理 ……………………………………………55

第6節 経過措置型医療法人の出資持分の移動に関する手続き

- Q 27 出資持分の払戻しの手続き …………………………………57
- Q 28 出資持分を譲渡・贈与する場合の手続き ……………………59
- Q 29 出資持分を相続する場合の手続き ……………………………63

第3章 経過措置型医療法人が一般の持分の定めのない社団医療法人へ移行する場合の概要

第1節 概要

- Q 30 持分の定めのない社団医療法人へ移行する場合の選択肢 ………68
- Q 31 社会医療法人へ移行する場合のメリット・デメリット …………69
- Q 32 特定医療法人へ移行する場合のメリット・デメリット …………71
- Q 33 一般の持分の定めのない社団医療法人へ移行する場合の
  メリット・デメリット ……………………………………73

第2節 一般の持分の定めのない社団医療法人へ移行する場合の手続き

- Q 34 一般の持分の定めのない社団医療法人へ移行する場合の手続き ……75
- Q 35 一般の持分の定めのない社団医療法人へ移行する場合の定款内容 …78
- Q 36 一般の持分の定めのない社団医療法人へ移行する場合の
  税務署への届出 ……………………………………80

第3節 一般の持分の定めのない社団医療法人への移行時の会計処理

- Q 37 移行時における会計処理・税務処理・別表4および5(一)の
  記載方法 ……………………………………………82

第4節 一人医師医療法人

Q38 一人医師医療法人の一般の持分の定めのない社団医療法人への移行の可否 ……………………………………………………86

第5節 移行後の税務上の注意点

Q39 移行した場合の税務上の注意点 ……………………………………88
　■コラム4　税務上の持分の定めのない法人の定義と贈与の日……………91

第4章　一般の持分の定めのない社団医療法人へ移行する場合に贈与税の非課税要件を満たさない場合

第1節 出資者に対する課税

Q40 出資持分の放棄に伴う個人出資者に対する課税関係 ……………94
Q41 出資持分の放棄に伴う法人出資者に対する課税関係 ……………96

第2節 医療法人に対する課税

Q42 出資持分の放棄に伴う医療法人に対する法人税の課税 ……………97
Q43 出資持分の放棄に伴う医療法人に対する相続税・贈与税の課税 ……98

第3節 贈与税の計算と申告・納税

Q44 出資持分の放棄に伴う医療法人に対する具体的な贈与税の計算方法 ………………………………………………………100
Q45 出資持分の放棄に伴う医療法人の贈与税の申告書の記載方法 ………102
Q46 出資持分の放棄に伴う医療法人の贈与税の申告手続き ……………108
Q47 相続税法第66条第5項「法人税等に相当する額の控除」……………109

第4節 一般の持分の定めのない社団医療法人への移行に関する諸問題

- Q48 移行後の同族経営の可否と課税 ……………………………………111
- Q49 移行後に非課税要件を満たさなくなったときの課税 ……………112
- Q50 移行時の贈与税課税を少なくする方法 ……………………………113
  - ■コラム5 役員に社員は含まれるか ……………………………114

第5章 一般の持分の定めのない社団医療法人へ移行する場合に贈与税の非課税要件を満たす場合

第1節 非課税の体系

- Q51 相続税法第66条第4項の条文体系 ……………………………………118

第2節 非課税要件

- Q52 贈与税等の額が不当に減少する結果となると認められないとき（非課税要件） ……………………………………………………………120
- Q53 相法第66条第4項通達14「相続税等の負担の不当減少についての判定」 ……………………………………………………………123
- Q54「定款等に一定の事項が定められていること」とは ……………125
- Q55「医療法人の運営等が定款に基づき適正に行われていること」とは …128
- Q56「社会的存在として認識される程度の規模を有していること」とは……129
- Q57「社会医療法人を想定した基準」とは ……………………………130
- Q58「特定医療法人を想定した基準」とは ……………………………133
- Q59「特定医療法人を想定した基準」を満たしているかどうかの実務上の判断基準 ……………………………………………………136
- Q60 非課税要件を満たすための理事・理事会に関する注意点 ………138
- Q61 非課税要件を満たすための監事に関する注意点 …………………141

Q 62 非課税要件を満たすための社員総会に関する注意点 ……………………143
Q 63 「特別の利益を与えないこと」とは ……………………………………145
Q 64 役員等に対する報酬についての注意点 …………………………………148
Q 65 「残余財産の帰属先が国等に限定されていること」とは ……………150
■コラム 6　一般の持分の定めのない社団医療法人、特定医療法人
　　　　　および社会医療法人の給与および親族の定義の違い ………151

第3節 非課税要件の判定時期

Q 66 非課税要件の判定時期 ……………………………………………………153

第6章　一般の持分の定めのない社団医療法人へ移行する場合の相続税

第1節 非課税要件を満たす場合

Q 67 遺言による出資持分の放棄（非課税要件を満たす場合）……………156

第2節 非課税要件を満たさない場合

Q 68 遺言による出資持分の放棄（非課税要件を満たさない場合）………158

第3節 相続税の申告書の書き方と申告・納税

Q 69 出資持分の放棄に伴う医療法人の相続税の申告書の記載方法 ………160
Q 70 出資持分の放棄に伴う医療法人の相続税の申告手続き ………………166
Q 71 非課税要件を満たす場合の相続税の申告書の記載方法 ………………167

第7章 ▓ 医療法人の合併について

- Q 72 医療法人の合併の概要 …………………………………………172
- Q 73 医療法人の合併手続き …………………………………………175
- Q 74 医療法人の合併にかかる債権者保護手続き …………………177
- Q 75 医療法人の合併にかかる課税関係 ……………………………179
- Q 76 医療法人の合併にかかる出資持分に対する課税関係 ………181

第8章 ▓ 移行前に相続が開始した場合の取扱い（研究課題）

- Q 77 移行前に相続が開始した場合の原則的な取扱い ……………184
- Q 78 移行前に相続が開始した場合の例外的な取扱い（定款変更申請中）…186
- Q 79 移行前に相続が開始した場合の例外的な取扱い（定款変更申請前）…188
- Q 80 例外的な取扱いが適用できる根拠 ……………………………191

第9章 ▓ 資料1─規程・書式編

- ◆ 規程・書式1　移行および定款変更の承認の理事会招集通知・委任状 …194
- ◆ 規程・書式2　移行および定款変更の承認の理事会議事録 ………195
- ◆ 規程・書式3　移行および定款変更の承認の臨時社員総会招集通知・委任状 …………………………………………………………197
- ◆ 規程・書式4　移行および定款変更の承認の臨時社員総会議事録 ………198
- ◆ 規程・書式5　出資持分の放棄に係る同意書 ……………………200
- ◆ 規程・書式6　定款変更認可申請書 ………………………………201
- ◆ 規程・書式7　定款新旧対照表・定款変更理由書 ………………202

◆規程・書式8	定款変更認可書	206
◆規程・書式9	都道府県民税申告書に係る「医療法人等の所得金額計算書」	207
◆規程・書式10	都道府県民税に係る「医療法人等の介護保険法等に係る事業税の取扱いについて」	208
◆規程・書式11	保険医療機関届出事項変更（異動）届	209
◆規程・書式12	特別の療養環境の提供(変更)に係る実施報告書	210
◆規程・書式13	定款	211
◆規程・書式14	定款施行細則	220
◆規程・書式15	社員総会議事細則	221
◆規程・書式16	理事会議事細則	223
◆規程・書式17	社員名簿	225
◆規程・書式18	役員名簿	226
◆規程・書式19	定款変更後の運営に係る理事会招集通知・表決書・理事会議案書	227
◆規程・書式20	定款変更後の運営に係る理事会議事録	229
◆規程・書式21	定款変更後の運営に係る社員総会招集通知・表決書・社員総会議案書	231
◆規程・書式22	定款変更後の運営に係る社員総会議事録	233

第10章　資料2 ―条文・通知・定款等編

◆条文1	医療法	236
◆条文2	医療法施行規則	245
◆条文3	相続税法	248
◆条文4	相続税法施行令	252
◆条文5	相続税法基本通達	254

- ◆条文6　相続税個別通達1 …………………………………………255
- ◆条文7　相続税個別通達2 …………………………………………268
- ◆条文8　財産評価基本通達 …………………………………………271
- ◆条文9　法人税法 ……………………………………………………293
- ◆条文10　法人税法施行令 ……………………………………………299
- ◆条文11　法人税基本通達 ……………………………………………302
- ◆条文12　所得税法 ……………………………………………………304
- ◆条文13　所得税基本通達 ……………………………………………306
- ◆条文14　租税特別措置法 ……………………………………………309
- ◆条文15　租税特別措置法施行令 ……………………………………323
- ◆条文16　会社法 ………………………………………………………327
- ◆条文17　地方税法 ……………………………………………………328
- ◆条文18　その他 ………………………………………………………332

- ◆通知1　医療法人の社員の退社について ……………………………335
- ◆通知2　医療法人に対する出資物件の返還について ………………336
- ◆通知3　医療法人制度の改正及び都道府県医療審議会について …337
- ◆通知4　医療法人に対する出資又は寄附について …………………341
- ◆通知5　出資持分の定めのある社団医療法人が特別医療法人に
　　　　　移行する場合の課税関係について ……………………………342
- ◆通知6　医療法人の合併について ……………………………………346

- ◆定款等1　改正前社団医療法人モデル定款 …………………………351
- ◆定款等2　改正後社団医療法人の定款例 ……………………………357
- ◆定款等3　医療法人運営管理指導要綱 ………………………………366

―― 凡　例 ――

医法………………………	医療法
医令………………………	医療法施行令
医規………………………	医療法施行規則
相法………………………	相続税法
相令………………………	相続税法施行令
相基通……………………	相続税法基本通達
評基通……………………	財産評価基本通達
相法第66条第4項通達……	贈与税の非課税財産（公益を目的とする事業の用に供する財産に関する部分）及び持分の定めのない法人に対して財産の贈与等があった場合の取扱いについて（第2 持分の定めのない法人に対する贈与税の取扱い）
法法………………………	法人税法
法令………………………	法人税法施行令
法基通……………………	法人税基本通達
所法………………………	所得税法
所基通……………………	所得税基本通達
措法………………………	租税特別措置法
措令………………………	租税特別措置法施行令
会法………………………	会社法
地法………………………	地方税法

【法令等の表示例】法法24①三　→　法人税法第24条第1項第3号

第1章
医療法人の概要と定義

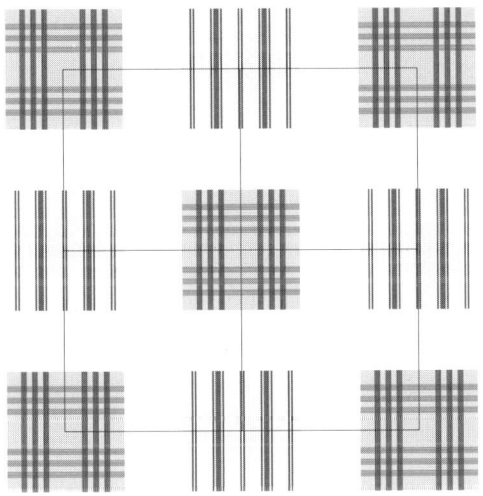

第1章　医療法人の概要と定義

 医療法人の種類

医療法人の種類にはどのようなものがありますか。

　平成19年4月1日施行の第5次医療法改正（以下「改正医療法」という）後の医療法人の種類は、以下のとおりです。

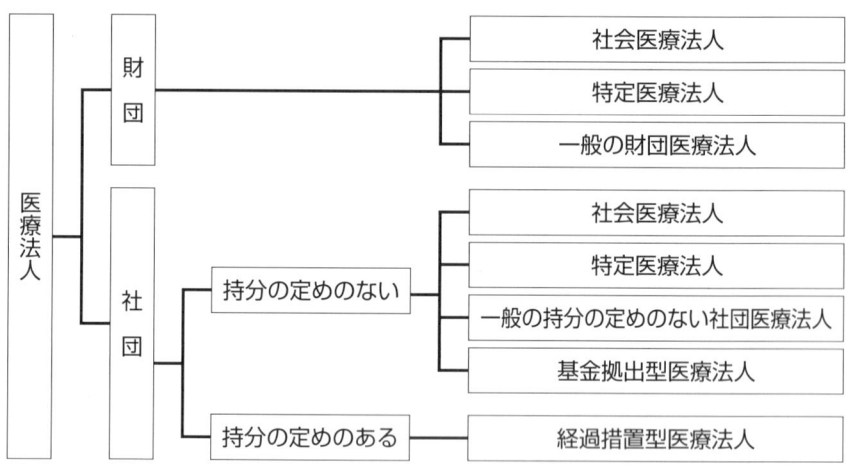

第1章　医療法人の概要と定義

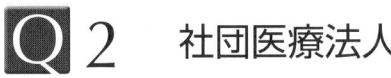　社団医療法人

社団医療法人とは、どのような医療法人ですか。

1 定義

　社団医療法人とは、社団法人の一類型であり、社団法人とは、構成員により構成される団体で、法律上、法人格が付与されたものをいいます。社団医療法人は、「社員」と呼ばれる構成員が設立者となって設立される医療法人です。医療法第39条第1項に「病院、医師若しくは歯科医師が常時勤務する診療所又は介護老人保健施設を開設しようとする社団又は財団は、この法律の規定により、これを法人とすることができる」と規定しています。
　改正医療法施行前は、出資持分という概念がありましたが、今後は、拠出によって設立される法人となるため、医療法人に対して資金や財産を提供しても、医療法人に対する出資持分という概念はなくなります。
　また、法人の解散時の残余財産は、都道府県知事の認可を得て、国、地方公共団体または他の医療法人等（以下「国等」という）に帰属することとなっています（医法44⑤）。
　平成24年3月末現在、日本全国では約4万7,825件もの医療法人がありますが、そのうちの約99％が社団医療法人です。特別医療法人は平成24年3月をもって廃止されました。
　議決権については、一般の法人（株式会社など）とは大きく異なり、医療法第48条の4第1項に「社員は、各一個の議決権を有する」と規定しているため、社員1人につき1個の議決権が付与され、社員総会の議決は、出資した額の大

きさや出資持分の割合などには全く影響されません。

2 運営機関

医療法人の最高意思決定機関は社員総会であり、これは会社法でいう株主総会に相当する機関です。社員総会では、社員および理事・監事を選任し、経営の基本方針など重要事項を決定します。重要事項は、「医療法人運営管理指導要綱」において次のように記載しています。

① 定款の変更
② 基本財産の設定及び処分（担保提供を含む）
③ 毎事業年度の事業計画の決定及び変更
④ 収支予算及び決算の決定
⑤ 剰余金又は損失金の処理
⑥ 借入金額の最高限度の決定
⑦ 社員の入社及び除名
⑧ 本社団の解散
⑨ 他の医療法人との合併契約の締結
⑩ その他重要な事項

第1章 医療法人の概要と定義

Q3 財団医療法人

財団医療法人とは、どのような医療法人ですか。

1 定義

　財団医療法人とは、金銭その他の資産の寄付（基本財産）により構成される医療法人をいい、社団医療法人のように社員（構成員）により構成される医療法人ではありません。法人設立者は、設立に際し資産などを寄付するため、財団である医療法人には、出資持分の概念がなく、財産権は存在しません。

　また、一般の法人（株式会社など）との相違点として、株式会社などの議決権は所有株式数と同数になるのが一般的ですが、財団医療法人の議決権については、平成19年3月30日医政発第0330049号（医療法人制度について）・別添2「財団医療法人の寄附行為例」第20条第4項に「理事は、理事会において1個の議決権及び選挙権を有する」（抜粋）、また、第24条に「評議員は、評議員会において、1個の議決権及び選挙権を有する」と示しており、議決権は理事および評議員1人につき1個を有することとなっています。

2 運営機関

　財団医療法人には、社団医療法人における社員総会がないため、理事会が財団医療法人の最高意思決定機関となります。また、理事会の牽制役として評議員会を置かなければならないと定められています。この評議員会の権限は法令に定める事項および寄附行為記載事項に限られるため、業務執行の権限は理

会にあります。

　また、財団医療法人の特徴として必要な人員が多いことが挙げられます。まず、理事3名以上、監事1名以上が役員として必要であり、これらの者とは別に理事の定数を超える数の評議員として4名以上が必要です。よって、財団医療法人の運営機関として原則最低8名以上の人員が必要となります。

3 残余財産の帰属先

　財団医療法人が解散した場合の残余財産の帰属先については、改正医療法施行前と施行後では取扱いが異なります。

　改正前財団医療法人モデル寄附行為では、当該財団医療法人が解散した場合の残余財産は、理事会などでその処分方法を決定し、都道府県知事または厚生労働大臣の認可を受けて処分することとなっていました。

　しかし、改正後財団医療法人の寄附行為例では、その残余財産の帰属先が明記され、当該財産は、国等に帰属することとなりました。

第1章　医療法人の概要と定義

　　持分の定めのある社団医療法人

持分の定めのある社団医療法人とは、どのような医療法人ですか。

　持分の定めのある社団医療法人とは、定款の定めによりその医療法人の出資者である社員が退社・除名・死亡（以下「退社」という）した場合に出資持分払戻請求権を行使することができ、また、その医療法人が解散した場合に残余財産分配請求権を行使することができる法人です。この持分の定めのある社団医療法人には、一般の持分の定めのある社団医療法人と出資額限度法人があります。

　出資額限度法人は、出資持分払戻請求権および残余財産分配請求権のおよぶ範囲が払込出資額を限度とされることになりますが、平成16年8月13日医政発第0813001号（いわゆる「出資額限度法人」について）（抜粋）の通知において、「出資額限度法人とは、出資持分の定めのある社団医療法人であって……」と定義されているため出資額限度法人も持分の定めのある社団医療法人に含まれることになります。

　なお、ここでいう出資者の権利は、株式会社のような出資者の権利の範囲とは異なります。財産権としての自益権については出資持分払戻請求権・残余財産分配請求権のみが医療法人の出資者の権利の範囲であり、通常の出資者の権利である利益配当請求権は含まれません。これは医療法において剰余金の配当禁止規定があるためです（医法54）。

　また経営権としての共益権である議決権については出資持分の有無に関係なく、社員は1人あたり1個の議決権を有することとなります。これも医療法において「社員は、各一個の議決権を有する」と規定しているためです（医法48の4①）。

7

Q5 持分の定めのない社団医療法人

持分の定めのない社団医療法人とは、どのような医療法人ですか。

1 税法上の定義

　社団である医療法人は出資持分の定めのあるものと出資持分の定めのないものがあり、改正医療法施行後に設立される医療法人は、出資持分の定めのないものに限られています。税法上の定義として、相続税法第66条第4項に規定する「持分の定めのない法人」の例示として、相法第66条第4項通達13（持分の定めのない法人）において次のように示しています。

① 定款等または法令の定めにより、当該法人の社員等が当該法人の出資に係る残余財産の分配請求権又は払戻請求権を行使することができない法人
② 定款等に、社員等が当該法人の出資に係る残余財産の分配請求権または払戻請求権を行使することができる旨の定めはあるが、そのような社員等が存在しない法人

　一般的に出資者の権利は、自益権（経済的利益を受け取る権利＝利益配当請求権、出資引受権、財産分配請求権）と共益権（会社の経営に参加する権利＝議決権）からなりますが、医療法人の出資持分には、配当請求権はなく、また議決権は医療法第48の4第1項において「社員は、各一個の議決権を有する」とされ、出資持分の有無に関係なく社員総会において社員は1人当たり1個の議決権を有することになっています。

　持分の定めのある社団医療法人の出資持分には、残余財産分配請求権と出資持分払戻請求権があり、残余財産分配請求権とは医療法人解散時の出資持分の

残余財産分配請求権をいい、出資持分払戻請求権とは社員の退社時における出資持分払戻請求権をいいます。

2 医療法上の定義

　医療法には、持分の定めのない社団医療法人の明確な定義はありません。しかし、医療法施行規則第30条の39第1項に「持分の定めのある医療法人から持分の定めのない医療法人への移行」について規定しており、医療法においても税法と同様の定義が存するものと解されます。

　また、同第2項において「社団である医療法人で持分の定めのないものは、社団である医療法人で持分の定めのあるものへ移行できないものとする」と規定しており、いったん持分の定めのある社団医療法人から持分の定めのないものに移行した場合には後戻りすることはできないこととなっています。

　なお、改正医療法施行前に設立された持分の定めのある社団医療法人については、改正後も経過措置型医療法人として当分の間存続することが認められています。

　また、財団である医療法人には出資持分の概念がなく、財産権は存在しません。

第 1 章　医療法人の概要と定義

 6　基金拠出型医療法人

基金拠出型医療法人とは、どのような医療法人ですか。

　基金拠出型医療法人は、持分の定めのない社団医療法人の一類型で、改正医療法の施行に伴い基金制度を選択採用した医療法人です。
　改正医療法施行後設立される医療法人はこの基金拠出型医療法人か基金制度を採用しない一般の持分の定めのない社団医療法人のいずれかになります。
　経過措置型医療法人は、社会医療法人、特定医療法人、基金拠出型医療法人および基金制度を採用しない一般の持分の定めのない社団医療法人のいずれかに移行が可能です。
　基金制度は医療法施行規則第30条の37において定義されており、平成19年3月30日医政発第0330051号（医療法人の基金について）に詳しく示しています。

第1章 医療法人の概要と定義

Q7 出資額限度法人

出資額限度法人とは、どのような医療法人ですか。

1 定義

　出資額限度法人とは、出資持分の定めのある社団医療法人であり、財産権について、社員の払込出資額を限度として払い戻す旨を定款で定めた医療法人をいいます。医療法人に対する財産権には、社員の退社に伴う出資持分払戻請求権および医療法人の解散に伴う残余財産分配請求権があります。

　一般の持分の定めのある社団医療法人は、定款の定めにより出資持分を有する社員が医療法人を退社した場合に出資持分払戻請求権を行使することができ、また、医療法人が解散した場合には残余財産分配請求権を行使することができます。したがって、医療法人の運営が長年にわたって行われることにより、留保される剰余金の額が多額になり、出資持分払戻請求権が行使されると法人の運営を圧迫することになります。このような事態を避けるために、その対応策として制度化されたのが「出資額限度法人」です。

　その内容は、平成16年8月13日医政発第0813001号（いわゆる「出資額限度法人」について）（一部改訂）において示しています。

2 出資額限度法人の移行手続き

　一般の持分の定めのある医療法人が出資額限度法人に移行するには、社員総会の承認を受け、定款を変更して、医療法第50条第1項の規定に基づき定款

11

部変更認可申請書を都道府県知事に申請し、その認可を受けることにより出資額限度法人になることができます。

　平成16年8月13日医政発第0813001号（いわゆる「出資額限度法人」について）別添2「出資額限度法人」のモデル定款において次のような変更案が示しています。

> 第9条　社員資格を喪失した者は、その出資額を限度として払戻しを請求することができる。
>
> 第34条　本社団が解散した場合の残余財産は、払込済出資額を限度として分配するものとし、当該払込済出資額を控除してなお残余があるときは、社員総会の議決により○○県知事の許可を得て、国若しくは地方公共団体又は租税特別措置法第67条の2に定める特定医療法人若しくは医療法第42条の2に定める社会医療法人に当該残余の額を帰属させるものとする。

第1章　医療法人の概要と定義

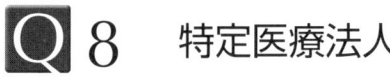　特定医療法人

特定医療法人とは、どのような医療法人ですか。

1　定義

　特定医療法人とは、財団医療法人または社団医療法人で持分の定めがないもののうち、その事業が医療の普及および向上、社会福祉への貢献その他公益の増進に著しく寄与し、かつ、公的に運営されていることにつき一定の要件を満たすものとして租税特別措置法第67条の2第1項の規定により国税庁長官の認可を受けた医療法人です。特定医療法人はいくつかの税制上の特典を受けることができますが、公益性を維持するために非同族要件、特別の利益供与等の厳しい要件をクリアしなければならず、もし違反すると認可が取り消されるというリスクがあります。

2　税制上の特典

　特定医療法人は、以下のような税制上の特典を受けることができます。
① 　法人税率の軽減（19％、所得800万円以下の部分は15％（復興特別法人税率を除く））（措法67の2①、42の3の2①四）
② 　看護師等養成施設の不動産取得税および固定資産税の非課税（地法73の4③、348②九の二）

13

3 公益性を維持するための要件

同法施行令第39条の25において公益性を維持するための要件は以下のように示しています。

① 非同族要件
② 特別の利益供与の禁止
③ 役職員の給与上限規定（上限3,600万円）
④ 出資持分の放棄
⑤ 運営上の要件
⑥ 法令遵守要件

4 認可の取り消し

特定医療法人について公益性を維持することができていないことにより、同法第67条の2第2項の規定により国税庁長官より認可の取り消しを受けた場合、要件を満たさないこととなった事業年度まで遡って取り消されることとなるため、巨額の納税が発生する場合があります。よって、移行の判断、要件の維持については特に検討が必要です。

5 認可の取り止め

特定医療法人について公益性を維持することができないこととなった場合は、同法施行令第39条の25第6項の規定により自ら特定医療法人の認可の取り止めの届出をすることができます。この届出により、その届出のあった事業年度から特定医療法人の特典は効力を失います。

第1章 医療法人の概要と定義

Q9 社会医療法人

社会医療法人とは、どのような医療法人ですか。

1 定義

社会医療法人とは、改正医療法によって創設された医療法人であり、公的医療機関の受け皿として、医療法第42条の2第1項第4号にいう救急医療等確保事業を行う医療機関として都道府県知事に認定された医療法人です。社会医療法人は、税制上優遇されており、また、一定の収益事業を行うことができます。さらに、社会医療法人債を発行することで、資金調達を図ることができます。社会医療法人はこのように各種の特典を受けることができますが、救急医療等確保事業、また特定医療法人と同様に公益性を維持するために非同族要件、特別の利益供与等の厳しい要件をクリアしなければなりません。

2 社会医療法人の特典

社会医療法人は法人税法上、公益法人等とされるため次のような優遇措置を受けることができます。
① 法人税法上の収益事業のみの課税（医業保険業は非課税）（法法7）
② 法人税率の軽減（19％、所得800万円以下の部分は15％（復興特別法人税率を除く））（法法63③、措法42の3の2①三）
③ 救急医療等確保事業に直接用する資産に係る固定資産税および不動産取得税の非課税

15

④　一定の収益事業を行うことが可能（医法42の2①）
⑤　社会医療法人債の発行が可能（医法54の2①）
⑥　収益事業から収益事業以外の事業への支出についてみなし寄付金の適用が可能（法法37⑤、法令73①三ロ）

3　救急医療等確保事業

医療法第30条の4第2項第5号に救急医療等確保事業とは以下のように定められています。
①　救急医療
②　災害時における医療
③　へき地医療
④　周産期医療
⑤　小児医療（小児救急医療を含む）
⑥　①から⑤までに掲げるもののほか、都道府県知事が当該都道府県における疾病の発生の状況等に照らして特に必要と認める医療

なお、2013年の医療計画より、4疾病に精神疾患が加えられ5疾病となります。

4　公益性を維持するための要件

医療法第42条の2第1項に公益性を維持するための要件は以下のように定められています。
①　非同族要件
②　救急医療等確保事業要件
③　運営上の要件
④　解散時残余財産の帰属要件

5 認定の取り消し

　社会医療法人について公益性を維持することができていないことにより、医療法第64条の2第1項の規定により都道府県知事より認定の取り消しを受けることがあります。この場合には、取り消しの時まで課税されなかった所得の累積額が、益金として算入されるため、巨額の納税が発生する可能性があります。
　なお、社会医療法人は特定医療法人と異なり「認可」ではなく「認定」であるため、みずから取り止めることはできません。

第2章
経過措置型医療法人

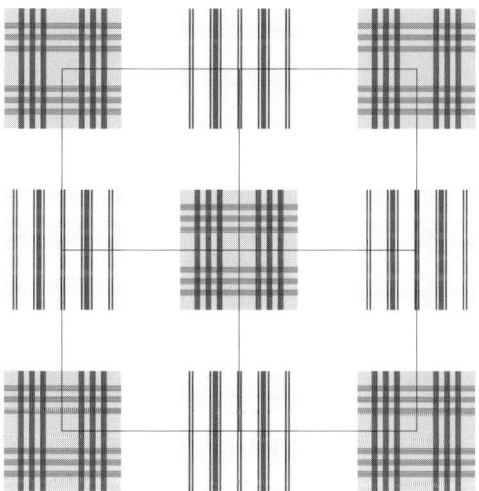

第1節 経過措置型医療法人の概要

Q10 経過措置型医療法人の定義

経過措置型医療法人とは、どのような医療法人ですか。

1 定義

　経過措置型医療法人とは、改正医療法施行前に設立された持分の定めのある社団医療法人です。これには、一般の持分の定めのある社団医療法人と、いわゆる出資額限度法人があります。
　改正医療法施行後は持分の定めのある社団医療法人の設立は認められなくなりましたが、改正医療法施行前に設立されたものについては、同法附則第10条第2項に「当分の間」存続することを規定しています。

2 移行の選択肢

　経過措置型医療法人は、改正医療法施行後、一般の持分の定めのない社団医療法人（基金拠出型を含む）、特定医療法人および社会医療法人へ定款を変更して移行することができます。
　なお、医療法施行規則第30条の39第2項において「社団である医療法人で持分の定めのないものは、社団である医療法人で持分の定めのあるものへ移行できないものとする」と規定しており、いったん、持分の定めのある医療法人か

ら持分の定めのないものに移行した場合には後戻りすることはできません。

Q11 出資者、社員、役員

経過措置型医療法人の出資者、社員、役員について教えてください。

A

1 出資者

　経過措置型医療法人の出資者とは、出資によってその医療法人に対して財産を提供した者で、出資持分払戻請求権または残余財産分配請求権を有する者をいいます。

　ただし、株式会社などと異なり医療法人の場合は、出資者が必ずしも社員になれるというわけではなく、社員になるためには社員総会の承認を得る必要があります。

　また、株式会社などの営利法人も出資者になることは可能です。

2 社員

(1) 定義

　社員とは、社団医療法人における法人の構成員のことで、一般法人における使用人としての社員という意味ではなく、医療法人の最高意思決定機関である社員総会において議決権を有する者をいいます。

(2) 資格

　医療法人運営管理指導要綱に、社員の資格について「社員は社員総会におい

て法人運営の重要事項についての議決権及び選挙権を行使する者であり、実際に法人の意思決定に参画できない者が名目的に社員に選任されていることは適正でないこと」と規定しています。

なお、社員は、個人でなければならず、法人が、法人として医療法人の社員になることはできません。

(3) 権利

医療法第48条の4第1項によれば「社員は、各1個の議決権を有する」と規定しています。

株式会社などの営利法人は、出資した金額に応じて議決権を有します。しかし、医療法人が同様の形式を取ると、出資した金額が多い者に多くの議決権が与えられ、結果としてその者の意向により医療法人の運営が左右されることとなり、医療法人の経営が営利化する危険性があります。このような理由から、医療法人の運営の安定性、非営利性、公平性を保つため、社員1人につき1個の議決権を与えることとしています。

3 役員

(1) 定義

医療法第46条の2第1項には「医療法人には、役員として、理事3人以上及び監事1人以上を置かなければならない」と規定し、医療法人は役員として理事と監事を置くことが義務付けられています。

① 理事

医療法人の理事は、実際の法人の運営に参画し、法人の業務を執行する者をいいます。また、理事の中から1名理事長を選出し、理事長は法人の業務を総理しなければなりません。

② 監事

　監事は、医療法人の業務や財産の状況について監査を行う者をいいます。そのため医療法人の理事や法人の職員を兼任することはできません。また、他の役員と親族等の特殊の関係がある者ではないことが必要です。

(2) 任期

　医療法第46条の2第3項には、「役員の任期は、2年を超えることはできない。ただし、再任を妨げない」と規定しています。

Q12 出資持分の譲渡の可否

経過措置型医療法人の出資持分を譲渡することは可能ですか。

A

1 譲渡の可否

　医療法には、医療法人の出資持分の譲渡に関する規定は存在しませんが、経過措置型医療法人は、「社団医療法人モデル定款」（昭和61年健政発第410号厚生省健康政策局長通知）（以下「改正前社団医療法人モデル定款」という）に基づいて定款を定めているものがほとんどで、この中で、退社時の出資持分払戻請求権と解散時の残余財産分配請求権が認められており、また実務上医療法人の出資持分の譲渡が行われています。

2 譲渡先

(1) 個人

　経過措置型医療法人の中には、定款に次のような規定を定めて出資持分が他に流出することを防いでいるものがあります。

> 第○条　社員が出資持分を譲渡若しくは担保に供しまたは社員が死亡した場合、その法定相続人が相続しようとするときは、事前に総会の承認を得なければならない。
> 2　前項の規定により、譲渡または相続を受ける者は原則として社員でなければならない。

したがって、上記のような規定を定款において定めている医療法人は、出資持分を譲渡しようとするときは、事前に総会の承認を得なければならず、譲渡を受ける者は、原則として社員である必要があります。

(2) 医療法人

医療法上、他の医療法人の出資持分を取得することを禁止する規定はなく、実務上医療法人が他の医療法人に出資しており、また、M&Aなどにおいて医療法人への出資持分の譲渡が行われています。

(3) 医療法人以外の法人

株式会社などの営利法人に対する出資持分の譲渡については、「出資又は寄附によって医療法人に財産を提供する行為は可能であるが、それに伴っての社員としての社員総会における議決権を取得することや役員として医療法人の経営に参画することはできないことになる」（平成3年1月17日指第1号東京弁護士会会長あて厚生省健康政策局指導課長回答）として、株式会社などの営利法人に対する譲渡が可能であることを示しています。ただし、法人が社員総会における議決権を取得し、経営に参画することは認めていません。

Q13 出資持分の相続・贈与の可否

経過措置型医療法人の出資持分を相続・贈与することは可能ですか。

A

　経過措置型医療法人の出資持分は、譲渡の場合と同様、医療法上、相続に関する規定は存在しません。しかし、旧モデル定款には、社員資格喪失の原因として社員の死亡があり、「社員資格を喪失した者は、その出資額に応じてその払戻しを請求することができる」として、相続人がその権利を承継するため、出資持分を相続することは可能です。贈与についても実務的には同様に行われています。

　なお、旧モデル定款に基づいて定款で次のような規定を定めることで出資持分が他に流出することを防ぐことができます。

> 第○条　社員が出資持分を譲渡若しくは担保に供しまたは社員が死亡した場合、その法定相続人が相続しようとするときは、事前に総会の承認を得なければならない。
> 2　前項の規定により、譲渡または相続を受ける者は原則として社員でなければならない。

　上記のような規定を定款に定めている医療法人の出資持分を相続・贈与しようとするときは、事前に社員総会の承認を得なければならず、相続・贈与を受ける者は、原則として社員である必要があります。

Q14 出資持分の払戻しの可否

経過措置型医療法人の出資持分を払戻しすることは可能ですか。

A

1 出資持分の払戻しの概要

経過措置型医療法人の出資持分が移動することとなる事象には、譲渡・払戻・相続・贈与があります。

出資持分の払戻しについては、昭和32年に医療法人の社員1名が退社することになり、その際出資した財産の返還を要求している事案で、昭和32年12月7日総第43号茨城県衛生部長あて厚生省医務局総務課長回答（医療法人に対する出資物件の返還について）において「退社社員に対する持分の払戻は、退社当時当該医療法人が有する財産の総額を基準として、当該社員の出資額に応ずる金銭でなしても差し支えないものと解する」と示し、これによって、退社する社員の退社時の出資持分に応じた払戻しが認められることになりました。

出資持分の払戻しには、社員が退社した場合によるもの（出資持分払戻請求権）と医療法人が解散した場合によるもの（残余財産分配請求権）の2つがあります。

2 出資持分払戻請求権

改正前社団医療法人モデル定款第7条で「社員は次に掲げる理由により、その資格を失う」としており、その理由として「1 除名 2 死亡 3 退社」があります。また、同定款第9条で「社員資格を喪失した者は、その出資額に応じて払

戻しを請求することができる」としており、出資持分を有する社員は、社員資格を喪失した時に、出資持分の払戻しを請求することが可能です。

よって、社員が社員総会における議決権を残したまま、出資持分の払戻しを請求することはできないものと考えられます。

3 残余財産分配請求権

同定款第34条で「本社団が解散した場合の残余財産は、払込済出資額に応じて分配するものとする」となっている場合には、出資持分を有する出資者は、出資持分に応じた残余財産の分配を受けることができます。

4 株式会社が出資持分を有している場合の払戻請求の可能性

出資持分の払戻請求権については、社員資格を喪失した者だけに請求する権利があり、株式会社は、そもそも社員資格を有していないことから喪失することもないため払戻請求をすることできないものと考えられます。

しかし、医療法人が解散をした場合には、上記3の理由により残余財産分配請求権に基づいて、残余財産の分配を受けることができるものと考えられます。

Q15 医療法人による出資持分の取得の可否

経過措置型医療法人は自己の出資持分を取得することは可能ですか。

A

　経過措置型医療法人は、株式会社における自己株式のように自己の出資持分を取得することはできないと考えられます。

　株式会社では、株主総会や取締役会の決議があれば自己株式の取得が認められています（会社法155、165）。

　医療法には、会社法における自己株式の取得と同様の規定は存在せず、自己の出資持分を取得することはできないものと考えられます。

　その根拠の1つとして平成17年4月6日医政発第0406002号（出資持分の定めのある社団医療法人が特別医療法人に移行する場合の課税関係について）に「自己株式の取得が認められている株式会社の場合と異なり、医療法人においては、自己の出資持分を取得（保有）することはできないと解されていること」と示しています。

　以上のことから医療法人は自己の出資持分を取得することはできないものと考えられます。

　経過措置型医療法人の出資者である社員が、医療法人に対して自己の財産権を行使する手段は、「出資持分の払戻し」であり、出資持分の払戻しを受けるためには、社員資格を喪失した時にのみ、医療法人に対してその請求を行うことができます。

Q16 株式会社による経過措置型医療法人への出資の可否

株式会社は経過措置型医療法人の出資者になること可能ですか。

A

　株式会社などの営利法人も経過措置型医療法人の出資者になることができます。ただし、社員になることはできません。

　平成3年1月17日指第1号東京弁護士会会長あて厚生省健康政策局指導課長回答（医療法人に対する出資又は寄附について）に「医療法第7条第4項において『営利を目的として、病院、診療所又は助産所を開設しようとする者に対しては、都道府県知事は開設の許可を与えないことができる』と規定されており、医療法人が開設する病院、診療所は営利を否定されている。そのため営利を目的とする商法上の会社は、医療法人に出資することにより社員となることはできないものと解する。すなわち、出資又は寄附によって医療法人に財産を提供する行為は可能であるが、それに伴っての社員としての社員総会における議決権を取得することや役員として医療法人の経営に参画することはできないことになる」（抜粋）と示しています。

　よって、営利を目的とする株式会社などは、医療法人の出資持分を売買によって譲受けることにより、医療法人の出資者になることはできます。

　ただし、医療法人の最高意思決定機関である社員総会の議決権を持つことはできず、社員として経営に参画することは医療法上認められていません。

コラム1

医療法人は持分の払戻しを避けるためにその社員の退社を拒否することはできるか

　社員の退社による出資持分の払戻請求があった場合には、特別の理由がない限り医療法人が理事会や社員総会の決議をもって社員の退社を拒否することはできないものと考えられます。

　医療法人の出資者である社員が退社しようとする場合には、改正前社団医療法人モデル定款第8条において「やむを得ない理由のあるときは、社員はその旨を理事長に届け出て、その同意を得て退社することができる」と定めていますが、これに関して平成3年10月30日指第70号福岡県弁護士会会長あて厚生省健康政策局指導課長回答（医療法人の社員の退社について）において「社員が退社する場合は、定款に基づき処理されなければならず、これを拒否する理由に関して医療法等の法的根拠はないものと判断する」（抜粋）と示しており、社員が退社届を理事長へ提出した場合には、医療法人がこれを拒否することは困難であると考えられます。

第2節 経過措置型医療法人の出資持分の譲渡

Q17 出資持分の譲渡にかかる個人出資者および法人出資者の課税関係

出資持分の譲渡について、出資者が個人の場合と法人の場合のそれぞれの課税関係について教えてください。

A

1 概要

経過措置型医療法人の出資持分の譲渡について、医療法上、その譲渡を制限する規定はなく、出資持分の譲渡は一般的に行われています。その際、その譲渡をした出資者が個人の場合には、所得税法の規定により譲渡所得として課税され、その出資者が法人の場合には、法人税法の規定により譲渡益または譲渡損が課税所得に算入されます。

2 出資者が個人の場合

(1) 株式等にかかる譲渡所得等の金額の計算

経過措置型医療法人の出資持分は、租税特別措置法第37条の10第2項第2号に規定する「特別の法律により設立された法人の出資者の持分」に該当し、その所得は、他の所得と区分され、次の算式によって計算されます。

> 譲渡の対価の額　−　取得費および譲渡に要した費用の額

　また、相続等により取得した出資持分を相続税申告書の提出期限の翌日から3年以内に譲渡した場合には、その譲渡した出資持分の取得費に次の算式により計算した金額を加算することができる「相続税の取得費加算」の適用を受けることができます（措法39、措令25の16）。

$$相続税額 \times \frac{譲渡した出資持分の相続税評価額}{相続税額の計算基礎となったその者の相続税の課税価格（債務控除前の金額）}$$

　また、譲渡損が生じた場合には、他の株式等の譲渡に係る譲渡益と損益通算が認められていますが、他の所得との通算については認められていません。

(2)　株式等にかかる税額計算

　その出資持分の譲渡により譲渡益が生じた場合には、その譲渡益に対し所得税15％および地方税5％の課税が行われます。

3　出資者が法人の場合

　法人の所得金額は、法人税法第22条第1項に「内国法人の各事業年度の所得の金額は、当該事業年度の益金の額から当該事業年度の損金の額を控除した金額とする」と規定しており、個人の場合のように申告分離課税の制度はありません。

　したがって、法人が出資持分を譲渡した場合には、その譲渡利益額または譲渡損失額はその譲渡契約日の属する事業年度の益金の額または損金の額に算入されます（法法22、61の2）。

Q18 個人出資者の出資持分を出資額（低額）で譲渡した場合の課税関係

理事長が、その経営する経過措置型医療法人の出資持分を、その親族で所有するMS法人に出資額（低額）で譲渡した場合の課税について教えてください。

A

1 譲渡した個人への課税

　税務上、経過措置型医療法人の出資持分は有価証券に該当するため、これを株式会社などの法人に、時価の2分の1未満の対価による低額で譲渡した場合には、所得税法第59条第1項第2号の規定の適用を受け、時価によって譲渡したものとみなされ、譲渡所得として所得税が課税されます。

　この場合の時価は、所得税基本通達59－6（株式等を贈与等した場合の「その時における価額」）に規定する時価によって、2分の1未満であるかの判定を行い、2分の1未満であるときは、この時価を譲渡所得の収入金額として譲渡所得の計算を行うこととなります。

　また、譲渡先が同族会社である場合には、所得税基本通達59－3（同族会社等に対する低額譲渡）によって、時価の2分の1以上の対価による法人に対する譲渡であっても、その譲渡が所得税法第157条（同族会社等の行為又は計算の否認）の規定に該当する場合には、税務署長の認めるところによって、時価に相当する金額により譲渡所得の金額を計算することになります。

　なお、個人と法人の譲渡が、利害関係の対立する第三者間の取引である場合には、その取引により成立した売買価額は正常な価額、つまり客観的な交換価値であり時価に基づく取引として通常は課税実務においても是認されるべきものであり、上記のような時価の判定は必要ないと考えられます。

2 譲渡を受けた法人への課税

　法人が、時価より低い価額で出資持分の譲渡を受けた場合には、時価と譲渡価額の差額は受贈益として、法人税法第22条第2項により法人の益金の額に算入されることになります。
　この場合の時価は、法人税基本通達9－1－14（上場有価証券等以外の株式の価額の特例）に規定する時価によります。

Q19 出資持分の払戻しを低額で受けた場合の所得税法第59条の適用

経過措置型医療法人の出資持分の払戻しを贈与または低額で受けた場合には、所得税法第59条（贈与等の場合の譲渡所得等の特例）の適用はないのですか。

A

　経過措置型医療法人の出資持分の払戻しについては、所得税法第59条の適用はありません。

　株式会社の場合、会社法第155条および第165条の規定により自己株式の取得が認められているため個人から贈与または低額譲渡（その株式の時価の2分の1未満の対価の額による譲渡）により自己株式を取得した場合には、所得税法第59条の規定により時価による譲渡があったものとして、みなし譲渡課税が適用されます。

　しかし、医療法人の場合には、医療法上、会社法における自己株式の取得と同様の規定は存在しないため、自己の出資持分の取得とはならず、出資持分の払戻しとして取り扱われます。平成17年4月27日医政発第0406002号（出資持分の定めのある社団医療法人が特別医療法人に移行する場合の課税関係について）の2⑶本文に「個人出資者の持分なし医療法人への移行に伴う出資持分の放棄については、それが、医療法人への贈与による出資持分の移転を伴うものであれば、出資持分の時価によるみなし譲渡課税（所得税法第59条）の問題が生じるが、次のことから株式の消却と同様、譲渡性が認められないため、譲渡所得課税は生じないものと解される」と示しており、特別医療法人への移行の場合に限らず、持分の定めのない社団医療法人への移行の場合には、みなし譲渡所得課税は生じないものと考えられます。

コラム2

経過措置型医療法人の出資持分の譲渡制限

　株式会社は、会社が発行する株式の全部または一部の内容として、株式の譲渡について、会社の承認を要することを定款に定めることにより、株主になることができる者を限定し、好ましくない者が株主になることを防止することができます。

　一方、医療法には、出資持分に関する譲渡制限の規定はなく、また、改正前社団医療法人モデル定款にも、出資持分の譲渡に関する規定は存在しません。したがって、出資者は、経過措置型医療法人の出資持分の譲渡を行う場合には、医療法人になんら届出や申請をすることなく、自己が所有する出資持分を譲渡や贈与することができることになります。もちろん、社員になるためには社員総会の決議が必要です。

　このように、定款に出資持分の譲渡に関する規定がない場合には、医療法人にとって好ましくない者が出資持分を所有する可能性があるため、これを防止するために、次のような条項を定款に設けることをお勧めします。

　第○条　社員が出資持分を譲渡若しくは担保に供し、または、社員が死亡した場合にその法定相続人が相続しようとするときは、事前に総会の承認を得なければならない。

　2　前項の規定により、譲渡または相続を受ける者は原則として社員でなければならない。

第3節 経過措置型医療法人の出資持分の評価

Q20 出資持分の相続税法上の評価額

経過措置型医療法人の出資持分を、相続・贈与により取得した場合の評価額について教えてください。

A

1 評価方法の概要

　取引相場のない株式の評価方法には、原則的評価方式である純資産価額方式、類似業種比準価額方式と特例的評価方式である配当還元方式の3つの評価方法があり、会社の規模や株主の態様によりそれぞれの評価方式を採用、または併用することによって評価することとしています。

　改正医療法施行後、医療法人で財産評価が必要になるのは、経過措置型医療法人の出資持分に限られます。財団医療法人や持分の定めのない社団医療法人は、出資持分の概念がないため財産権がなく相続税等が課税されませんので、財産評価の対象にはなりません。

2 評価方法の留意点

　財産評価基本通達194－2（医療法人の出資の評価）には、経過措置型医療法人の財産の評価方法が定められており、取引相場のない株式の評価方法に準じて評価することになっています。

39

医療法人は、医療法において出資持分の数に関係なく議決権の数を社員1人につき1個としており、また、剰余金の配当を禁止しています。したがって、その評価方法は原則的評価方式により評価されることになり、特例的評価方式である配当還元方式は使えません。

また、原則的評価方式によって出資持分を評価する場合には、次のような点に留意する必要があります。

(1) 類似業種比準価額方式における留意点

① 業種目の判定

医療法人の出資持分の類似業種比準価額を計算する場合の業種目番号は、医療法人に該当するものがないため、業種目番号121「その他の産業」に該当することになります。

② 比準要素

医療法人の出資持分の類似業種比準価額を計算する場合の比準要素は、配当が禁止されているため「利益金額」と「純資産」の2要素により計算することになります。

(2) 純資産価額方式における留意点

純資産価額を計算する場合において、同族グループの議決権数が評価会社の議決権総数の50％以下であるときは、その純資産価額の80％相当額で評価することとなっています。しかし、医療法人の出資持分の純資産価額を計算する場合には、議決権の数は社員1人あたり1個となっているためこの規定の適用はありません。

3 その他の留意点

(1) 配当期待権

　医療法人は、剰余金の配当が禁止されているため、配当期待権が評価の対象となることはありません。

(2) 配当期待権にかかる出資持分の価額の修正

　医療法人の出資持分を計算する場合には、配当期待権は発生しませんので、配当期待権による出資持分の評価額を修正する必要はありません。

Q21 出資持分の所得税法上の評価額

経過措置型医療法人の出資持分の所得税法上の評価額について教えてください。

A

1 評価方法の概要

　経過措置型医療法人の出資持分の評価額は、個人間の譲渡や相続・贈与の場合には、財産評価基本通達194－2（医療法人の出資の評価）により評価しますが、個人が同族経営する法人に出資持分を低額で譲渡または贈与した場合などは、譲渡者にみなし譲渡所得などの所得税の課税の問題が生じるため、同通達の評価方法ではなく、所得税法上の評価方法で評価した評価額により課税が行われます。

2 所得税法上の評価額

　所得税法上の医療法人の出資持分の評価は、売買実例のあるものなどを除き所得税法基本通達59－6（株式等を贈与等した場合の「その時における価額」）に定める「法第59条第1項の規定の適用に当たって、譲渡所得の基因となる資産が株式である場合の同項に規定する『その時における価額』とは、23～35共－9に準じて算定した価額による。この場合、23～35共－9の(4)ニに定める『1株又は1口当たりの純資産価額等を参酌して通常取引されると認められる価額』とは、原則として、次によることを条件に、（財産評価基本通達）の178から189－7まで《取引相場のない株式の評価》の例により算定した価額とする」

（抜粋）により評価することになります。

この規定は財産評価基本通達による評価の準用規定であることが明記されていますが、同通達による評価と下記の点が異なるため、留意が必要です。

(1) 同族株主の判定

同族株主の判定は、出資持分を譲渡または贈与した個人の譲渡または贈与直前の議決権の数により判定します（所基通59－6(1)）。

一般的に、株式評価を行う場合には、評価の基準となる者は、株式の譲渡や贈与を受けた者を基準として判定しますが、同族会社に株式を譲渡する場合には、譲渡する側が同族株主かどうかによって判定するため注意が必要です。

ただし、医療法人の場合には、剰余金の配当が禁止されているため、いずれにしても特例的評価方式である配当還元価額方式は使えません。

(2) 法人規模の判定

法人規模の判定について、出資持分を譲渡または贈与した個人が「中心的な同族株主」に該当する場合は、従業員数・売上高等にかかわらず、「小会社」に該当し、純資産価額方式または類似業種比準価額方式と純資産価額方式との併用方式により評価します（所基通59－6(2)）。

この場合における中心的な同族株主とは、「課税時期において同族株主の1人並びにその株主の配偶者、直系血族、兄弟姉妹及び1親等の姻族（これらの者の同族関係者である会社のうち、これらの者が有する議決権の合計数がその会社の議決権総数の25％以上である会社を含む。）の有する議決権の合計数がその会社の議決権総数の25％以上である場合におけるその株主」をいいます（評基通188(2)）。

中心的な同族株主に該当しない場合には、財産評価基本通達179（取引相場のない株式の評価の原則）に従って、それぞれの評価方法により評価することになります。

なお、医療法人は、医療法において出資持分の数に関係なく議決権の数を社

員1人につき1個としており、また、剰余金の配当を禁止しています。したがって、その評価方法は原則的評価方式により評価されることになり、特例的評価方式である配当還元方式は使えません。

(3) 所有土地・上場株式の時価評価

　法人が土地、借地権等または上場有価証券を有しているときは、純資産価額の計算にあたり、これらの資産については譲渡または贈与の時における時価により評価します（所基通59－6(3)）。

(4) 法人税額等の控除不可

　純資産価額の計算においては、財産評価基本通達186－2（評価差額に対する法人税額等に相当する金額）により計算した評価差額に対する法人税額等の控除はできません（所基通59－6(4)）。

Q22 出資持分の法人税法上の評価額

経過措置型医療法人の出資持分の法人税法上の評価額について教えてください。

A

1 評価方法の概要

経過措置型医療法人の出資持分の評価額は、個人間の譲渡や相続・贈与の場合には、財産評価基本通達194－2（医療法人の出資の評価）により評価しますが、同族経営されているMS法人が同グループ内の個人または法人に出資持分を低額で譲渡または贈与した場合などは、寄付金課税の問題が生じるため、同通達の評価方法ではなく、法人税法上の評価方法で評価した評価額により課税が行われます。

2 法人税法上の評価額

法人税法上の医療法人の出資持分の評価は、売買実例のあるものなどを除き、法人税基本通達9－1－13⑷に定める「当該事業年度終了の日又は同日に最も近い日におけるその株式の発行法人の事業年度終了の時における1株当たりの純資産価額等を参酌して通常取引されると認められる価額」によって評価することになっています。この場合、同通達9－1－14に定める「事業年度終了の時における当該株式の価額につき（財産評価基本通達）の178から189－7まで《取引相場のない株式の評価》の例によって算定した価額によっているときは、課税上弊害がない限り、次によることを条件としてこれを認める」（抜粋）に

より評価することになります。

この規定は、財産評価基本通達による評価の準用規定であることが明記されていますが、同通達による評価と下記の点が異なるため、留意が必要です。

(1) 法人規模の判定

法人規模の判定について、出資持分を有する法人が「中心的な同族株主」に該当する場合は、従業員数・売上高等にかかわらず、「小会社」に該当し、純資産価額方式または類似業種比準価額方式と純資産価額方式との併用方式により評価します（法基通9－1－14(1)）。

この場合における中心的な同族株主とは、「課税時期において同族株主の1人並びにその株主の配偶者、直系血族、兄弟姉妹及び1親等の姻族（これらの者の同族関係者である会社のうち、これらの者が有する議決権の合計数がその会社の議決権総数の25％以上である会社を含む。）の有する議決権の合計数がその会社の議決権総数の25％以上である場合におけるその株主」をいいます（評基通188(2)）。

中心的な同族株主に該当しない場合には、財産評価基本通達179（取引相場のない株式の評価の原則）に従って、それぞれの評価方法により評価することになります。

なお、医療法人は、医療法において出資持分の数に関係なく議決権の数を社員1人につき1個としており、また、剰余金の配当を禁止しています。したがって、その評価方法は原則的評価方式により評価されることになり、特例的評価方式である配当還元方式は使えません。

(2) 所有土地・上場株式の時価評価

法人が土地、借地権等または上場有価証券を有しているときは、純資産価額の計算にあたり、これらの資産については事業年度終了の時における時価により評価します（法基通9－1－14(2)）。

(3) 法人税額等の控除不可

　純資産価額の計算においては、財産評価基本通達186－2により計算した評価差額に対する法人税額等の控除はできません（法基通9－1－14(3)）。

コラム3

出資持分の相続税評価額を計算する場合の一口あたりの出資金額

　経過措置型医療法人の出資持分の相続税評価額は、財産評価基本通達194－2（医療法人の出資の評価）にその評価方法を定めており、取引相場のない株式の評価方法に準じて評価することとなっています。

　この場合において、医療法人の一口あたりの出資金額に関する医療法上の規定はなく、税法にも規定は存在しません。また、定款に一口あたりの出資金額について規定を設けている医療法人はあまりありません。

　医療法人の出資持分の相続税評価額を計算するために、実務上は、一口あたりの出資金額を1円として出資口数を算出するのではなく、1,000円として口数を算出し、一口あたりの出資金額を算出するよう課税当局も指導しているようです。

　過去の不服審判所の裁決においては、一口あたりの出資金額を1円として医療法人の相続税評価額を計算している事例もありますが、そのこと自体が問題となっていないものもあるようです。

第4節 経過措置型医療法人の出資持分の相続

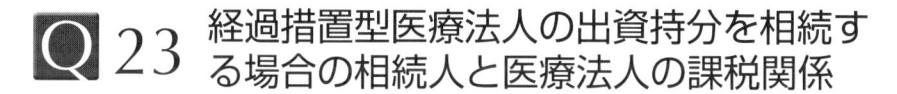

Q23 経過措置型医療法人の出資持分を相続する場合の相続人と医療法人の課税関係

経過措置型医療法人の出資持分を相続する場合の課税について教えてください。

A

1 出資持分を相続した場合

経過措置型医療法人の出資者が死亡した場合には、その社員は社員資格を喪失します。また、改正前社団医療法人モデル定款において「社員資格を喪失した者は、その出資額に応じてその払戻しを請求することができる」とし相続人がその権利を承継するため、「出資持分払戻請求権」として出資持分の相続は可能です。

また、「社員が出資持分を譲渡若しくは担保に供しまたは社員が死亡した場合、その法定相続人が相続しようとするときは、事前に総会の承認を得なければならない」などの規定を設けて、相続人が出資持分払戻請求権を行使せず、出資持分を相続することは実務上でも認められています。

医療法人の出資持分は税法上有価証券として取り扱われ、相続の際は財産評価基本通達194-2(医療法人の出資の評価)に基づいて評価を行い、相続税の課税価格に算入され相続税が課税されます。

2 出資持分の払戻しを受けた場合の被相続人および相続人の税務

　経過措置型医療法人の出資者が死亡した場合には、上記1のとおり被相続人の死亡を社員資格喪失の原因として、相続人は医療法人に対して出資持分の払戻しを請求することができます。
　この請求をした金額は、「出資持分払戻請求権」として被相続人の相続財産に算入され、相続税が課税されます。
　払戻額がその対応する出資額を超える部分については配当があったものとみなして配当所得課税（源泉徴収・配当控除あり）が被相続人に対して行われます。また、その対応する出資額と出資持分の取得価額との差額が株式譲渡益または譲渡損として譲渡所得課税の対象となります。
　なお、相続人等は、相続開始の日から4か月以内に被相続人にかかる準確定申告を行う必要があり、準確定申告により所得税が課税されるときは、その税額を相続税申告の際に債務控除として相続財産から控除することができます。

3 医療法人の処理

　経過措置型医療法人が、社員の死亡により相続人より被相続人の出資持分にかかる払戻請求を受け、払戻しを行った場合には、その取引は資本等取引に該当するため、医療法人側では課税問題は発生しません。
　出資持分の払戻しを行った場合には、その出資持分に対応した出資金の額が減少し、出資金の額を超える部分は利益剰余金を取り崩すことになります。土地の含み益などが多く利益剰余金の額を超えて払戻しが行われたときは、マイナスの利益剰余金が存在することとなります。

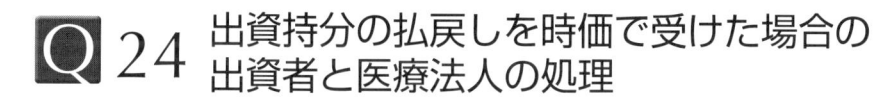

第5節 経過措置型医療法人の出資持分の払戻し

Q24 出資持分の払戻しを時価で受けた場合の出資者と医療法人の処理

経過措置型医療法人の出資持分の払戻しを時価で受けた場合の課税について教えてください。

A

1 払戻しを受けた出資者の処理

（1） 出資者が個人である場合

　払戻額がその対応する出資金の額を超える部分の額については、みなし配当として所得税が課税されます。この配当とみなされた金額は、他の総合課税される配当と同様、配当控除として一定の金額を税額控除することができます。
　また、この対応する出資金の額と出資金の取得価額との差額が株式譲渡益または譲渡損として株式等に係る譲渡所得として課税の対象となります。

（2） 出資者が法人である場合

　法人である出資者は、社員資格がないため退社を理由に出資持分払戻請求権を行使することはできず、法人の払戻請求は、残余財産分配請求権に限られます。残余財産分配額が出資持分の取得価額を超える場合にはその超える部分の金額は、その事業年度の益金の額に算入され、残余財産分配額が出資持分の取得価額に満たない場合にはその満たない部分の金額は、その事業年度の損金の

額に算入されます。

なお、配当とみなされた金額は、受取配当等の益金不算入の対象となります。

2 医療法人側の処理

(1) 医療法人に対する課税

経過措置型医療法人が、出資者の退社により出資持分にかかる払戻請求を受け、払戻しを行った場合には、その取引は資本等取引に該当するため、医療法人側で課税問題が生ずることはありません。

(2) 医療法人の会計処理

出資持分の払戻しを行った場合には、その持分に対応した出資金の額が減少し、出資金の額を超える部分の金額は利益剰余金を取崩すことになります。土地の含み益などが多く利益剰余金の額を超えて払戻しが行われたときは、マイナスの利益剰余金が存在することとなります。

(3) 源泉徴収義務

経過措置型医療法人が、出資者の退社により出資持分にかかる払戻請求を受け、払戻しを行った場合には、配当とみなされる金額に対して、その支払いの際20％の税率によって所得税を源泉徴収しなければなりません。

Q25 出資持分の払戻しを低額で受けた場合の出資者と医療法人の処理

経過措置型医療法人の出資持分の払戻しを低額で受けた場合の課税関係について教えてください。

A

1 払戻しを受けた個人への課税

払戻額が、その対応する出資金の額を超えるときは、その超える部分についてはみなし配当とされ、出資持分の取得価額が出資金の額と異なるときは譲渡所得課税を受けることになります。

また、この対応する出資持分と出資金の取得価額との差額が株式譲渡益または譲渡損として株式譲渡課税の対象となります。

2 残存出資者への課税

(1) 個人の場合

個人が低額で出資持分の払戻しを受けた場合において、時価と払戻額との間に差額があるときは、相続税法基本通達9-2（株式又は出資の価額が増加した場合）の規定により、残存出資者が払戻しを受けた個人からその差額を贈与により取得したものとみなして贈与税が課税されます。

また、その払戻しを受けた個人が死亡した場合において、残存出資者の中に相続人等がいるときは、その相続人等は、その差額に対して相続税法第19条（相続開始前3年以内に贈与があつた場合の相続税額）の規定により、贈与税ではな

53

く、相続税が課税されます。

なお、この場合の贈与により取得したものとみなされる金額は、財産評価基本通達194－2（医療法人の出資の評価）により計算します。

(2) 法人の場合

残存出資者が法人の場合は、法人税法第22条第2項の規定により時価と払戻価額との差額は受贈益としてその事業年度の益金の額に算入されることになります。この場合の時価は法人税基本通達9－1－14（上場有価証券等以外の株式の価額の特例）により計算します。

第5節　経過措置型医療法人の出資持分の払戻し

Q26　出資額限度法人の出資持分の払戻しを受けた場合の出資者と医療法人の処理

個人が、出資額限度法人の出資持分の払戻しを、出資額で受けた場合の課税関係について教えてください。

A

1　払戻しを受けた個人への課税

　出資額限度法人から払戻しを受けた場合には、出資金の額により払戻しを受けているため配当所得課税を受けることはありません。

2　残存出資者への課税

(1)　原則

　出資額限度法人に剰余金がある場合には、出資持分の払戻しを低額で受けた場合と同様みなし贈与による贈与税課税が行われます。

(2)　例外

　平成16年6月8日医政発第0608002号（持分の定めのある医療法人が出資額限度法人に移行した場合等の課税関係について）によれば「実質的に同族支配がされていない出資額限度法人」については残存出資者にみなし贈与による贈与税課税および法人税課税は生じないことになります。この場合における「実質的に同族支配がされていない出資額限度法人」とは、次のいずれにも該当しない出資額限度法人をいいます。

① 出資者の3人およびその者の親族その他特別の関係がある出資者の出資金額の合計額が出資総額の50%を超えていること
② 社員の3人およびその者の親族その他特別の関係がある社員の数が総社員数の50%を超えていること
③ 定款において、役員のそれぞれに占める親族関係を有する者およびこれらの者と特別の関係がある者の数の割合が3分の1以下であることが定められていないこと
④ 定款等において、出資額限度法人の社員、役員およびこれらの親族その他特別の関係がある者に対して、法人の財産を無償で利用させ、または与えるなど特別の利益を与える旨の定めがあること
⑤ 出資額限度法人の社員、役員またはその親族その他特別の関係がある者に対して、法人の財産をこれらの者の私事に利用させること等特別の利益を与える行為をし、または行為をすると認められること

3 医療法人に対する課税

　経過措置型医療法人が、出資者の退社により出資持分にかかる払戻請求を受け、払戻しを行った場合には、その取引は資本等取引に該当するため、医療法人側で課税問題が生ずることはありません。

第6節　経過措置型医療法人の出資持分の移動に関する手続き

Q27　出資持分の払戻しの手続き

経過措置型医療法人の出資持分の払戻しを行う際の手続きについて教えてください。

A

出資持分の払戻しの手続きは下記のとおりです。
① 医療法人の理事長への届出
　ア　内容……退社届および出資金払戻請求書の提出
　イ　書類……退社届および出資金払戻請求書
② 理事長の同意（モデル定款による場合）
　※　定款に「退社については社員総会の承認を要する」と定めている場合には、社員総会を開催する必要があります。
③ 理事長による社員総会の招集
　ア　内容……社員総会の招集
　イ　書類……社員総会開催通知
④ 社員総会の開催
　ア　内容……払戻額の決定（定款に上記②※の記載がある場合には合わせて退社の承認が必要となります）
　イ　書類……社員総会議事録
　※　払戻額の決定について社員総会を開催しなければならない明文規定はありませんが、改正前社団医療法人モデル定款第25条に定める「その他重要な事項」に該当すると考えられるため社員総会の開催が必要

と考えられます。
⑤　出資持分の払戻しの履行
⑥　出資者名簿および社員名簿からの削除
　　ア　内容……出資持分の払戻しに基づく出資者（社員）名簿の変更届出、出資者（社員）名簿の記載変更
　　イ　書類……出資者（社員）名簿書換届出書
⑦　税務署、都道府県税事務所および市町村への届出
　　ア　内容……出資金の額が変更されたことによる届出
　　イ　書類……異動届出書、定款変更認可書、定款の写しなど

Q28 出資持分を譲渡・贈与する場合の手続き

経過措置型医療法人の出資持分を譲渡・贈与する場合の手続きを教えてください。

A

1 譲渡・贈与の手続き

　出資持分の譲渡は、定款において事前に社員総会や理事会の承認を必要とする規定がある場合には、その規定に従って処理を行うことになります。

　また、出資持分の譲渡を受ける者が定款において社員に限定されているときは、出資持分の譲渡を受ける者は、社員総会において入社の承認も必要となります。

(1) 定款に社員総会の譲渡承認規定がある場合

　① 譲渡承認の申請請求
　　ア　内容……譲渡承認申請
　　イ　書類……出資持分譲渡承認申請書
　② 理事長による社員総会の招集
　　ア　内容……社員総会の招集
　　イ　書類……社員総会招集通知
　③ 社員総会の開催
　　ア　内容……出資持分の譲渡の承認、新社員の入社の承認（定款に規定がある場合）
　　イ　書類……社員総会議事録

④　譲渡の承認
　　ア　内容……譲渡承認申請に対する承認
　　イ　書類……譲渡承認書
⑤　出資持分譲渡契約
　　ア　内容……出資持分譲渡契約書の締結
　　イ　書類……出資持分譲渡契約書
⑥　出資者（社員）名簿の変更届出
　　ア　内容……出資持分の譲渡に基づく出資者（社員）名簿の変更届出、出資者（社員）名簿の記載変更
　　イ　書類……出資者（社員）名簿書換届出書

（2）　定款に規定がない場合

　定款に上記のような規定がない場合には、理事会や社員総会の開催は不要となります。

（3）　贈与の手続き

　贈与の場合にも上記と同様の手続きが行われることになります。

2　M&Aを目的とした譲渡の手続き

　M&Aを目的として出資持分の譲渡を行う場合には、出資持分の売手側の医療法人の社員は退社し、買手側が社員として入社する手続きなどが必要になります。
①　旧理事長による社員総会の招集
　　ア　内容……社員総会の招集
　　イ　書類……社員総会招集通知
②　旧社員による社員総会の開催
　　ア　内容……買手側新社員の入社および売手側旧社員の退社の承認

イ　書類……社員総会議事録
③　出資持分譲渡契約の締結
　　ア　内容……出資持分譲渡契約の締結
　　イ　書類……出資持分譲渡契約書
④　新理事長による社員総会の招集
　　ア　内容……社員総会の招集
　　イ　書類……社員総会招集通知
⑤　新社員による社員総会の開催
　　ア　内容……新社員による理事・監事の選任
　　イ　書類……社員総会議事録
⑥　理事会の開催
　　ア　内容……新理事による理事長の選任
　　イ　書類……理事会議事録
⑦　社員名簿の記載変更
　　ア　内容……社員名簿の変更届出、社員名簿の記載変更
　　イ　書類……社員名簿書換届出書
⑧　出資者名簿の記載変更
　　ア　内容……出資持分の譲渡に基づく出資者名簿の変更届出、出資者名簿の記載変更
　　イ　書類……出資者名簿書換届出書
⑨　役員変更に伴う登記
　　ア　内容……理事長の変更による法務局への登記手続
　　イ　書類……登記申請書およびその添付書類（各法務局によって異なります）
⑩　都道府県への届出
　　ア　内容……役員の変更による各都道府県への届出
　　イ　書類……医療法人役員変更届、役員就任承諾書および役員就任者の履歴書
⑪　税務署、都道府県および市町村への届出

ア　内容……理事長の変更による届出
　　イ　書類……異動届出書など

Q29 出資持分を相続する場合の手続き

経過措置型医療法人の出資者に相続が開始した場合の手続きについて教えてください。

A

1 出資持分の相続に関する手続き

　経過措置型医療法人の出資者に相続が開始した場合には、その相続人等が相続または遺贈により出資持分を取得することとなります。この場合、被相続人が社員であるときは出資持分をそのまま相続するか、または出資持分払戻請求権として相続するかを選択することができます。

　しかし、被相続人が社員でない場合には払戻請求はできないため、出資持分として相続することとなります。

（1）　出資持分払戻請求権を行使する場合の手続き

　①　医療法人の理事長への届出
　　ア　内容……出資金払戻請求書の提出
　　イ　書類……出資金払戻請求書
　②　理事長による社員総会の招集
　　ア　内容……社員総会の招集
　　イ　書類……社員総会開催通知
　③　社員総会の開催
　　ア　内容……払戻額の決定
　　イ　書類……社員総会議事録

※　払戻額の決定について社員総会を開催しなければならない明文規定はありませんが、旧モデル定款第25条に定める「その他重要な事項」に該当すると考えられるため社員総会の開催が必要と考えられます。

④　出資持分の払戻しの履行
⑤　出資者名簿および社員名簿からの削除
　　ア　内容……出資持分の払戻しに基づく出資者（社員）名簿の変更届出、出資者（社員）名簿の記載変更
　　イ　書類……出資者（社員）名簿書換届出書
⑥　税務署、都道府県税事務所および市町村への届出
　　ア　内容……出資金の額が変更されたことによる届出
　　イ　書類……異動届出書など

（2）　出資持分として相続する場合の手続き

①　理事長による社員総会の招集
　　ア　内容……社員総会の招集
　　イ　書類……社員総会開催通知
②　社員総会の開催（定款に定めがある場合）
　　ア　内容……出資持分の相続の承認、新社員の入社の承認
　　イ　書類……社員総会議事録
③　出資者名簿および社員名簿の変更
　　ア　内容……出資持分の相続に基づく出資者（社員）名簿の変更届出、出資者（社員）名簿の記載変更
　　イ　書類……出資者（社員）名簿書換届出書
④　税務署、都道府県税事務所および市町村への届出
　　出資金の額は変更されていないため、税務署等への届出は不要です。

2 死亡した出資者が理事の場合の手続き

　死亡した出資者が理事の場合には上記1の手続きに加え、さらに下記の手続きが必要となります。
　① 　社員総会
　　ア　内容……定款に定める理事の定数の5分の1超の欠員が生じた場合には、社員総会において新たに理事を選任（医法48の2）
　　イ　書類……社員総会議事録
　② 　都道府県への届出
　　ア　内容……理事の変更による各都道府県への届出
　　イ　書類……新理事の就任承諾書・新理事の履歴書
　③ 　役員名簿の変更
　　ア　内容……役員の死亡による社員名簿の変更
　　イ　書類……役員名簿（変更）

3 死亡した出資者が理事長の場合の手続き

　死亡した出資者が理事長の場合には、上記1および2の手続きに加え、さらに下記の手続きが必要となります。
　① 　法務局への登記申請手続き（死亡した日から2週間以内に行う必要があります）
　　ア　内容……理事長の変更登記
　　イ　書類……登記申請書およびその添付書類（各法務局によって異なります）
　② 　税務署等への届出
　　ア　内容……理事長の変更による届出
　　イ　書類……異動届出書など

第3章

経過措置型医療法人が
一般の持分の定めのない社団医療法人
へ移行する場合の概要

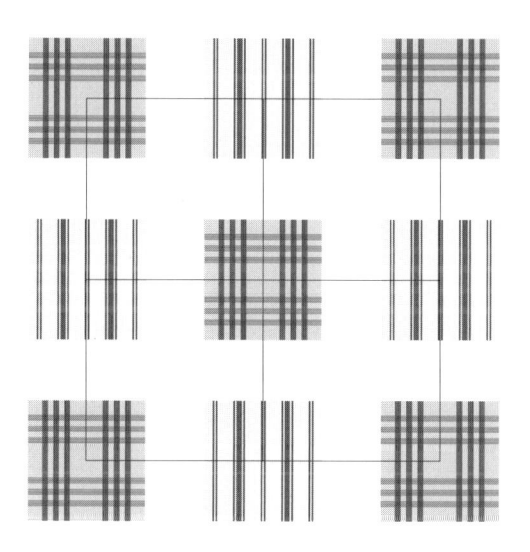

第３章　経過措置型医療法人が一般の持分の定めのない社団医療法人へ移行する場合の概要

第1節　概要

Q30　持分の定めのない社団医療法人へ移行する場合の選択肢

経過措置型医療法人から持分の定めのない社団医療法人へ移行する場合の選択肢を教えてください。

A

　経過措置型医療法人は、医療法施行規則第30条の39第１項に「社団である医療法人で持分の定めのあるものは、定款を変更して、社団である医療法人で持分の定めのないものに移行することができる」と規定しており、持分の定めのない社団医療法人へ移行することが認められますが、この場合の選択肢としては次のものがあります。

　また、同条第２項に「社団である医療法人で持分の定めのないものは、社団である医療法人で持分の定めのあるものへ移行できないものとする」と規定し、医療法人の非営利性の徹底を図るため、持分の定めのない社団医療法人から持分のある社団医療法人への後戻りを禁止しています。

① 社会医療法人
② 特定医療法人
③ 一般の持分の定めのない社団医療法人
　ア　非課税要件を満たして移行時に課税を受けないもの
　イ　非課税要件を満たさず移行時に課税を受けるもの
④ 基金拠出型医療法人

Q31 社会医療法人へ移行する場合のメリット・デメリット

経過措置型医療法人が、社会医療法人へ移行した場合のメリットおよびデメリットについて教えてください。

A

経過措置型医療法人が、社会医療法人へ移行した場合のメリットおよびデメリットは次のとおりです。

1 メリット

① 原則として法人税が非課税です
② 利子配当に対する所得税が課税されません
③ 救急医療等確保事業の用に直接供する固定資産に係る固定資産税および都市計画税については非課税です
④ 救急医療等確保事業の用に直接供する不動産に係る不動産取得税については非課税です
⑤ 社会医療法人債の発行が可能です
⑥ 法人格移行時の贈与税および相続税の課税がありません
⑦ 出資持分がないため相続税の課税が永久になくなります
⑧ 医療法人は、出資者から払戻請求を受けることがなくなります

2 デメリット

① 社員・役員の同族関係者の割合が3分の1以下でなければなりません
② 役員等に対する利益供与は禁止されています

③　下記の要件を満たさなければなりません
　ア　社会保険診療に係る収入金額の合計額が全収入の8割を超えること
　イ　自費患者に対し請求する金額は、社会保険診療報酬と同一の基準により計算されるものであること
　ウ　医療診療収入は、直接必要な経費の額に100分の150を乗じた額の範囲内であること
　エ　役員および評議員に対する報酬等の支給基準の明示
　オ　救急医療等確保事業を実施
　　a　救急医療
　　b　災害時における医療
　　c　へき地の医療
　　d　周産期医療
　　e　小児医療（小児救急医療を含む）
　　※　2013年度以降、精神疾患が加えられることになる予定です
④　出資持分がないため医療法人に対する財産権がなくなります
　ア　出資持分払戻請求権
　イ　残余財産分配請求権
⑤　認定の取消しを受けた場合には、「累積所得金額」または「累積欠損金額」に相当する金額は、その移行日の属する事業年度の所得の金額の計算上、益金の額または損金の額に算入しなければなりません
⑥　社会医療法人の認定をみずから取り止めることはできません
⑦　交際費等の損金不算入額が増加する可能性があります

Q32 特定医療法人へ移行する場合のメリット・デメリット

経過措置型医療法人が、特定医療法人へ移行した場合のメリットおよびデメリットについて教えてください。

A

経過措置型医療法人が、特定医療法人へ移行した場合のメリットおよびデメリットは次のとおりです。

1 メリット

① 法人税の優遇税率あります
② 法人格移行時の贈与税および相続税の課税がありません
③ 出資持分がないため相続税の課税が永久になくなります
④ 医療法人は、出資者から払戻請求を受けることがなくなります

2 デメリット

① 社員・役員の同族関係者の割合が3分の1以下でなければなりません
② 役員等に対する利益供与は禁止されています
③ 下記の要件を満たさなければなりません
 ア 社会保険診療に係る収入金額の合計額が全収入8割を超えること
 イ 自費患者に対し請求する金額は、社会保険診療報酬と同一の基準により計算されるものであること
 ウ 医療診療収入は、直接必要な経費の額に100分の150を乗じた額の範囲内であること

エ　役職員 1 人につき年間の給与総額が、3,600万円を超えないこと
　オ　医療施設の規模が告示で定める基準に適合すること
　　a　40床以上（専ら皮膚泌尿器科、眼科、整形外科、耳鼻咽喉科または歯科の診療を行う病院にあっては、30床以上）
　　b　救急病院
　　c　救急診療所である旨を告示された診療所であって15床以上を有すること
　　d　差額ベッド比率が30％以下である必要があります
④　出資持分がないため医療法人に対する財産権がなくなります
　ア　出資持分払戻請求権
　イ　残余財産分配請求権
⑤　交際費等の損金不算入額が増加する可能性があります

第1節　概要

Q33 一般の持分の定めのない社団医療法人へ移行する場合のメリット・デメリット

経過措置型医療法人が、一般の持分の定めのない社団医療法人（基金拠出型医療法人を含む）へ移行した場合のメリットおよびデメリットについて教えてください。

A

　経過措置型医療法人が、一般の持分の定めのない社団医療法人（基金拠出型医療法人を含む）へ移行した場合のメリットおよびデメリットは次のとおりです。

1　一般の持分の定めのない社団医療法人（基金拠出型医療法人を含む）で非課税要件を満たすもの

(1)　メリット

① 法人格移行時の贈与税および相続税の課税がありません
② 出資持分がないため相続税の課税が永久になくなります
③ 医療法人は、出資者から払戻請求を受けることがなくなります
④ 評議員を選任する必要がありません

(2)　デメリット

① 社員・役員の同族関係者の割合が3分の1以下でなければなりません
② 役員等に対する利益供与は禁止されています
③ 社会医療法人または特定医療法人に準ずる一定の要件を満たさなければなりません
④ 出資持分がないため医療法人に対する財産権がなくなります

73

ア　出資持分払戻請求権
　　イ　残余財産分配請求権
　⑤　交際費等の損金不算入額が増加する可能性があります

2　一般の持分の定めのない社団医療法人（基金拠出型医療法人を含む）で非課税要件を満たさないもの

(1)　メリット

　①　出資持分がないため相続税の課税が永久になくなります
　②　同族経営を維持することができます
　③　医療法人は、出資者から払戻請求を受けることがなくなります

(2)　デメリット

　①　法人格移行時に贈与税および相続税の課税があります
　②　出資持分がないため医療法人に対する財産権がなくなります
　　ア　出資持分払戻請求権
　　イ　残余財産分配請求権
　③　交際費等の損金不算入額が増加する可能性があります

第2節 一般の持分の定めのない社団医療法人へ移行する場合の手続き

Q34 一般の持分の定めのない社団医療法人へ移行する場合の手続き

経過措置型医療法人が、一般の持分の定めのない社団医療法人に移行する場合の手続きについて教えてください。

A

1 出資持分の放棄の可能性

　医療法施行規則第30条の39第1項に「社団である医療法人で持分の定めのあるものは、定款を変更して、社団である医療法人で持分の定めのないものに移行することができる」と規定し、経過措置型医療法人が、一般の持分の定めのない社団医療法人に移行するためには、都道府県知事の認可を得て、定款変更を行うことにより可能です。

　定款変更申請に際し、都道府県によっては「出資持分を放棄することに同意する旨の書類」の写しの提出を義務付けているところもあるようですが、医療法第50条第2項において「都道府県知事は、前項の規定による認可の申請があつた場合には、第45条に規定する事項及び定款又は寄附行為の変更の手続が法令又は定款若しくは寄附行為に違反していないかどうかを審査した上で、その認可を決定しなければならない」と規定し、定款等に抵触していない限りその変更を認可することになります。

　したがって、出資持分放棄同意書などは必ず提出しなければならないものではありませんが、出資者との出資持分の払戻しなどのトラブルを回避するため

にも、出資者から医療法人に対して「出資持分放棄同意書」などの書類を提出してもらった方がよいでしょう。

2 出資持分の放棄の手続き

移行のための一連の手続きは次のようになります（改正前社団医療法人モデル定款に基づく手続き）。
① 理事長による理事会の招集
　ア　内容……理事会の招集
　イ　書類……理事会開催通知
② 理事会の開催
　ア　内容……定款変更の承認
　イ　書類……理事会議事録
③ 理事長による社員総会の招集
　ア　内容……社員総会の招集
　イ　書類……社員総会開催通知
④ 社員総会の開催
　ア　内容……定款変更の承認
　イ　書類……社員総会議事録
⑤ 出資持分の放棄同意書の理事長への提出
　ア　内容……出資持分の放棄に係る同意
　イ　書類……出資持分放棄同意書
⑥ 都道府県知事への認可申請書の提出
　ア　内容……定款変更認可申請書
　イ　書類……定款変更認可申請書、現行定款、定款新旧対照表、変更後定款案、定款変更理由書、社員総会議事録写し、履歴事項全部証明書
　　※　都道府県によって提出書類が多少異なります。
⑦ 都道府県知事からの認可書の受領

ア　内容……定款変更認可書受領
　　イ　書類……定款変更認可書
⑧　税務署、都道府県税事務所および市町村への届出
　　ア　内容……出資金の額が変更されたことによる届出
　　イ　書類……異動届出書など
　　※　なお、法務局への登記の必要ありません。

第3章　経過措置型医療法人が一般の持分の定めのない社団医療法人へ移行する場合の概要

Q35　一般の持分の定めのない社団医療法人へ移行する場合の定款内容

経過措置型医療法人が、一般の持分の定めのない社団医療法人に移行する場合には、定款をどのように変更する必要がありますか。

A

1　概要

　経過措置型医療法人が一般の持分の定めのない社団医療法人に移行する場合には、社員総会において定款変更の決議を行い、定款変更認可申請書を都道府県に提出し、その認可を受けなければなりません。

2　具体的な定款変更内容

　出資持分払戻請求権および残余財産分配請求権について下記のとおり変更します。

変更後定款例	変更前定款
第9条　　　　　（削除）	第9条　社員資格を喪失した者は、その出資額に応じて払戻しを請求することができる。
第34条　本社団が解散した場合の残余財産は、合併及び破産手続開始の決定による解散の場合を除き、次の者から選	第34条　本社団が解散した場合の残余財産は、払込済出資額に応じて分配するものとする。

定して帰属させるものとする。
(1)国
(2)地方公共団体
(3)医療法第31条に定める公的医療機関の開設者
(4)郡市区医師会又は都道府県医師会（一般社団法人又は一般財団法人に限る。）
(5)財団医療法人又は社団医療法人であって持分の定めのないもの

　なお、定款に出資持分に関する規定（出資持分の譲渡など）がある場合には、上記定款変更時に合わせて削除する必要があります。

第3章　経過措置型医療法人が一般の持分の定めのない社団医療法人へ移行する場合の概要

Q36 一般の持分の定めのない社団医療法人へ移行する場合の税務署への届出

経過措置型医療法人が、一般の持分の定めのない社団医療法人に移行した場合には、国税局や税務署などへ届出をする必要がありますか。

A

　経過措置型医療法人が一般の持分の定めのない社団医療法人に移行したことにより出資金の額がなくなった場合には、法人税法第15条および第20条の規定により、資本金額等の異動があったことを記載した「異動届出書」を遅滞なく納税地の所轄税務署長に提出しなければなりません。その際、都道府県知事の定款変更認可書と定款の写しなどを添付しなければなりません。

　また、都道府県および市町村についても同様の届出書などを提出する必要があります。

第2節　一般の持分の定めのない社団医療法人へ移行する場合の手続き

（税務署用異動届出書の記載例）

異動届出書

※整理番号
※通算グループ整理番号

提出法人
□□□□ 単体法人／連結親法人／連結子法人／連結親法人となる法人

（フリガナ）
法人等の名称：医療法人〇〇会

（フリガナ）
本店又は主たる事務所の所在地：〒　〇〇府〇〇市…　電話（　）　－

（フリガナ）
納税地：〒　〇〇府〇〇市…

（フリガナ）
代表者氏名：米本　〇夫　㊞

（フリガナ）
代表者住所：〒　〇〇府〇〇市…

税務署受付印

平成　年　月　日

〇〇税務署長殿

次の事項について異動したので届け出ます。

異動のあった　提出法人の場合は記載不要／連結親法人となる法人／連結子法人に係る連結親法人／連結子法人となる法人

（フリガナ）
法人名等

納税地（本店又は主たる事務所の所在地）：〒　（　局署）　電話（　）　－

（フリガナ）
代表者氏名

代表者住所：〒

※税務署処理欄
整理番号
部門
決算期
業種番号
整理簿
回付先　□ 親署 ⇒ 子署　□ 子署 ⇒ 調査課

異動事項等	異動前	異動後	異動年月日（登記年月日）
出資金の額の異動	10,000,000円	0円	平成24年6月30日

所轄税務署　　税務署　　　税務署

事業年度を変更した場合　変更後最初の事業年度：(自)平成　年　月　日 〜 (至)平成　年　月　日

合併、分割の場合　合併　□ 適格合併　□ 非適格合併　　分割　□ 分割型分割：□ 適格 □ その他　□ 分社型分割：□ 適格 □ その他

（備考）

税理士署名押印　〇〇〇〇税理士法人　㊞

※税務署処理欄　部門　決算期　業種番号　入力　名簿

（規格A4）

19.12改正　　　　　　　　　　　　　　　　　　　　　　（法1204）

81

第3節 一般の持分の定めのない社団医療法人への移行時の会計処理

Q37 移行時における会計処理・税務処理・別表4および5（一）の記載方法

経過措置型医療法人が、一般の持分の定めのない社団医療法人に移行する場合における会計上の処理、税務上の処理、および法人税の申告書の記載方法について教えてください。

A

1 会計上の処理

　経過措置型医療法人が、一般の持分の定めのない社団医療法人に移行した場合には、出資金の額を取崩し、資本剰余金に振替えます。この処理は、旧医療法施行規則第30条の39第2項にその処理方法を規定していましたが、現在は削除されています。現在は、社会医療法人債を発行する社会医療法人の財務諸表の用語、様式及び作成方法に関する規則第36条（資本剰余金の表示）の規定を引用して処理を行うよう、厚生労働省は指導しているようです。
　また、一般の持分の定めのない社団医療法人へ移行した場合に非課税要件を満たさないため贈与税の課税を受けた場合の処理は下記のようになります。また、この場合の損益計算書上の表示は、明文規定はなく、あくまでも私見ですが、臨時的な損益と考えられるため特別損失として表示するものと考えます。

第3節　一般の持分の定めのない社団医療法人への移行時の会計処理

```
会計上の仕訳
（出資金）　×××円　／　（資本剰余金）　×××円
（贈与税）　×××円　／　（現金及び預金）　×××円
```

2 税務上の処理

　税務上、法人税法施行令第9条第1項第1号チの規定により、第136条の4第2項に定める金額は、利益積立金額として処理されます。
　また、贈与税が課税された場合には、その金額は法人税法第38条第2項第1号の規定により損金の額に算入されません。

```
税務上の仕訳
（資本金等の額）　×××円　／　（利益積立金額）　×××円
```

3 法人税の申告書の記載例

(1) 例示

　① 出資金の額　　　　1,000万円
　② 出資持分の評価額　　1億円
　③ 贈与税額　　　　　4,720万円

(2) 税務調整の仕訳

```
（資本剰余金）　10,000,000円　／　（利益積立金額）　10,000,000円
```

(3) 記載例

　① 法人税別表4
　② 法人税別表5（一）

第３章　経過措置型医療法人が一般の持分の定めのない社団医療法人へ移行する場合の概要

所得の金額の計算に関する明細書　事業年度　　　　法人名　医療法人〇〇会　別表四 平二十四・四・一以後終了事業年度分

区分		総額①	処分	
			留保②	社外流出③
当期利益又は当期欠損の額	1	円	円	配当　円
				その他
加算	損金経理をした法人税及び復興特別法人税（附帯税を除く。）	2			
	損金経理をした道府県民税（利子割額を除く。）及び市町村民税	3			
	損金経理をした道府県民税利子割額	4			
	損金経理をした納税充当金	5			
	損金経理をした附帯税（利子税を除く。）、加算金、延滞金（延納分を除く。）及び過怠税	6			その他
	減価償却の償却超過額	7			
	役員給与の損金不算入額	8			その他
	交際費等の損金不算入額	9			その他
	損金計上した贈与税	10	47,200,000		47,200,000
		11			
		12			
	小計	13			
減算	減価償却超過額の当期認容額	14			
	納税充当金から支出した事業税等の金額	15			
	受取配当等の益金不算入額（別表八(一)「14」又は「29」）	16			※
	外国子会社から受ける剰余金の配当等の益金不算入額（別表八(二)「13」）	17			※
	受贈益の益金不算入額	18			
	適格現物分配に係る益金不算入額	19			※
	法人税等の中間納付額及び過誤納に係る還付金額	20			
	所得税額等及び欠損金の繰戻しによる還付金額等	21			※
		22			
		23			
		24			
	小計	25			外※
仮計 (1)+(13)-(25)	26			外※
寄附金の損金不算入額（別表十四(二)「24」又は「40」）	27			その他
沖縄の認定法人の所得の特別控除額（別表十(一)「9」又は「12」）	28	△		※ △
... （別表十二(二)「7」又は「9」）	29			※
認定研究開発事業法人等の所得の金額の損金算入又は益金算入額（別表十(三)「7」又は「9」）	30			※
法人税額から控除される所得税額（別表六(一)「6の③」）+復興特別法人税申告書別表二「6の③」	31			その他
税額控除の対象となる外国法人税の額等（別表六(二)「10」+別表十七(二の二)「39の計」）	32			その他
組合等損失額の損金不算入額又は組合事業等による損失の損金不算入額（別表九(二)「10」）	33			
対外船舶運航事業の日本船舶による収入金額に係る所得の金額の損金算入又は益金算入額（別表十(五)「19」、「20」又は「22」）	34			※
合計 (26)+(27)+(28)±(29)±(30)+(31)+(32)+(33)+(34)	35			外※
契約者配当の益金算入額（別表九(一)「13」）	36			
特定目的会社等の支払配当又は特定目的信託に係る受託法人の利益の分配等の損金算入額（別表十(八)「13」若しくは「33」又は別表十(九)「16」若しくは「33」）	37	△	△	
非適格合併又は残余財産の全部分配等による移転資産等の譲渡利益額又は譲渡損失額	38			※
差引計 (35)から(38)までの計	39			外※
欠損金又は災害損失金等の当期控除額（別表七(一)「4の計」+（別表七(二)「11」若しくは「山」又は別表七(三)「10」）	40	△		※ △
総計 (39)+(40)	41			外※
新鉱床探鉱費又は海外新鉱床探鉱費の特別控除額（別表十(四)「40」）	42	△		※
農業経営基盤強化準備金積立額の損金算入額（別表十二(十三)「10」）	43	△	△	
農用地等を取得した場合の圧縮額の損金算入額（別表十二(十三)「43の計」）	44	△	△	
関西国際空港用地整備準備金積立額の損金算入額（別表十二(十)「15」）	45	△	△	
再投資等準備金積立額の損金算入額（別表十二(十四)「12」）	46	△	△	
残余財産の確定の日の属する事業年度に係る事業税の損金算入額	47	△	△	
所得金額又は欠損金額	48			外※

法 0301-0401

第3節　一般の持分の定めのない社団医療法人への移行時の会計処理

利益積立金額及び資本金等の額の計算に関する明細書

事業年度：　・　・
法人名：医療法人〇〇会

別表五(一)　平二十四・四・一以後終了事業年度分

I　利益積立金額の計算に関する明細書

区　分		期首現在利益積立金額 ①	当期の増減　減 ②	当期の増減　増 ③	差引翌期首現在利益積立金額 ①-②+③ ④
利益準備金	1	円	円	円	円
積立金	2				
資本金等の額	3			10,000,000	10,000,000
	4				
	5				
	6				
	7				
	8				
	9				
	10				
	11				
	12				
	13				
	14				
	15				
	16				
	17				
	18				
	19				
	20				
	21				
	22				
	23				
	24				
	25				
繰越損益金(損は赤)	26				
納税充当金	27				
未納法人税等	未納法人税及び未納復興特別法人税（附帯税を除く。）	28	△	△	中間 △　確定 △	△
	未納道府県民税（均等割額及び利子割額を含む。）	29	△	△	中間 △　確定 △	△
	未納市町村民税（均等割額を含む。）	30	△	△	中間 △　確定 △	△
差引合計額	31				

II　資本金等の額の計算に関する明細書

区　分		期首現在資本金等の額 ①	当期の増減　減 ②	当期の増減　増 ③	差引翌期首現在資本金等の額 ①-②+③ ④
資本金又は出資金	32	10,000,000 円	10,000,000 円	円	0 円
資本準備金	33				
資本剰余金	34			10,000,000	10,000,000
利益積立金額	35			△10,000,000	△10,000,000
差引合計額	36			0	0

御注意

1　この表は、通常の場合には次の算式により検算ができます。
期首現在利益積立金額合計「31」① ＋ 別表四留保所得金額又は欠損金額「48」 － 中間分、確定分法人税県市民税の合計額 ＝ 差引翌期首現在利益積立金額合計「31」④

2　発行済株式又は出資のうちに二以上の種類の株式がある場合には、法人税法施行規則別表五(一)付表（別表五(一)付表）の記載が必要となりますので御注意ください。

法　0301-0501

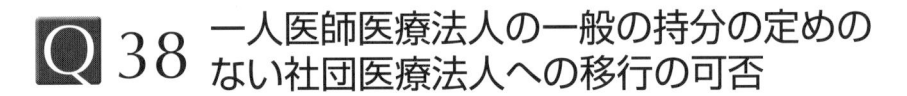

第4節 一人医師医療法人

Q38 一人医師医療法人の一般の持分の定めのない社団医療法人への移行の可否

一人医師医療法人が、一般の持分の定めのない社団医療法人に移行することは可能ですか。

A

1 一人医師医療法人の定義

　一人医師医療法人とは、医師または歯科医師が常時1人または2人勤務する診療所などの医療機関を開設する医療法人をいいます。一人医師医療法人も、経過措置型医療法人に該当するため、都道府県知事の認可を得て定款変更を行うことにより持分の定めのない社団医療法人に移行することは可能です。

2 移行に際し贈与税の非課税要件を満たす場合

　出資持分の放棄が行われた場合に非課税要件を満たすときは、その移行に伴う相続税および贈与税の課税はありません。しかし、多くの一人医師医療法人は入院施設のない診療所であるため、「社会的存在として認識される程度の規模を有していること」の基準である「社会医療法人を想定した基準」や「特定医療法人を想定した基準」を満たすことは困難であると思われます。

3 移行に際し贈与税の非課税要件を満たさない場合

　相続税法第66条第4項の規定により医療法人を個人とみなして、相続税または贈与税が課税されることになります。この相続税や贈与税の計算は、出資持分の評価額を財産評価基本通達194－2（医療法人の出資の評価）に基づいて計算するため、所得が大きく発生している場合や含み資産が多くある場合には、相続税や贈与税の額が多額になる可能性があります。

　しかし、何らかの理由で大きな損失が計上される場合や債務超過の状態にある場合などには、出資持分の評価額が低くなり、贈与税額が少なくなるため、一般の持分の定めのない社団医療法人への移行を希望する場合には、大きなチャンスです。

第5節 移行後の税務上の注意点

Q39 移行した場合の税務上の注意点

経過措置型医療法人が、一般の持分の定めのない社団医療法人に移行した後の、税務上の注意点について教えてください。

A

1 中小企業者

　一般の持分の定めのない社団医療法人は、租税特別措置法施行令第27条の4第10項に規定する「資本若しくは出資を有しない法人」に該当し、常時使用する従業員の数が1,000人以下である場合には、中小企業者に該当し、次のような特例の適用を受けることができます。

① 中小企業者等の少額減価償却資産の取得価額の損金算入の特例（措法67の5）
② 中小企業者等が機械等を取得した場合の特別償却および特別控除（同法42の6）

2 中小企業者等の法人税率の特例

　一般の持分の定めのない社団医療法人は、租税特別措置法第42条の3の2第1項第1号に規定する「資本若しくは出資を有しないもの」に該当するため、事業年度の所得の金額のうち年800万円以下の金額については、100分の15の税

3 交際費等の損金不算入

　一般の持分の定めのない社団医療法人は、租税特別措置法施行令第37条の4第1項第1号に規定する「資本又は出資を有しない法人」に該当するため、事業年度終了の日の貸借対照表の総資産の帳簿価額から総負債の帳簿価額を控除した金額（当期利益は控除し、当期損失は加算）の100分の60に相当する金額を事業年度終了の時の資本金の額または出資金の額とみなして交際費等の損金不算入の金額を計算することになります。
　したがって、純資産の金額が大きな医療法人は交際費の額が全額損金不算入になる可能性が大きくなります。

4 寄附金の損金不算入

　一般の持分の定めのない社団医療法人は法人税法施行令第73条第1項第2号に規定する「資本又は出資を有しないもの」に該当するため、一般寄附金の損金算入限度額は所得の金額の100分の2.5に相当する金額になります。

5 貸倒引当金の法定繰入率

　一般の持分の定めのない社団医療法人は、租税特別措置法第57条の10第1項の規定により、一括評価金銭債権に対して法定繰入率（1000分の6）によって一括貸倒引当金繰入限度額を計算することができます。

6 中小企業者等以外の法人の欠損金の繰戻しによる還付の不適用

　一般の持分の定めのない社団医療法人は、租税特別措置法第66条の13第1項

第１号の規定により、青色申告書を提出する事業年度において繰越欠損金が生じた場合には、その欠損金額をその事業年度開始の日前１年以内に開始したいずれかの事業年度に繰戻して法人税額の還付を請求することができます。

7 都道府県民税および市町村民税の均等割

　一般の持分の定めのない社団医療法人は、地方税法第52条第１項第１号ニまたは第312条第１項第１号ニに規定する「保険業法に規定する相互会社以外の法人で資本金の額又は出資金の額を有しないもの」に該当するため、課税される均等割の額は最低額になります。したがって、標準税率を適用する都道府県および市町村の均等割の額は２万円および５万円（各自治体により異なります）となります。

8 小規模宅地等についての相続税の課税価格の計算の特例の不適用

　一般の持分の定めのない社団医療法人は、租税特別措置法第69条の４第３項第３号に規定する特定同族会社事業用宅地等には該当しないため、小規模宅地等についての相続税の課税価格の計算の特例の適用を受けることができません。

コラム4

税務上の持分の定めのない法人の定義と贈与の日

1 税務上の持分の定めのない法人の定義

(1) 原則的な考え方

相法第66条第4項通達13（持分の定めのない法人）(1)に「定款、寄附行為若しくは規則（これらに準ずるものを含む。以下13において「定款等」という。）又は法令の定めにより、当該法人の社員、構成員（当該法人へ出資している者に限る。以下13において「社員等」という。）が当該法人の出資に係る残余財産の分配請求権又は払戻請求権を行使することができない法人」と示しています。

経過措置型医療法人は、定款変更をすることによって、残余財産分配請求権および出資持分払戻請求権を行使することができないこととなるため、都道府県知事の定款変更の認可を受けた場合には、その定款変更の認可の日に、持分の定めのない社団医療法人に移行したことになります。

(2) 例外的な考え方

同通達13(2)に「定款等に、社員等が当該法人の出資に係る残余財産の分配請求権又は払戻請求権を行使することができる旨の定めはあるが、そのような社員等が存在しない法人」と規定しています。また、同通達12（法第66条第4項の規定の趣旨）に「持分の定めのない法人（持分の定めのある法人で持分を有する者がないものを含む。）」と示しています。

したがって、税務上、定款変更を行っていないため持分の定めのある社団医療法人であっても、出資者全員が、医療法人に対して出資持分放棄同意書を提出して出資持分を放棄することにより、残余財産分配請求権および出資持分払戻請求権を行使することができる出資者が存在しなくなった場合には、その出資持分を放棄した日に、持分の定めのない社団医療法人に移行したものと考えられる可能性があります。

2 贈与の日

上記1により、原則として、定款変更の認可の日が贈与の日となります。ただ

し、税務上、定款変更は行っていなくても、出資者全員が出資持分を放棄した場合には、その日をもって贈与の日と考えることができるため、出資持分の放棄書の作成や放棄の日の選択には十分注意が必要です。

　特に、出資持分の放棄の日の属する年と定款変更の認可の日の属する年が異なる場合には、贈与税の申告年度が異なるため注意が必要です。

第4章

一般の持分の定めのない社団医療法人へ移行する場合に贈与税の非課税要件を満たさない場合

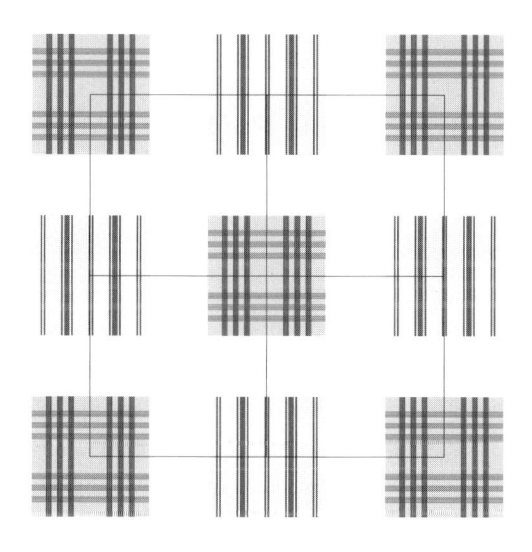

第4章 一般の持分の定めのない社団医療法人へ移行する場合に贈与税の非課税要件を満たさない場合

第1節 出資者に対する課税

Q40 出資持分の放棄に伴う個人出資者に対する課税関係

経過措置型医療法人が出資持分の定めのない社団医療法人に移行したことに伴い、出資持分を放棄した場合の個人出資者に対する課税関係について教えてください。

A

　個人出資者が、その出資持分を放棄した場合には、いわば医療法人に対して出資持分を贈与したこととなるため、所得税法第59条第1項の規定により、法人に対する贈与による譲渡所得の問題が生じますが、下記の平成17年4月27日医政発第0406002号（出資持分の定めのある社団医療法人が特別医療法人に移行する場合の課税関係について）2(3)（個人出資者の課税関係）に次のように示しています。

　個人出資者の持分なし医療法人への移行に伴う出資持分の放棄については、それが、医療法人への贈与による出資持分の移転を伴うものであれば、出資持分の時価によるみなし譲渡課税（所得税法第59条）の問題が生じるが、次のことから株式の消却と同様、譲渡性が認められないため、譲渡所得課税は生じないものと解される。
　① 自己株式の取得が認められている株式会社の場合と異なり、医療法人においては、自己の出資持分を取得（保有）することはできないと解されていること
　② 出資の減少や株式の消却により金銭等の交付があったときには、みなし配

> 当部分を除いて譲渡収入金額とみなすこととされている（租税特別措置法第37条の10第4項）が、出資が譲渡により移転したとみなすものではなく、無償の場合にも、出資が贈与により移転したものとみなされるものではないこと
> ③　このように解すことは、平成16年6月16日付で文書回答を受けた「持分の定めのある医療法人が出資額限度法人に移行した場合等の課税関係について」に示されている、出資者が出資額の払戻しにより退社した場合にみなし譲渡課税の対象とならないとする取扱いとも整合性がとれること

以上のことから、一般の持分の定めのない社団医療法人も特別医療法人と同様に持分の定めのない医療法人であり、自己出資は認められておらず、出資の払戻しとなるため、みなし譲渡課税の問題は生じないものと考えられます。

また、出資持分の定めのない社団医療法人に移行したことに伴い、出資持分を放棄した個人出資者に対して相続税や贈与税が課税されることはありません。

Q41 出資持分の放棄に伴う法人出資者に対する課税関係

経過措置型医療法人が出資持分の定めのない社団医療法人に移行したことに伴い、出資持分を放棄した場合の法人出資者の課税関係について教えてください。

A

　株式会社などの法人である出資者が、その所有する医療法人の出資持分を放棄した場合には、平成17年4月27日医政発第0406002号（出資持分の定めのある社団医療法人が特別医療法人に移行する場合の課税関係について）2(2)（法人出資者の課税関係）に次のように示しています。

> 　持分なし医療法人への移行は、出資者の出資持分の放棄により行われることから、法人出資者の放棄については、一義的には対価がゼロの取引として、その帳簿価額が損失として計上されることになる。ただし、その持分に時価相当額が認識できる（時価がゼロでない）場合には、その持分の放棄が経済的利益の供与に該当するため、その供与することについて相当な理由がない限り、その持分の時価相当額については、法人税法第37条に規定する寄附金に該当するものとして取り扱われる。

　以上のことから、放棄した出資持分は、経済的利益の供与に該当し、相当な理由がない限り、法人税法上の評価額が寄附金に該当することになります。

第2節　医療法人に対する課税

Q42　出資持分の放棄に伴う医療法人に対する法人税の課税

経過措置型医療法人が一般の持分の定めのない社団医療法人への移行に伴い、出資持分の放棄が行われた場合の医療法人に対する法人税の課税関係について教えてください。

A

　経過措置型医療法人が一般の持分の定めのない社団医療法人への移行に伴い、出資持分の放棄が行われた場合には、法人税法施行令第136条の4第2項に「社団である医療法人で持分の定めのあるものが持分の定めのない医療法人となる場合において、持分の全部又は一部の払戻しをしなかつたときは、その払戻しをしなかったことにより生ずる利益の額は、その医療法人の各事業年度の所得の金額の計算上、益金の額に算入しない」と規定しており、医療法人に対して法人税の課税が行われることはありません。

Q43 出資持分の放棄に伴う医療法人に対する相続税・贈与税の課税

経過措置型医療法人が持分の定めのない社団医療法人に移行したことに伴い、出資持分の放棄が行われた場合の医療法人に対する相続税または贈与税の課税について教えてください。

A

1 相続税または贈与税の課税が行われる場合

医療法人の出資持分の放棄が行われた場合において、出資持分を放棄した者の親族またはこれらの者と特別の関係のある者の相続税または贈与税の負担が不当に減少する結果となると認められるときは、相続税法第66条第4項の規定により医療法人を個人とみなして、相続税または贈与税が課税されることになります。

したがって、これらの者の相続税または贈与税の負担が不当に減少しないと認められるときは、相続税または贈与税の課税は行われません。

2 相続税または贈与税の負担が不当に減少するかどうかの判定

相続税等の負担が不当に減少する結果となると認められるかどうかの判定は、同法施行令第33条第3項各号に掲げる次の要件を満たしているかどうかにより行われます。

① 医療法人の運営組織が適正であり、定款に親族割合を3分の1以下とする旨の定めがあること
② 医療法人の関係者に特別の利益を与えないこと

③　医療法人の定款に残余財産を国等に帰属させる旨の定めがあること
④　医療法人に法令違反、帳簿の仮装隠ぺい、その他の公益に反する事実がないこと

3 法人に対して課税された相続税または贈与税の取扱い

　同法第66条第4項の規定により医療法人に対して相続税または贈与税が課税された場合のその税額は、法人税法第38条第2項第1号の規定により所得の金額の計算上損金の額に算入しないこととされています。

第3節 贈与税の計算と申告・納税

Q44 出資持分の放棄に伴う医療法人に対する具体的な贈与税の計算方法

経過措置型医療法人の出資持分を放棄した場合の具体的な贈与税額の計算方法について教えてください。

A

1 計算方法

経過措置型医療法人の定款変更の認可が行われ、相続税法第66条第4項の規定により贈与税が課税される場合の贈与税額の計算方法は、その出資持分を財産評価基本通達194-2（医療法人の出資の評価）により評価した金額から贈与税の基礎控除額（年間110万円）を控除した金額に税率を乗じて計算します。

なお、出資持分を放棄した者が複数いる場合には、その医療法人が贈与者各1人から贈与を受けたものとみなして贈与税額を個別に計算し、その個別に計算した贈与税額の合計額をもって納付すべき贈与税額とします（相法66①）。

なお、経過措置型医療法人は相続時精算課税制度の適用を受けることはできません。

2 計算イメージ

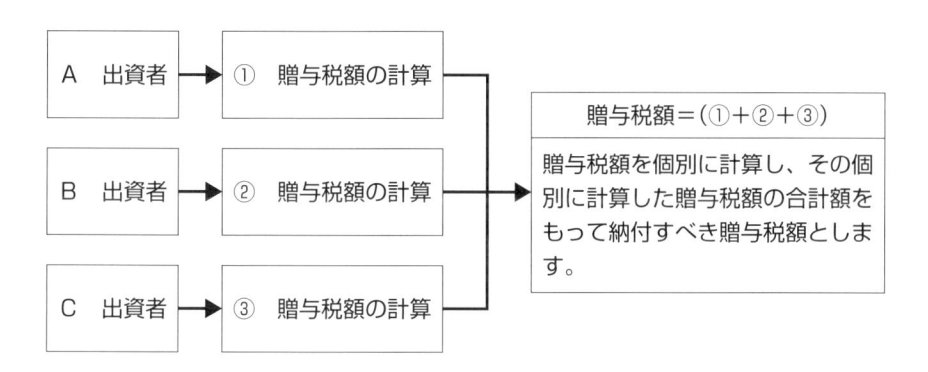

```
A 出資者 → ① 贈与税額の計算 ┐
                              │
B 出資者 → ② 贈与税額の計算 ┼→ 贈与税額＝(①＋②＋③)
                              │   贈与税額を個別に計算し、その個
C 出資者 → ③ 贈与税額の計算 ┘   別に計算した贈与税額の合計額を
                                  もって納付すべき贈与税額としま
                                  す。
```

3 具体例

- 放棄をした出資者が1人の場合（出資持分の評価額1億円）

> （1億円－110万円）×50％－225万円＝4,720万円

- 放棄をした出資者が複数人の場合（出資持分の評価額A5,000万円、B3,000万円、C2,000万円）

> ① A（5,000万円－110万円）×50％－225万円＝2,220万円
> ② B（3,000万円－110万円）×50％－225万円＝1,220万円
> ③ C（2,000万円－110万円）×50％－225万円＝　720万円
> ④ ①＋②＋③＝4,160万円

第4章　一般の持分の定めのない社団医療法人へ移行する場合に贈与税の非課税要件を満たさない場合

Q45　出資持分の放棄に伴う医療法人の贈与税の申告書の記載方法

相続税法第66条第4項の規定により、一般の持分の定めのない社団医療法人に贈与税が課税される場合の贈与税の申告書の記載方法について教えてください。

A

1　申告書の書き方

　一般の持分の定めのない社団医療法人用の贈与税の申告書はありませんが、相続税法第66条第4項に「この場合において、第1項中『代表者又は管理者の定めのある人格のない社団又は財団』とあるのは『持分の定めのない法人』と、『当該社団又は財団』とあるのは『当該法人』と、第2項及び第3項中『社団又は財団』とあるのは『持分の定めのない法人』と読み替えるものとする」と規定しています。

　そのため、贈与税の申告書を提出する場合には、申告書第一表の付表二（人格のない社団又は財団に課される贈与税額の計算明細書）を申告書に添付して申告を行うものと考えられます。

　この場合、出資持分を放棄した者が2人以上存在する場合にはその出資者ごとにこの明細書を作成する必要があります。

　また、各贈与者の贈与税額である第一表の付表二の㉓欄の合計額を贈与税申告書の第一表の⑦欄（差引税額）に転記した金額が、その医療法人が納付すべき贈与税額となります。

　なお、第一表の付表二の2に、贈与税額から控除する法人税等に相当する額の計算欄がありますが、一般の持分の定めのない社団医療法人への移行に関し

て法人税が課税されることはないためこの欄を使用することはありません。

2 申告書の記載例

(1) 例示

- ① 出資持分の評価額　　　1億円
- ② 総出資口数　　　　　　10万口
- ③ 出資者および各出資口数・出資持分評価額
  - ア　米本A夫　5万口　5,000万円
  - イ　米本B子　3万口　3,000万円
  - ウ　米本C夫　2万口　2,000万円

(2) 記載例

- ① 平成24年分贈与税の申告書
- ② 人格のない社団又は財団に課される贈与税額の計算明細書

第4章　一般の持分の定めのない社団医療法人へ移行する場合に贈与税の非課税要件を満たさない場合

第3節 贈与税の計算と申告・納税

人格のない社団又は財団に課される贈与税額の計算明細書（平成 24 年分）

贈与者の氏名	米本A夫
人格のない社団又は財団の名称（法人整理番号）	医療法人〇〇会（　　）

第一表の付表二（平成21年分以降用）

この明細書は、相続税法第66条第1項に規定する代表者又は管理者の定めのある人格のない社団又は財団が贈与税の申告書を提出する場合に、贈与者ごとに作成します。
なお、この明細書の書きかた等については、裏面をご覧ください。

1 贈与により取得した財産の明細等

番号	種類	細目	利用区分、銘柄等	所在場所等	数量（固定資産税評価額）	単価（倍数）	財産の価額	外国税額控除額
1	有価証券	出資持分	医療法人〇〇会	〇〇府〇〇市…	50,000	1,000	50,000,000 円	円
2								
3								
4								
5								

贈与により取得した財産のうち、その財産の価額が法人税法の規定により事業年度の所得金額の計算上益金の額に算入される財産については、番号を〇で囲んでください。

	合計額	① 50,000,000	②

上記に記載した財産の価額のうち法人税法の規定により事業年度の所得金額の計算上益金の額に算入される財産の価額の合計額及び外国税額控除額の合計額

	③ 0	④

基礎控除後の課税価格に対する税額　①の金額から1,100千円を控除した金額（千円未満は切捨てます。）に対し、申告書第一表（併用）の裏面の「贈与税の速算表（平成15年分以降用）」を使って計算した金額

	⑤ 22,200,000 円

2 贈与税額から控除する法人税等に相当する額の計算

⑥ 法人税法の規定により益金の額に算入される贈与により取得した財産の価額の合計額（③の金額）	⑦ ⑥の価額に基づく事業税の所得割の額	⑧ ⑥の価額に基づく地方法人特別税の額	⑨ 翌期控除事業税等相当額（⑦＋⑧）
円	円	円	円

⑩ 法人税及び事業税等の額の基となる価額（⑥－⑨）	⑪ ⑩の価額に基づく法人税の額	⑫ ⑩の価額に基づく事業税の所得割の額	⑬ ⑩の価額に基づく地方法人特別税の額
円	円	円	円

⑭ ⑪の金額に基づく道府県民税の法人税割の額	⑮ ⑪の金額に基づく市町村民税の法人税割の額	⑯ 法人税等に相当する額（⑪＋⑫＋⑬＋⑭＋⑮）	
円	円	円	

3 贈与税額から控除する法人税等に相当する額の限度額の計算

⑰ 法人税法の規定により益金の額に算入された贈与により取得した財産に対応する差引税額（⑤×③÷①－②）	⑱ 法人税等に相当する額（⑯の金額）	⑲ 限度額（⑰の金額と⑱の金額とのいずれか少ない方の金額）
円	円	円

4 差引税額の合計額（納付すべき税額）の計算

⑳ 基礎控除後の課税価格に対する税額（⑤の金額）	㉑ 外国税額控除額（②の金額）	㉒ 控除する法人税等に相当する額（⑲の金額）	㉓ 差引税額の合計額（納付すべき税額）（⑳－㉑－㉒）
22,200,000 円	0 円	0 円	22,200,000 円

（資5－59－3－A4統一）（平23.10）

第4章　一般の持分の定めのない社団医療法人へ移行する場合に贈与税の非課税要件を満たさない場合

人格のない社団又は財団に課される贈与税額の計算明細書（平成 24 年分）

贈与者の氏名：米本 B子
人格のない社団又は財団の名称（法人整理番号）：医療法人 ○○会

第一表の付表二（平成21年分以降用）

1　贈与により取得した財産の明細等

番号	種類	細目	利用区分、銘柄等	所在場所等	数量 固定資産税評価額	単価 倍数	財産の価額	外国税額控除額
1	有価証券	出資持分	医療法人○○会	○○府○○市…	30,000	1,000	30,000,000 円	円
2								
3								
4								
5								

贈与により取得した財産のうち、その財産の価額が法人税法の規定により事業年度の所得金額の計算上益金の額に算入される財産については、番号を○で囲んでください。

合計額　① 30,000,000　②

上記に記載した財産の価額のうち法人税法の規定により事業年度の所得金額の計算上益金の額に算入される財産の価額の合計額及び外国税額控除額の合計額　③ 0　④

基礎控除後の課税価格に対する税額（①の金額から1,100千円を控除した金額（千円未満は切捨てます。）に対し、申告書第一表（控用）の裏面の「贈与税の速算表（平成15年分以降用）」を使って計算した金額）　⑤ 12,200,000 円

2　贈与税額から控除する法人税等に相当する額の計算

⑥ 法人税法の規定により益金の額に算入される贈与により取得した財産の価額の合計額（①の金額）	⑦ ⑥の価額に基づく事業所得割の額	⑧ ⑥の価額に基づく地方法人特別税の額	翌期控除事業税等相当額（⑦＋⑧）
円	円	円	円

⑩ 法人税及び事業税等の額の基となる価額（⑥－⑨）	⑪ ⑩の価額に基づく法人税の額	⑫ ⑩の価額に基づく事業税の所得割の額	⑬ ⑩の価額に基づく地方法人特別税の額
円	円	円	円

⑭ ⑪の金額に基づく道府県民税の法人税割の額	⑮ ⑪の金額に基づく市町村民税の法人税割の額	⑯ 法人税等に相当する額（⑪＋⑫＋⑬＋⑭＋⑮）	
円	円	円	

3　贈与税額から控除する法人税等に相当する額の限度額の計算

⑰ 法人税法の規定により益金の額に算入される贈与により取得した財産に対応する差引税額（⑤×⑥÷①－③）	法人税等に相当する額（⑯の金額）	⑲ 限度額（⑰の金額と⑱の金額とのうちいずれか少ない方の金額）	
円	円	円	

4　差引税額の合計額（納付すべき税額）の計算

⑳ 基礎控除後の課税価格に対する税額（⑤の金額）	㉑ 外国税額控除額（②の金額）	㉒ 控除する法人税等に相当する額（⑲の金額）	㉓ 差引税額の合計額（納付すべき税額）（⑳－㉑－㉒）
12,200,000 円	0 円	0 円	12,200,000 円

（資5-59-3-A4統一）（平23.10）

第3節 贈与税の計算と申告・納税

人格のない社団又は財団に課される贈与税額の計算明細書（平成24年分）

贈与者の氏名	米本C夫
人格のない社団又は財団の名称（法人整理番号）	医療法人〇〇会

この明細書は、相続税法第66条第1項に規定する代表者又は管理者の定めのある人格のない社団又は財団が贈与税の申告書を提出する場合に、贈与者ごとに作成します。
なお、この明細書の書きかた等については、裏面をご覧ください。

第一表の付表二（平成21年分以降用）

1 贈与により取得した財産の明細等

番号	種類	細目	利用区分、銘柄等	所在場所等	数量 固定資産税評価額	単価 倍数	財産の価額	外国税額控除額
1	有価証券	出資持分	医療法人〇〇会	〇〇府〇〇市…	20,000	1,000	20,000,000 円	
2								
3								
4								
5								

贈与により取得した財産のうち、その財産の価額が法人税法の規定により事業年度の所得金額の計算上益金の額に算入される財産については、番号を〇で囲んでください。

合計額	① 20,000,000	②

上記に記載した財産の価額のうち法人税法の規定により事業年度の所得金額の計算上益金の額に算入される財産の価額の合計額及び外国税額控除額の合計額 | ③ 0 | ④ |

基礎控除後の課税価格に対する税額（①の金額から1,100千円を控除した金額（千円未満は切捨てます。）に対し、申告書第一表（控用）の裏面の「贈与税の速算表（平成15年分以降用）」を使って計算した金額） | ⑤ 7,200,000 円 |

2 贈与税額から控除する法人税等に相当する額の計算

⑥ 法人税法の規定により益金の額に算入される贈与により取得した財産の価額の合計額（③の金額）	⑦ ⑥の価額に基づく事業税の所得割の額	⑧ ⑥の価額に基づく地方法人特別税の額	⑨ 翌期控除事業税等相当額（⑦+⑧）
円	円	円	円

⑩ 法人税及び事業税等の額の基となる価額（⑥-⑨）	⑪ ⑩の価額に基づく法人税の額	⑫ ⑩の価額に基づく事業税の所得割の額	⑬ ⑩の価額に基づく地方法人特別税の額
円	円	円	円

⑭ ⑪の金額に基づく道府県民税の法人税割の額	⑮ ⑪の金額に基づく市町村民税の法人税割の額	⑯ 法人税等に相当する額（⑪+⑫+⑬+⑭+⑮）	
円	円	円	

3 贈与税額から控除する法人税等に相当する額の限度額の計算

⑰ 法人税法の規定により益金の額に算入される贈与により取得した財産に対応する差引税額（⑤×③÷①-④）	法人税等に相当する額（⑯の金額）	限度額（⑰の金額と⑯の金額とのうちいずれか少ない方の金額）
円	円	円

4 差引税額の合計額（納付すべき税額）の計算

⑱ 基礎控除後の課税価格に対する税額（⑤の金額）	外国税額控除額（②の金額）	⑳ 控除する法人税等に相当する額（⑯の金額）	㉑ 差引税額の合計額（納付すべき税額）（⑱-⑲-⑳）
7,200,000 円	0 円	0 円	7,200,000 円

(資5-59-3-A4統一)（平23.10)

Q46 出資持分の放棄に伴う医療法人の贈与税の申告手続き

一般の持分の定めのない社団医療法人への移行時に、贈与税の課税を受ける場合の贈与税の申告の手続きについて教えてください。

A

1 申告および納付

　贈与税の申告は、その年の翌年2月1日から3月15日までに課税価格、贈与税額などを記載した申告書を納税地の所轄税務署長に提出しなければなりません。また、申告書を提出した者は、その申告書の提出期限までに、申告書に記載した贈与税を国に納付しなければなりません（相法28①、33）。

　相続税法第66条第4項の規定により、一般の持分の定めのない社団医療法人に財産の贈与があった場合には、その法人を個人とみなして贈与税が課税されることから上記の申告および納付の規定が準用されることになります（相法66①）。

2 納税地

　贈与税の納税地は、法施行地に住所を有する者であればその住所地が納税地とされます（相法62①）。

　一般の持分の定めのない社団医療法人が個人とみなされた場合の住所は、主たる営業所または事務所の所在地とみなされるため、その医療法人の本店所在地が納税地となります（相法66③）。

Q47 相続税法第66条第5項「法人税等に相当する額の控除」

相続税法第66条第4項と第5項の「持分の定めのない法人に課されるべき法人税その他の税の額に相当する額を控除する」の関係について教えてください。

A

1 概要

　相続税法第66条第4項は、持分の定めのない法人に対して財産の贈与または遺贈があった場合において、その贈与または遺贈をした者などの相続税または贈与税が不当に減少する結果となるときは、その持分の定めのない法人に贈与税または相続税を課税すると規定しています。

　同法第5項の規定は、上記の税額を計算する際に、課税された法人税等がある場合には、その税額をその贈与税または相続税の額から控除するとするものです。

　経過措置型医療法人が、持分の定めのない社団医療法人に移行する場合には、法人税法施行令第136条の4第2項の規定により法人税を課税しないこととしています。したがって、上記相続税法第66条第4項の規定により贈与税または相続税が課税された場合においても控除する法人税等の額はないことになります。

　相続税法第66条第5項の規定は、持分の定めのない医療法人に対して第4項の規定により贈与税または相続税が課税される場合で、かつ、法人税法施行令第136条の4の規定の適用がなく法人税が課税される場合に適用があります。

　具体的には、医療法人の設立後に医療法人に対して贈与または遺贈をした場合や持分の定めのない社団医療法人への移行時に出資持分以外の財産の贈与ま

たは遺贈をしたような場合が考えられます。これらの場合には贈与または遺贈をした財産の価額が益金の額に算入され法人税等が課税されることになります。

2 控除する法人税額等の計算方法

　課税される贈与税または相続税から控除する法人税額等は次の①と②を合計した金額です。ただし、その合計額が課税される贈与税額または相続税額を超えるときは、これらの金額を限度とします。
　①　(取得した財産の価額−翌期控除事業税相当額)×(法人税率＋事業税率)
　②　①を基に算定した法人税割に係る道府県民税および市町村民税
　なお、贈与等をした者が2人以上いる場合には、その贈与等をした者の異なるごとに、その贈与等をした者の各1人のみから取得したものとみなして計算します。

第4節　一般の持分の定めのない社団医療法人への移行に関する諸問題

Q48　移行後の同族経営の可否と課税

一般の持分の定めのない社団医療法人に移行した後も同族経営を継続したいと考えています。この場合どのような課税を受けることになりますか。

A

　現在、同族関係者で経営している持分の定めのある社団医療法人の中には、医療法人の経営権に影響を及ぼすおそれがあることや医療法人の経営が不安定になることなどを懸念し、一般の持分の定めのない社団医療法人に移行する際の同族割合を3分の1以下にせず、同族経営を継続したいと考えている法人が多数存在するものと思われます。

　相続税法施行令第33条第3項第1号には、持分の定めのない社団医療法人への移行に関する非課税要件の1つとして「その寄附行為、定款又は規則において、その役員等のうち親族関係を有する者及びこれらと特殊の関係がある者の数がそれぞれの役員等の数のうちに占める割合は、いずれも3分の1以下とする旨の定めがあること」と規定しています。

　同族経営を維持したままで持分の定めのない社団医療法人に移行した場合には、非課税要件を満たさないこととなるため、同法第66条第4項の規定により医療法人を個人とみなして、相続税または贈与税が課税されます。

　なお、非課税要件を満たさない場合でも、医療法等に抵触しない限り医療法人および出資者が罰則などを受けることはなく、また医療法人の運営について制約されることもありません。

Q49 移行後に非課税要件を満たさなくなったときの課税

出資者全員が出資持分の放棄に同意し定款変更を行い、非課税要件を満たして一般の持分の定めのない社団医療法人に移行後、非課税要件を満たさなくなったときは、課税上どのような取扱いを受けるのでしょうか。

A

　非課税要件を満たして一般の持分の定めのない社団医療法人へ移行したものが、その後親族要件や利益供与など相続税法施行令第33条第3項各号に規定する要件を満たさなくなったときは、法令にこれに関する具体的な規定はないものの、贈与税の更正または決定の制限期間内（6年、偽りその他不正の行為に基づく場合は7年）であれば、贈与税を遡って課税される可能性があります。

　ただし、相法第66条第4項通達17（判定の時期等）に規定する更正または決定の時において同施行令第33条第3項各号の要件を再び満たしている場合は、要件を満たさなかったことについて正当な理由があれば、贈与税の課税は行われない可能性もあります。

　なお、持分の定めのある社団医療法人から持分の定めのない社団医療法人へ移行した医療法人は医療法施行規則第30条の39第2項の規定により、再び持分の定めのある医療法人へ後戻りすることはできません。

第4節　一般の持分の定めのない社団医療法人への移行に関する諸問題

Q50　移行時の贈与税課税を少なくする方法

出資持分の80％を有する理事長が高齢のため辞任することになり、退職金を支給することになりました。これを機に、他の出資社員の同意も得て一般の持分の定めのない社団医療法人に移行することを考えています。ただし、同族経営は継続する予定です。税額を抑えるために何かよい方法はありますか。

A

　同族経営を維持する場合には、相続税法第66条第4項の規定により贈与税が課税されるため、その出資持分の評価額は、財産評価基本通達194－2（医療法人の出資の評価）により計算されることになります。

　類似業種比準価額方式により相続税評価額を計算する場合には、原則として直前期末における「1株当たりの利益金額」および「1株当たりの純資産価額」を用いるため、たとえば、役員が退職し、退職金が支給された場合で、支給される退職金額が多額であるときは、所得金額が大きく減少し、簿価純資産額も減少します。そのため、翌期において一般の持分の定めのない社団医療法人に移行することにより、医療法人が支払う贈与税の額を少なくすることができます。

　純資産価額を計算する場合には、課税時期において支払われた、または支払いが確定した退職金は負債に含まれることになり純資産価額が圧縮されるため、一般の持分の定めのない社団医療法人へ移行する前までに退職金の支給を行うことにより、医療法人が支払う贈与税の額を少なくすることができます。

コラム5

役員に社員は含まれるか

　相続税法施行令第33条第3項第1号に「その運営組織が適正であるとともに、その寄附行為、定款又は規則において、その役員等のうち親族関係を有する者及びこれらと次に掲げる特殊の関係がある者（次号において「親族等」という。）の数がそれぞれの役員等の数のうちに占める割合は、いずれも3分の1以下とする旨の定めがあること」と規定しています。

　この規定にある「役員等」の中に社員が含まれるかどうかについて考えてみたいと思います。

　同施行令第32条の中に「役員等（理事、監事、評議員その他これらの者に準ずるものをいう。次条第3項において同じ。）」と規定し、これにより、役員の中に社員は含まれていないことがわかります。

　このことは、同第33条第3項第2号にも「当該法人に財産の贈与若しくは遺贈をした者、当該法人の設立者、社員若しくは役員等又はこれらの者の親族等に対し」（抜粋）とし、この規定からも社員と役員が別であることが明らかです。

　また、医療法においても、第46条の2「医療法人には、役員として、理事3人以上及び監事1人以上を置かなければならない」と規定し、役員の中に社員は含まれていません。

　したがって、相続税法施行令第33条第3項第1号の非課税要件では、社員は、規定の上では、その親族割合を3分の1以下にする必要はないことになります。

　特定医療法人の要件についても、租税特別措置法施行令第39条の25（法人税率の特例の適用を受ける医療法人の要件等）第1項第2号に「その運営組織が適正であるとともに、その理事、監事、評議員その他これらの者に準ずるもの（以下この項において「役員等」という。）のうち親族関係を有する者及びこれらと次に掲げる特殊の関係がある者（以下次号において「親族等」という。）の数がそれぞれの役員等の数のうちに占める割合が、いずれも3分の1以下であること」

と規定しており、社員についての規定はなく、その親族割合を3分の1以下にする必要はないことになります。ただし、「特定医療法人の定款・寄附行為例」のモデル定款第6条には「本社団の社員中、親族等の数は、社員総数の3分の1以下としなければならない」とし、社員についても親族等の人数が総数の3分の1以下であると定めています。

一方、社会医療法人については、医療法第42条の2第1項に「役員のうちには、各役員について、その役員、その配偶者及び三親等以内の親族その他各役員と厚生労働省令で定める特殊の関係がある者が役員の総数の3分の1を超えて含まれることがないこと」、第2項に「社団たる医療法人の社員のうちには、各社員について、その社員、その配偶者及び三親等以内の親族その他各社員と厚生労働省令で定める特殊の関係がある者が社員の総数の3分の1を超えて含まれることがないこと」とし、役員だけでなく社員についても、その親族割合を3分の1以下にする必要があります。

役員の定義については、上記のように、各規定の定義に違いがありますが、実務上の取扱いに違いがあるとは考え難く、一般の持分の定めのない社団医療法人も、特定医療法人や社会医療法人と同様に実務上取り扱われることになると考えられます。

第5章

一般の持分の定めのない社団医療法人へ移行する場合に贈与税の非課税要件を満たす場合

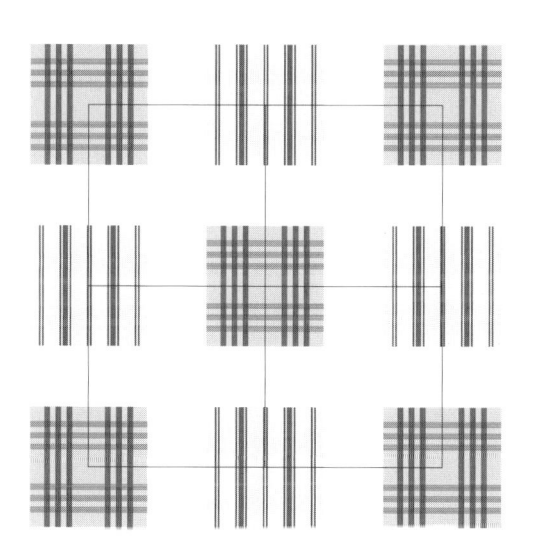

第5章 一般の持分の定めのない社団医療法人へ移行する場合に贈与税の非課税要件を満たす場合

第1節 非課税の体系

Q51 相続税法第66条第4項の条文体系

経過措置型医療法人が、一般の持分の定めのない社団医療法人へ移行する場合の相続税法第66条第4項の課税体系について教えてください。

A

　相続税法第66条第4項は、「持分の定めのない法人に対して財産の贈与又は遺贈があつた場合において、その贈与または遺贈をした者などの相続税又は贈与税が不当に減少する結果となるときは、その持分の定めのない法人に贈与税又は相続税を課税する」とする規定です。経過措置型医療法人が持分の定めのない社団医療法人に移行する場合には、この規定が適用されることになります。

　相続税または贈与税の負担が不当に減少する結果となると認められるか否かの判定は、相続税法施行令第33条第3項各号に規定しており、その具体的な非課税要件の内容は、「贈与税の非課税財産（公益を目的とする事業の用に供する財産に関する部分）及び公益法人に対して財産の贈与等があった場合の取扱いについて」「第2　持分の定めのない法人に対する贈与税の取扱い」（相法第66条第4項通達）に規定しています。

　相続税または贈与税の負担が不当に減少する結果となると認められないとき（非課税要件）の体系を一覧表にすると、次のようになります。

第1節　非課税の体系

```
相続税法第66条第4項
┌─────────────────────────────────────────────┐
│ 相続税法施行令第33条第3項                     │
│ ┌─────────────────────────────────────────┐ │
│ │ 第1号　医療法人の運営組織が適正であり、定款に親族割合を3分の1以下と
│ │      する旨の定めがあること
│ │   ・医療法人の定款に一定の事項が定められていること（相法第66条第4項通達
│ │     15(1)ハ(イ)）
│ │   ・医療法人の運営等が定款等に基づき適正に行われていること（相法第66条第
│ │     4項通達15(2)）
│ │   ・医療法人の事業内容が社会的存在として認識される規模を有していること
│ │     （相法第66条第4項通達15(3)）
│ │ 第2号　医療法人関係者に特別の利益を与えないこと
│ │   ・医療法人の定款等に一定の者に特別の利益を与える旨の記載がないこと（相
│ │     法第66条第4項通達16(1)）
│ │   ・医療法人が一定の者に特別の利益を与えないこと（相法第66条第4項通達16(2)）
│ │ 第3号　医療法人の定款に残余財産を国等に帰属させる旨の定めがあること
│ │ 第4号　医療法人に法令違反、帳簿の仮装隠ぺい、その他の公益に反する事実
│ │      がないこと
└─────────────────────────────────────────────┘
```

上記要件を満たす場合	上記要件を満たさない場合
相続税法第66条第4項の適用はなく贈与税または相続税は課税されません	相続税法第66条第4項の適用を受け贈与税または相続税が課税されます

第5章　一般の持分の定めのない社団医療法人へ移行する場合に贈与税の非課税要件を満たす場合

第2節　非課税要件

Q52　贈与税等の額が不当に減少する結果となると認められないとき（非課税要件）

経過措置型医療法人が、一般の持分の定めのない社団医療法人へ移行する場合の相続税法第66条第4項の贈与税等の負担が不当に減少する結果となると認められないとき（非課税要件）について教えてください。

A

　相続税または贈与税の負担が不当に減少する結果となると認められるか否かの判定については、相続税法施行令第33条第3項各号に掲げる次の要件を満たしているかどうかにより行うものとされます。

1　医療法人の運営組織が適正であり、定款に親族割合を3分の1以下とする旨の定めがあること

　組織運営が適正であるかどうかは、相法第66条第4項通達15（その運営組織が適正であるかどうかの判定）に示されており、次の3つの要件を満たす必要があります。

① 医療法人の定款に一定の必要事項が定められていること
② 医療法人の事業の運営及び役員等の選任等が、法令及び定款に基づき適正に行われていること
③ 医療法人の行う事業が、その事業の内容に応じ、その事業を行う地域又は分野において社会的存在として認識される程度の規模を有していること

　なお、親族等には、役員等と親族関係を有する者およびこれらと特殊の関係がある次に掲げる者をいいます。

ア 親族関係を有する役員等と婚姻の届出をしていないが事実上婚姻関係と同様の事情にある者
イ 親族関係を有する役員等の使用人および使用人以外の者で当該役員等から受ける金銭その他の財産によって生計を維持しているもの
ウ アまたはイに掲げる者の親族でこれらの者と生計を一にしているもの
エ 親族関係を有する役員等および上記に掲げる者のほか、次に掲げる法人の役員または使用人である者
　a 親族関係を有する役員等が会社役員となっている他の法人
　b 親族関係を有する役員等およびアからイまでに掲げる者ならびにこれらの者と特殊の関係のある法人を判定の基礎にした場合に同族会社に該当する他の法人

また、「親族」について、相続税法にその定義はなく、民法の規定を準用することとしています。民法第725条（親族の範囲）において親族とは、6親等内の血族、配偶者、3親等内の姻族が親族であるとしています。

2 医療法人の関係者に特別の利益を与えないこと

特別の利益を与えることに該当するかどうかは、相法第66条第4項通達16（特別の利益を与えること）に示されており、次のいずれかに該当するかどうかにより判定します。
① 医療法人の定款等または贈与契約書等において、医療法人の関係者に対して、特別の利益を与える旨などの記載がある場合
② 医療法人が、贈与等をした者等に特別の利益を与えるような行為をし、または行為をすると認められる場合

3 医療法人の定款に残余財産を国等に帰属させる旨の定めがあること

● 定款において、医療法人が解散した場合に、その残余財産が国もしくは地

方公共団体または公益社団法人もしくは公益財団法人その他の公益を目的とする事業を行う法人（持分の定めのないものに限る）に帰属する旨の定めがあること

4 医療法人に法令違反、帳簿の仮装隠ぺい、その他の公益に反する事実がないこと

- 医療法人が、法令に違反する事実、その帳簿書類に取引の全部または一部を隠ぺいし、または仮装して記録または記載している事実その他公益に反する事実がないこと

Q53 相法第66条第4項通達14「相続税等の負担の不当減少についての判定」

相法第66条第4項通達14（相続税等の負担の不当減少についての判定）について教えてください。

A

1 不当減少についての原則的な取扱い

相続税法第66条第4項の「贈与税等の負担が不当に減少するかどうか」の判定は、原則として、贈与等を受けた法人が、相続税法施行令第33条第3項各号に掲げる次の要件を満たしているかどうかにより行います。

① 運営組織が適正であり、定款に親族割合を3分の1以下とする旨の定めがあること
② 法人関係者に特別の利益を与えないこと
③ 定款に残余財産を国等に帰属させる旨の定めがあること
④ 法令違反、帳簿の仮装隠ぺい、その他の公益に反する事実がないこと

2 不当減少についての例外的な取扱い

次のすべての要件を満たす場合には、上記1①の要件を満たす必要はなく、不当減少かどうかの判定は、上記1の②、③、④の3つの要件を満たしているかどうかにより行います。

ア その法人の社員、役員等および職員のうちに、その財産を贈与した者およびこれらの者と親族その他特殊の関係がある者が含まれていないこと
イ これらの者が、医療法人の財産の運用および事業の運営に関して私的に

支配している事実がないこと
ウ　将来も私的に支配する可能性がないと認められること

Q54 「定款等に一定の事項が定められていること」とは

一般の持分の定めのない社団医療法人について「定款等において一定の事項が定められていること」とは、具体的にどのような事項を定める必要がありますか。

A

1 相続税法施行令第33条第3項に規定されている定款等に定める事項

一般の持分の定めのない社団医療法人については、相続税法施行令第33条第3項に規定されている次の各事項が定款等に定められていることが必要となります。

① その役員等のうち親族関係を有する者およびこれらの者と一定の特殊の関係がある者の数がそれぞれの役員等の数のうちに占める割合は、いずれも3分の1以下とする旨の定めがあること（相令33③一）

② その法人が解散した場合にその残余財産が国もしくは地方公共団体または公益社団法人もしくは公益財団法人その他の公益を目的とする事業を行う法人（持分の定めのないものに限る）に帰属する旨の定めがあること（相令33③三）

2 相法第66条第4項通達15（その運営組織が適正であるかどうかの判定）(1)ハにおける「定款等に定める一定の事項」

一般の持分の定めのない社団医療法人の運営組織が適正であるための要件の1つである「定款等に一定の事項が定められていること」とは、同通達15(1)ハに示している次の各事項を定款等に定めなければなりません。

なお、一般の持分の定めのない社団医療法人については、あえて⑥の評議員会に関する規定を定める必要はありません。
① 理事の定数は6人以上、監事の定数は2人以上であること
② 理事および監事の選任は、たとえば、社員総会における社員の選挙により選出されるなどその地位にあることが適当と認められる者が公正に選任されること
③ 理事会の議事の決定は、次の⑤に該当する場合を除き、原則として、理事会において理事総数（理事現在数）の過半数の議決を必要とすること
④ 社員総会の議事の決定は、法令に別段の定めがある場合を除き、社員総数の過半数が出席し、その出席社員の過半数の議決を必要とすること
⑤ 次に掲げる事項（次の⑥により評議員会などに委任されている事項を除く）の決定は、社員総会の議決を必要とすること
　　この場合において、次のオおよびカ以外の事項については、あらかじめ理事会における理事総数（理事現在数）の3分の2以上の議決を必要とすること
　ア　収支予算（事業計画を含む）
　イ　収支決算（事業報告を含む）
　ウ　基本財産の処分
　エ　借入金（その会計年度内の収入をもって償還する短期借入金を除く）その他新たな義務の負担および権利の放棄
　オ　定款の変更
　カ　解散および合併
　キ　当該法人の主たる目的とする事業以外の事業に関する重要な事項
⑥ 社員総会のほかに事業の管理運営に関する事項を審議するため評議員会などの制度が設けられ、上記オおよびカ以外の事項の決定がこれらの機関に委任されている場合におけるこれらの機関の構成員の定数および選任ならびに議事の決定については次によること
　ア　構成員の定数は、理事の定数の2倍を超えていること

イ　構成員の選任については、上記②に準じて定められていること
　ウ　議事の決定については、原則として、構成員総数の過半数の議決を必要とすること
⑦　上記③から⑥までの議事の表決を行う場合には、あらかじめ通知された事項について書面をもって意思を表示した者は、出席者とみなすことができるが、他の者を代理人として表決を委任することはできないこと
⑧　役員等には、その地位にあることのみに基づき給与等を支給しないこと
⑨　監事には、理事（その親族その他特殊の関係がある者を含む）および評議員（その親族その他特殊の関係がある者を含む）ならびにその法人の職員が含まれてはならないこと、また、監事は、相互に親族その他特殊の関係を有しないこと

Q55 「医療法人の運営等が定款に基づき適正に行われていること」とは

「医療法人の運営等が定款等に基づき適正に行われていること」とはどのような意味ですか。

A

　法人の運営等が定款等に基づき適正に行われていることとは、相法第66条第4項通達15（その運営組織が適正であるかどうかの判定）の(2)に示している「贈与等を受けた法人の事業の運営及び役員等の選任等が、法令及び定款、寄附行為又は規則に基づき適正に行われていること」を意味しています。

　役員等の選任が適正に行われているかどうかについては、同通達15(2)(注)において、他の一の法人または団体の役員および職員の占める割合が3分の1を超える場合には、その選任は適正に行われていないことになるため注意が必要となります。

　医療法人の場合も、まず、事業の運営および役員等の選任等が定款等に基づき適正に行われていることが必要となります。

　役員等の数については相続税法施行令第33条第3項第1号により医療法人の役員等のうち親族等の占める割合が3分の1を超えてはならず、かつ、同通達15(2)(注)により他の一の法人等の役員および職員の占める割合が3分の1を超えているとそれは役員等の選任が適正に行われていないことになります。

第2節 非課税要件

Q56 「社会的存在として認識される程度の規模を有していること」とは

医療法人の事業が、「社会的存在として認識される程度の規模を有していること」とは、どのような要件を満たす必要がありますか。

A

　経過措置型医療法人が、一般の持分の定めのない医療法人に移行する場合の要件の1つである「社会的存在として認識される程度の規模を有していること」とは、相法第66条第4項通達15（その運営組織が適正であるかどうかの判定）の(3)ヌに次のように示しており、①社会医療法人を想定した基準を満たすためには下記(イ)および(ロ)の要件を、②特定医療法人を想定した基準を満たすためには下記(ハ)の要件を満たす必要があります。

> ヌ　医療法（昭和23年法律第205号）第1条の2第2項に規定する医療提供施設を設置運営する事業を営む法人で、その事業が次の(イ)及び(ロ)の要件又は(ハ)の要件を満たすもの
> 　(イ)　医療法施行規則（昭和23年厚生省令第50号）第30条の35の2第1項第1号ホ及び第2号（（社会医療法人の認定要件））に定める要件（この場合において、同号イの判定に当たっては、介護保険法（平成9年法律第123号）の規定に基づく保険給付に係る収入金額を社会保険診療に係る収入に含めて差し支えないものとして取り扱う。）
> 　(ロ)　その開設する医療提供施設のうち1以上のものが、その所在地の都道府県が定める医療法第30条の4第1項に規定する医療計画において同条第2項第2号に規定する医療連携体制に係る医療提供施設として記載及び公示されていること。
> 　(ハ)　その法人が租税特別措置法施行令第39条の25第1項第1号（（法人税率の特例の適用を受ける医療法人の要件等））に規定する厚生労働大臣が財務大臣と協議して定める基準を満たすもの

第5章　一般の持分の定めのない社団医療法人へ移行する場合に贈与税の非課税要件を満たす場合

Q57 「社会医療法人を想定した基準」とは

「医療法人の事業内容が社会的存在として認識される程度の規模を有していること」の「社会医療法人を想定した基準」とはどのような基準ですか。

A

「医療法人の事業内容が社会的存在として認識される程度の規模を有していること」の「社会医療法人を想定した基準」とは、次のすべての要件を満たす場合をいいます。

1 理事、監事等に対する報酬等に関し、不当に高額とならないような支給の基準を定めること（医規30の35の2①ホ）

理事、監事等に対する報酬等（報酬、賞与その他の職務遂行の対価として受ける財産上の利益および退職手当をいいます）について、他の民間事業者の役員報酬等やその医療法人の経理状況等を考慮して、不当に高額とならないような支給の基準を定めなければなりませんが、特定医療法人のように金額の上限は定められていません。

2 社会保険診療等の収入金額が医業収入全体の80％超であること（医規30の35の2②イ）

算式：社会保険診療　＞　医業収入　×　80％

社会保険診療等には、次のものが含まれます。
① 社会保険診療に係る収入金額（租税特別措置法第26条第2項に規定する社会保険診療をいいます）
② 労災保険診療に係る収入金額（労働者災害補償保険法に係る患者の診療報

酬（その診療報酬が社会保険診療と同一の基準によっている場合またはその診療報酬が少額（全収入金額のおおむね10％以下）の場合に限ります）をいいます）
③ 健康増進法に係る収入金額（健康増進法第6条各号に掲げる健康増進事業実施者が行う同法第4条に規定する健康増進事業（健康診査に限り、その収入金額が社会保険診療と同一の基準によっている場合に限ります）をいいます）
④ 助産（社会保険診療および健康増進事業に係るものを除く）に係る収入金額（一の分娩に係る助産に係る収入金額が50万円を超えるときは、50万円を限度とします）

3 自費患者に対し請求する金額が、社会保険診療と同一の基準により計算し、請求されていること（医規30の35の2②ロ）

自費患者とは、社会保険診療にかかる患者または労災保険診療にかかる患者以外の患者をいいます。

4 医業収入が医業費用の150％以下であること（医規30の35の2②ハ）

算式：医業収入 ≦ 医業費用 × 150％

医業収入は、社会保険診療、労災保険診療および自費診療による収入をいい、損益計算書の医業収益の合計額と一致します。一方医業費用については、投薬費、給与等患者のために直接必要な経費をいい損益計算書の医業費用の合計額と一致します。

5 その病院または診療所が4疾病5事業にかかる医療計画に記載されていること（医法30の4①、②二）

4疾病5事業とは、次のものをいいます。

(1) 4疾病

① がん
② 脳卒中
③ 急性心筋梗塞
④ 糖尿病

(2) 5事業

① 救急医療
② 災害時における医療
③ へき地の医療
④ 周産期医療
⑤ 小児医療（小児救急医療を含む）
⑥ ①から⑤までに掲げるもののほか、都道府県知事が当該都道府県における疾病の発生の状況等に照らして特に必要と認める医療

なお、2013年の医療計画より、4疾病に「精神疾患」が加えられ、5疾病となります。

Q58 「特定医療法人を想定した基準」とは

「医療法人の事業内容が社会的存在として認識される程度の規模を有していること」の「特定医療法人を想定した基準」とはどのような基準ですか。

A

「医療法人の事業内容が社会的存在として認識される程度の規模を有していること」の「特定医療法人を想定した基準」とは、租税特別措置法施行令第39条の25第1項第1号に規定する「厚生労働大臣が財務大臣と協議して定める基準」をいい、具体的には次の要件のすべてを満たす場合をいいます。

1 社会保険診療等の収入金額が医業収入全体の80%超であること

算式：社会保険診療 ＞ 医業収入 × 80%

社会保険診療等には、次のものが含まれます。
① 社会保険診療に係る収入金額（租税特別措置法第26条第2項に規定する社会保険診療をいいます）
② 労災保険診療に係る収入金額（労働者災害補償保険法に係る患者の診療報酬（その診療報酬が社会保険診療と同一の基準によっている場合またはその診療報酬が少額（全収入金額のおおむね10%以下）の場合に限ります）をいいます）
③ 健康増進法に係る収入金額（健康増進法第6条各号に掲げる健康増進事業実施者が行う同法第4条に規定する健康増進事業（健康診査に限り、その収入金額が社会保険診療と同一の基準によっている場合に限ります）をいいます）

2 自費患者に対し請求する金額が、社会保険診療と同一の基準により計算し、請求されていること

自費患者とは、社会保険診療にかかる患者または労災保険診療にかかる患者以外の患者をいいます。

3 医業収入が医業費用の150％以下であること

算式：医業収入 ≦ 医業費用 × 150％

医業収入は、社会保険診療、労災保険診療および自費診療による収入をいい、損益計算書の医業収益の合計額と一致します。一方医業費用については、投薬費、給与等患者のために直接必要な経費をいい損益計算書の医業費用の合計額と一致します。

4 役職員1人につき支給する年間の給与総額が3,600万円を超えないこと

給与総額には、俸給、給料、賃金、歳出および賞与ならびに交通費等すべての手当等の金額が含まれます。

5 施設要件

① 病院の場合（次のいずれかに該当すること）
 ア 病床数が40床以上であること
 イ 専ら皮膚泌尿器科、眼科、整形外科、耳鼻咽喉科または歯科の診療を行う病院であり病床数が30床以上であること
 ウ 救急病院である旨を告示されていること（救急病院等を定める省令2①）
② 診療所の場合（次のいずれの要件も満たすこと）

ア　病床数が15床以上
　イ　救急診療所である旨を告示されていること（救急病院等を定める省令2①）

6 差額ベッド数（特別の療養環境に係る病床をいう）の割合が30%以下であること

- 診療施設ごとに、特別の療養環境に係る病床数が当該医療施設の有する病床数の100分の30以下であること

Q59 「特定医療法人を想定した基準」を満たしているかどうかの実務上の判断基準

「特定医療法人を想定した基準」を満たしているかどうかは実務上どのように確認すればよいでしょうか。

A

(1) 「社会保険診療等の収入金額が医業収入全体の80％超であること」の要件

次のような資料から大まかではありますが判断することができます。
① 都道府県民税申告書に係る「医療法人等の所得金額計算書」
② 都道府県民税に係る「医療法人等の介護保険法等に係る事業税の取扱いについて」など

(2) 「自費患者に対し請求する金額が、社会保険診療と同一の基準により計算し、請求されていること」の要件

① 診療報酬規程
② 実際の自費患者に対する医療費領収書など

(3) 「医業収入が医業費用の150％以下であること」の要件

● 直前期の損益計算書または直近の月次試算表など

(4) 「役職員1人につき支給する年間の給与総額が3,600万円を超えないこと」の要件

① 役職員別年間給与一覧表
② 年末調整一覧表など

(5) 施設要件

① 事業報告書

② 保健医療機関届出事項変更（異動）届など

(6) 「差額ベッド数の割合が30％以下であること」の要件

● 特別の療養環境の提供（変更）に係る実施報告書など

第5章　一般の持分の定めのない社団医療法人へ移行する場合に贈与税の非課税要件を満たす場合

Q60　非課税要件を満たすための理事・理事会に関する注意点

非課税要件を満たし一般の持分の定めのない社団医療法人に移行する場合、理事・理事会について注意すべき点はありますか。

A

1 相法第66条第4項通達に定める理事に関する注意点

(1) 理事の定数

理事の定数は、6名以上と定める必要があります（相法第66条第4項通達15(1)ハ(イ)A）。

(2) 親族要件

親族関係を有する者および特殊関係者の数の割合を3分の1以下となるように理事を選任する必要があります（相令33③一）。

(3) 同一法人の役職員の要件

他の同一の法人または団体の役員および職員の数の割合を3分の1以下にしなければなりません（相法第66条第4項通達15(2)(注)）。

(4) 理事の選任方法

理事の選任方法を社員総会における社員の選挙等、その地位にあることが適当と認められる者が公正に選任される方法による必要があります（相法第66条第4項通達15(1)ハ(イ)B）。

(5) 理事の報酬

理事に対しその地位にあることのみに基づき給与等を支給することはできません（相法第66条第4項通達15(1)ハ(イ)H）。

(6) 特別の利益供与

理事およびその親族等に対して、医療法人の所有する財産をこれらの者に居住、担保その他の私事に利用させること等、特別の利益を与えることはできません（相法第66条第4項通達16）。

(7) 報酬年3,600万円要件（特定医療法人を想定した基準を選択した場合）

特定医療法人の要件を想定した場合、1人あたりの報酬について、年間3,600万円を超えることはできません（相法第66条第4項通達15(3)ヌ(ハ)）。

なお、この場合の報酬には、俸給、給料、賃金、歳費および賞与ならびにこれらの性質を有する給与の総額をいいます。

(8) 定款等の定め

上記のうち、(1)、(2)、(4)、(5)については、その旨を定款等に定める必要があります（相令33③一、相法第66条第4項通達15(1)）。

2 理事会に関する注意点

(1) 理事会の議事

理事会の議事の決定は、原則として、理事会において理事総数の過半数の議決が必要となります。

ただし、次の事項については、社員総会に先立ち理事総数の3分の2以上の議決を得なければなりません（相法第66条第4項通達15(1)ハ(イ)C、E）。

① 収支予算（事業計画を含む）
② 収支決算（事業報告を含む）
③ 基本財産の処分
④ 借入金（その会計年度内の収入をもって償還する短期借入金を除く）その他新たな義務の負担および権利の放棄
⑤ 医療法人の主たる目的とする事業以外の事業に関する重要な事項

(2) 代理人による議決

理事会の議決は、他の者を代理人として表決を委任することはできません（相法第66条第4項通達15(1)ハ(イ)G）。

(3) 定款等の定め

上記(1)、(2)の事項は、その旨をそれぞれ定款等に定める必要があります（相法第66条第4項通達15(1)）。

Q61 非課税要件を満たすための監事に関する注意点

非課税要件を満たし一般の持分の定めのない社団医療法人に移行する場合、監事について注意すべき点はありますか。

A

(1) 監事の定数

監事の定数は、2名以上と定める必要があります（相法66④通達15⑴ハ⑴A）。

(2) 親族要件

監事には理事・職員およびそれぞれの親族・特殊関係者が含まれてはならず、監事は相互に親族等の関係を有することはできません（相令33③一）。

(3) 同一法人の役職員の要件

他の同一の法人または団体の役員および職員の数の割合を3分の1以下にしなければなりません（相法第66条第4項通達15⑵(注)）。

(4) 監事の選任方法

監事の選任方法を社員総会における社員の選挙等、その地位にあることが適当と認められる者が公正に選任される方法による必要があります（相法第66条第4項通達15⑴ハ⑴B）。

(5) 監事の報酬

監事に対しその地位にあることのみに基づき給与等を支給することはできません（相法第66条第4項通達15⑴ハ⑴H）。

(6) 特別の利益供与

監事およびその親族等に対して、医療法人の所有する財産をこれらの者に居住、担保その他の私事に利用させること等、特別の利益を与えることはできません（相法第66条第4項通達16）。

(7) 定款等の定め

上記のうち、(1)、(2)、(4)、(5)については、その旨を定款等に定める必要があります（相法第66条第4項通達15(1)）。

Q62 非課税要件を満たすための社員総会に関する注意点

非課税要件を満たし一般の持分の定めのない社団医療法人に移行する場合、社員総会について注意すべき点はありますか。

A

1 社員総会に関する注意点

(1) 社員総会の議事

社員総会の議事の決定は、法令に別段の定めがある場合を除き、社員総数の過半数が出席し、その出席社員の過半数の議決が必要となります。

なお、次に掲げる事項の決定は社員総会の議決が必要となり、⑤および⑥以外の事項については、あらかじめ理事会において理事総数の3分の2以上の議決が必要となります（相法第66条第4項通達15(1)ハ(イ)D、E）。

① 収支予算（事業計画を含む）
② 収支決算（事業報告を含む）
③ 基本財産の処分
④ 借入金（その会計年度内の収入をもって償還する短期借入金を除く）その他新たな義務の負担および権利の放棄
⑤ 定款の変更
⑥ 解散および合併
⑦ 医療法人の主たる目的とする事業以外の事業に関する重要な事項

(2) 代理人による議決

社員総会の議決は、他の者を代理人として表決を委任することはできません（相法第66条第4項通達15(1)ハ(イ)G）。

2 社員総会の開催数

社員総会は定時総会と臨時総会に分けられ、定時総会は定款においてその開催時期が定められています。定時総会では収支予算（事業計画）および収支決算（事業報告）等が議決され、その他必要に応じて臨時総会を開催することになります。したがって、最低年2回は社員総会を開催する必要があります。

3 定款等の定め

上記1については、その旨を定款等において定める必要があります（相法第66条第4項通達15(1)）。

Q63 「特別の利益を与えないこと」とは

「医療法人の関係者に対して特別の利益を与えないこと」の非課税要件として、具体的にはどのような要件を満たす必要がありますか。

A

　医療法人の関係者に対して特別の利益を与えないことの非課税要件は、相法第66条第4項通達16（特別の利益を与えること）に、医療法人の定款や贈与契約書等において、一定の者に対して特別の利益を与える旨を定めることを禁止し、また医療法人の関係者に対して行ったどのような行為が特別の利益を与えることになるのかを示しています。

（特別の利益を与えること）
16　法施行令第33条第3項第2号の規定による特別の利益を与えることとは、具体的には、例えば、次の(1)又は(2)に該当すると認められる場合がこれに該当するものとして取り扱う。
(1)　贈与等を受けた法人の定款、寄附行為若しくは規則又は贈与契約書等において、次に掲げる者に対して、当該法人の財産を無償で利用させ、又は与えるなどの特別の利益を与える旨の記載がある場合
　　イ　贈与等をした者
　　ロ　当該法人の設立者、社員若しくは役員等
　　ハ　贈与等をした者、当該法人の設立者、社員若しくは役員等（以下16において「贈与等をした者等」という。）の親族
　　ニ　贈与等をした者等と次に掲げる特殊の関係がある者（次の(2)において「特殊の関係がある者」という。)
　　　(イ)　贈与等をした者等とまだ婚姻の届出をしていないが事実上婚姻関係と

同様の事情にある者

(ロ)　贈与等をした者等の使用人及び使用人以外の者で贈与等をした者等から受ける金銭その他の財産によって生計を維持しているもの

(ハ)　上記(イ)又は(ロ)に掲げる者の親族でこれらの者と生計を一にしているもの

(ニ)　贈与等をした者等が会社役員となっている他の会社

(ホ)　贈与等をした者等、その親族、上記(イ)から(ハ)までに掲げる者並びにこれらの者と法人税法第２条第10号に規定する政令で定める特殊の関係のある法人を判定の基礎とした場合に同号に規定する同族会社に該当する他の法人

(ヘ)　上記(ニ)又は(ホ)に掲げる法人の会社役員又は使用人

(2)　贈与等を受けた法人が、贈与等をした者等又はその親族その他特殊の関係がある者に対して、次に掲げるいずれかの行為をし、又は行為をすると認められる場合

イ　当該法人の所有する財産をこれらの者に居住、担保その他の私事に利用させること。

ロ　当該法人の余裕金をこれらの者の行う事業に運用していること。

ハ　当該法人の他の従業員に比し有利な条件で、これらの者に金銭の貸付をすること。

ニ　当該法人の所有する財産をこれらの者に無償又は著しく低い価額の対価で譲渡すること。

ホ　これらの者から金銭その他の財産を過大な利息又は賃貸料で借り受けること。

ヘ　これらの者からその所有する財産を過大な対価で譲り受けること、又はこれらの者から当該法人の事業目的の用に供するとは認められない財産を取得すること。

ト　これらの者に対して、当該法人の役員等の地位にあることのみに基づき給与等を支払い、又は当該法人の他の従業員に比し過大な給与等を支払うこと。

チ　これらの者の債務に関して、保証、弁済、免除又は引受け（当該法人の

設立のための財産の提供に伴う債務の引受けを除く。）をすること。
リ　契約金額が少額なものを除き、入札等公正な方法によらないで、これらの者が行う物品の販売、工事請負、役務提供、物品の賃貸その他の事業に係る契約の相手方となること。
ヌ　事業の遂行により供与する利益を主として、又は不公正な方法で、これらの者に与えること。

Q64 役員等に対する報酬についての注意点

役員等に対する報酬について、注意しなければならない点を教えてください。

A

1 その運営組織が適正であるかどうかの判定

役員等に対する報酬は、「役員等には、その地位にあることのみに基づき給与等を支給しないこと。」と示しており、定款等にはその旨が記載されている必要があります（相法第66条第4項通達15(1)ハ(イ)H）。

なお、ここにいう給与等とは所得税法第28条第1項に規定する給与等をいい、「給与所得とは、俸給、給料、賃金、歳費及び賞与並びにこれらの性質を有する給与（以下この条において「給与等」という。）に係る所得をいう」と規定しています（相法第66条第4項通達15(1)イ(ヘ)）。

2 特別の利益を与えること

相法第66条第4項通達16(2)トにおいて「これらの者に対して、当該法人の役員等の地位にあることのみに基づき給与等を支払い、又は当該法人の他の従業員に比し過大な給与等を支払うこと」と示しており、役員等に対する報酬は、法人の業務に従事したことに基づいて支払われるべきものであって、その地位にあることのみに基づいて支払われるものは特別の利益供与に該当します。

たとえば、非常勤の理事や監事に対して月額報酬などを支払うことは、業務に従事したことに基づいて支払いをしていないため問題となるおそれがあります。仮に支払いが必要な場合には、規程を設けた上で、適当な範囲内の日当等

の支払いが望ましいと考えられます。
　また、役員等に、その地位に基づく退職金の支払いはできませんが、退職金規程などによりその勤務に基づき退職金の支給が定められているものについては特別の利益供与には該当しないものと考えられます。

Q65 「残余財産の帰属先が国等に限定されていること」とは

残余財産の帰属先が国、地方公共団体、公益法人等に限定されていることについて教えてください。

A

　持分の定めのない社団医療法人に移行する場合の非課税要件として相続税法施行令第33条第3項第3号に「その寄附行為、定款又は規則において、当該法人が解散した場合にその残余財産が国若しくは地方公共団体又は公益社団法人若しくは公益財団法人その他の公益を目的とする事業を行う法人（持分の定めのないものに限る。）に帰属する旨の定めがあること」と規定し、定款に残余財産の帰属に関する規定を設けることを要件としています。

　この場合に定款は次のような規定になると考えられます（改正後社団医療法人モデル定款）。

第34条　本社団が解散した場合の残余財産は、合併及び破産手続開始の決定による解散の場合を除き、次の者から選定して帰属させるものとする。
(1) 国
(2) 地方公共団体
(3) 医療法第31条に定める公的医療機関の開設者
(4) 郡市区医師会又は都道府県医師会（一般社団法人又は一般財団法人に限る。）
(5) 財団医療法人又は社団医療法人であって持分の定めのないもの

コラム6

一般の持分の定めのない社団医療法人、特定医療法人および社会医療法人の給与および親族の定義の違い

1 給与の定義

(1) 一般の持分の定めのない社団医療法人

相法第66条第4項通達15(1)イ(ヘ)に「所得税法第28条第1項((給与所得))に規定する「給与等」をいう。」と規定しており、同法28条第1項において「給与所得とは、俸給、給料、賃金、歳費及び賞与並びにこれらの性質を有する給与（以下この条において「給与等」という。）に係る所得をいう」と規定しています。

(2) 特定医療法人

租税特別措置法施行令第39条の25第1項第1号に規定する「厚生労働大臣が財務大臣と協議して定める基準」（平成15年厚生労働省告示第147号）の中で「役職員1人につき年間の給与総額（俸給、給料、賃金、歳費及び賞与並びにこれらの性質を有する給与の総額をいう。）が3,600万円を超えないこと」と規定しています。

(3) 社会医療法人

社会医療法人は医療法施行規則第30条の35の2第1項第1号ホに「その理事、監事及び評議員に対する報酬等（報酬、賞与その他の職務遂行の対価として受ける財産上の利益及び退職手当をいう。以下同じ。）について、民間事業者の役員の報酬等及び従業員の給与、当該医療法人の経理の状況その他の事情を考慮して、不当に高額なものとならないような支給の基準を定めているものであること」と規定しています。

(4) 実務上の取扱い

上記のように、それぞれの給与の定義は異なりますので、実務上の取扱いには十分注意が必要です。

2 親族要件における親族等の定義

(1) 一般の持分の定めのない社団医療法人、特定医療法人

それぞれ、親族等の数がそれぞれの役員等の数のうちに占める割合が、いずれも3分の1以下である旨の規定がありますが、親族についての定義はなく、民法の規定を準用することとしています。民法第725条において親族とは、6親等内の血族、配偶者、3親等内の姻族が親族であるとしています。

(2)　社会医療法人

　医療法第42条の2第1項において「役員のうちには、各役員について、その役員、その配偶者及び3親等以内の親族その他各役員と厚生労働省令で定める特殊の関係がある者が役員の総数の3分の1を超えて含まれることがないこと」と規定しており、親族の範囲は、配偶者および3親等以内の親族となり、一般の持分の定めのない社団医療法人および特定医療法人とはその範囲が異なりますので注意が必要です。

第 3 節　非課税要件の判定時期

Q66　非課税要件の判定時期

非課税要件の判定は、いつの時点で行う必要がありますか。

A

　相法第66条第4項通達17（判定の時期等）において、「相続税法第66条第4項の規定を適用すべきかどうかの判定は、贈与等の時を基準としてその後に生じた事実関係をも勘案して行うものであるが、贈与等により財産を取得した法人が、財産を取得した時には法施行令第33条第3項各号に掲げる要件を満たしていない場合においても、当該財産に係る贈与税の申告書の提出期限又は更正若しくは決定の時までに、当該法人の組織、定款、寄附行為又は規則を変更すること等により同項各号に掲げる要件を満たすこととなったときは、当該贈与等については法第66条第4項の規定を適用しないこととして取り扱う」と示しています。

　したがって、医療法人の出資者が出資持分を放棄し、定款の変更の認可の日に、非課税要件を満たしていなくても、贈与税の申告期限（翌年3月15日）までにすべての非課税要件を満たすことにより贈与税は課税されません。

　また、出資者間や出資者と医療法人との係争など贈与税の申告期限までに要件のすべてを満たすことができないときは、国税通則法第25条（決定）に規定する決定の時まで非課税要件の整備が猶予される可能性があります。

　何らかの理由により、贈与税の申告期限までに要件を満たすことができない場合には、所轄税務署へ事前に相談する必要があります。

第6章

一般の持分の定めのない社団医療法人へ移行する場合の相続税

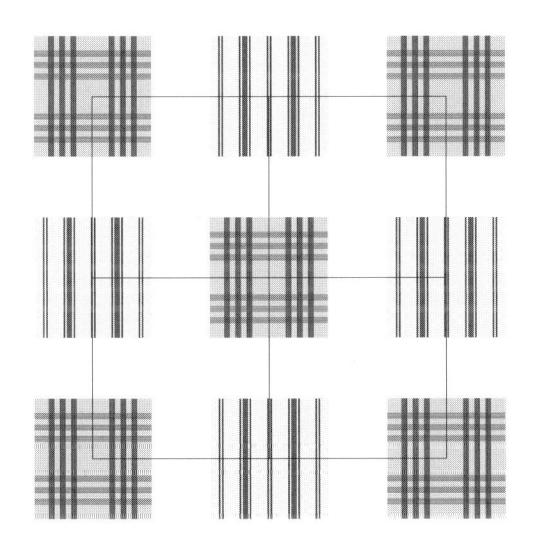

第1節 非課税要件を満たす場合

Q67 遺言による出資持分の放棄（非課税要件を満たす場合）

出資者の1人が、一般の持分の定めのない社団医療法人に移行することを条件に出資持分を放棄することを遺言して亡くなりました。その他の出資者も出資持分を放棄することに同意しています。この場合の課税関係について教えてください（非課税要件を満たす場合）。

A

1 死亡した出資者の出資持分に対する課税関係

相続税法第66条第4項に「前3項の規定は、持分の定めのない法人に対し財産の贈与又は遺贈があつた場合において、当該贈与又は遺贈により当該贈与又は遺贈をした者の親族その他これらの者と第64条第1項に規定する特別の関係がある者の相続税又は贈与税の負担が不当に減少する結果となると認められるときについて準用する」と規定しており、遺言によって出資持分の放棄を行った場合にもこの規定の適用があります。

したがって、同法施行令第33条第3項各号の非課税要件を満たす場合には、相続税の課税は行われません。

2 他の出資者の出資持分に対する課税関係

他の出資者がその保有する出資持分の放棄を行った場合にも、非課税要件を

満たす場合には、贈与税の課税は行われません。

3 相続税法第66条第4項の判定時期

(1) 贈与の場合

相続税法第66条第4項の規定を適用すべきかどうかの判定は、相法第66条第4項通達17（判定の時期等）において贈与の時期を基準として行いますが、財産を取得した時には非課税要件を満たしていない場合でも、贈与税の申告書の提出期限または更正もしくは決定の時までに、非課税要件を満たすこととなったときは、その贈与等については同法第66条第4項の規定を適用しないこととなっています。

(2) 遺贈の場合

遺贈の場合には、通達などに規定はありませんが、他の生存している出資者が同通達17により判定されるため、実務上、贈与税の申告書の提出期限または更正もしくは決定の時までに、非課税要件を満たすこととなったときは、その遺贈については同法第66条第4項の規定を適用しないことと取り扱われるようです。

第6章 一般の持分の定めのない社団医療法人へ移行する場合の相続税

第2節　非課税要件を満たさない場合

Q68　遺言による出資持分の放棄（非課税要件を満たさない場合）

出資者の1人が、一般の持分の定めのない社団医療法人に移行することを条件に出資持分を放棄することを遺言して亡くなりました。その他の出資者も出資持分を放棄することに同意しています。この場合の課税関係について教えてください（非課税要件を満たさない場合）。

A

1　死亡した出資者の出資持分に対する課税関係

　遺言によって出資持分の放棄を行った場合において、相続税法施行令第33条第3項各号の要件を満たすことができないときは、医療法人に対して遺贈が行われたものとみなされ、その医療法人に対して相続税の課税が行われます。

　なお、同法第18条（相続税額の加算）に「相続又は遺贈により財産を取得した者が当該相続又は遺贈に係る被相続人の一親等の血族（当該被相続人の直系卑属が相続開始以前に死亡し、又は相続権を失つたため、代襲して相続人となつた当該被相続人の直系卑属を含む。）及び配偶者以外の者である場合においては、その者に係る相続税額は、前条の規定にかかわらず、同条の規定により算出した金額にその100分の20に相当する金額を加算した金額とする」と規定しているため、医療法人に相続税が課税される場合には、相続税の2割加算の適用があります。

2 他の出資者の出資持分に対する課税関係

　他の出資者がその保有する出資持分の放棄を行った場合において、非課税要件を満たすことができないときは、その医療法人に対して贈与税の課税が行われます。

第3節 相続税の申告書の書き方と申告・納税

Q69 出資持分の放棄に伴う医療法人の相続税の申告書の記載方法

持分の定めのない社団医療法人への移行時に、遺贈による相続税の課税を受ける場合の相続税の申告書の記載方法について教えてください。

A

1 申告書の記載方法

持分の定めのない法人用の相続税の申告書の付表はありませんが、相続税法第66条第4項に「この場合において、第1項中『代表者又は管理者の定めのある人格のない社団又は財団』とあるのは『持分の定めのない法人』と、『当該社団又は財団』とあるのは『当該法人』と、第2項及び第3項中『社団又は財団』とあるのは『持分の定めのない法人』と読み替えるものとする」と規定しています。

そのため、持分の定めのない社団医療法人が相続税の申告書を提出する場合には、申告書第1表の付表4（人格のない社団又は財団に課される相続税額の計算明細書）を相続税の申告書に添付して申告を行うものと考えられます。

なお、相続税の申告書第1表の付表4に、相続税額から控除する法人税等に相当する額の計算欄がありますが、持分の定めのない社団医療法人への移行に関して法人税が課税されることはないため、この欄を使用することはありません。

2 相続税の申告書の記載例

(1) 例示

① 被相続人　　米本A夫
② 法定相続人
　ア　配偶者　　米本B子
　イ　子　　　　米本C夫
③ 取得財産の価額
　ア　米本B子　　　　5億円
　イ　米本C夫　　　　3億円
　ウ　医療法人○○会　2億円（医療法人○○会出資持分20万口）
④ 債務および葬式費用の金額
　ア　米本B子　　　　1億円
　イ　米本C夫　　　　1億円

(2) 記載例

① 相続税の申告書第1表
② 人格のない社団又は財団に課される相続税額の計算明細書
③ 相続税額の加算金額の計算書

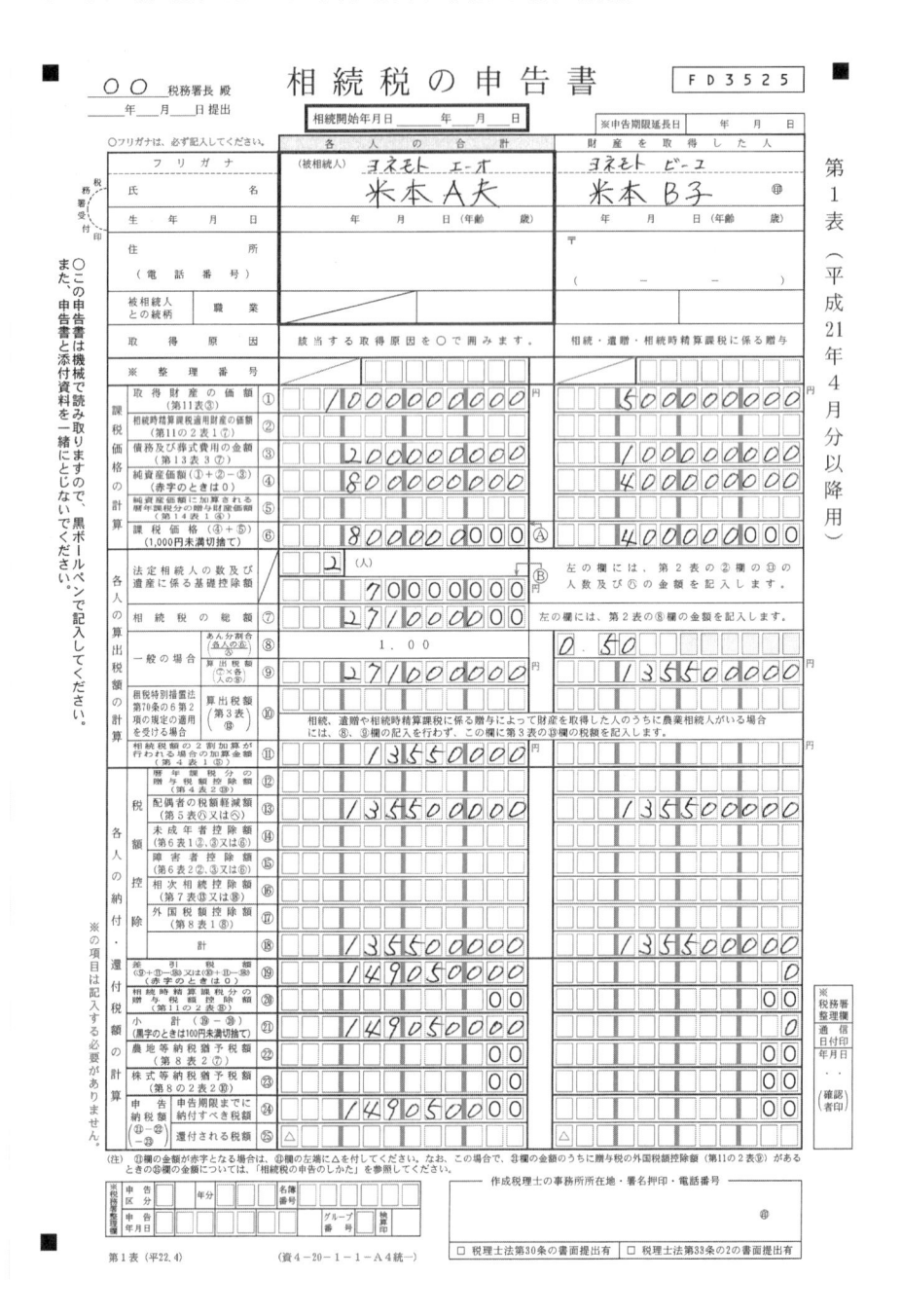

○○ 税務署長 殿
＿＿年＿＿月＿＿日提出

相続税の申告書

FD3525

相続開始年月日＿＿＿年＿＿月＿＿日

※申告期限延長日　　年　月　日

第1表（平成21年4月分以降用）

○フリガナは、必ず記入してください。

	各人の合計	財産を取得した人
フリガナ	（被相続人）ヨネモト エーオ	ヨネモト ビーコ
氏名	米本A夫	米本B子　㊞
生年月日	年　月　日（年齢　歳）	年　月　日（年齢　歳）
住所（電話番号）		〒 （　－　－　）
被相続人との続柄 / 職業		
取得原因	該当する取得原因を○で囲みます。	相続・遺贈・相続時精算課税に係る贈与
※整理番号		
① 取得財産の価額（第11表③）	1000000000 円	500000000 円
② 相続時精算課税適用財産の価額（第11の2表1⑦）		
③ 債務及び葬式費用の金額（第13表3⑦）	200000000	100000000
④ 純資産価額（①＋②－③）（赤字のときは0）	800000000	400000000
⑤ 純資産価額に加算される暦年課税分の贈与財産価額（第14表1④）		
⑥ 課税価格（④＋⑤）（1,000円未満切捨て）	800000000 Ⓐ	400000000
法定相続人の数及び遺産に係る基礎控除額	2（人） 70000000 円 Ⓑ	左の欄には、第2表の②欄の⑬の人数及び㋭の金額を記入します。
⑦ 相続税の総額	271000000	左の欄には、第2表の⑧欄の金額を記入します。
⑧ 一般の場合 あん分割合（各人の⑥/Ⓐ）	1.00	0.50
⑨ 一般の場合 算出税額（⑦×各人の⑧）	271000000 円	135500000 円
⑩ 租税特別措置法第70条の6第2項の規定の適用を受ける場合 算出税額（第3表⑬）		
	相続、遺贈や相続時精算課税に係る贈与によって財産を取得した人のうちに農業相続人がいる場合には、⑧、⑨欄の記入を行わず、この欄に第3表の⑬欄の税額を記入します。	
⑪ 相続税額の2割加算が行われる場合の加算金額（第4表1⑤）	13550000 円	円
⑫ 税額控除 暦年課税分の贈与税額控除額（第4表2⑬）		
⑬ 配偶者の税額軽減額（第5表㋐又は㋑）	135500000	135500000
⑭ 未成年者控除額（第6表1②、③又は⑥）		
⑮ 障害者控除額（第6表2②、③又は⑥）		
⑯ 相次相続控除額（第7表⑬又は⑱）		
⑰ 外国税額控除額（第8表1⑧）		
⑱ 計	135500000	135500000
⑲ 差引税額（⑨＋⑪－⑱）又は（⑩＋⑪－⑱）（赤字のときは0）	149050000	0
⑳ 相続時精算課税分の贈与税額控除額（第11の2表⑧）	00	00
㉑ 小計（⑲－⑳）（黒字のときは100円未満切捨て）	149050000	0
㉒ 農地等納税猶予税額（第8表2⑦）	00	00
㉓ 株式等納税猶予税額（第8の2表2⑩）	00	00
㉔ 申告納税額（㉑－㉒－㉓） 申告期限までに納付すべき税額	149050000	00
㉕ 還付される税額	△	△

○この申告書は機械で読み取りますので、黒ボールペンで記入してください。
また、申告書と添付資料を一緒にとじないでください。

※の項目は記入する必要がありません。

※税務署整理欄　通信日付印　年月日　（確認者印）

（注）㉑欄の金額が赤字となる場合は、㉑欄の左端に△を付してください。なお、この場合で、㉑欄の金額のうちに贈与税の外国税額控除額（第11の2表⑨）があるときの㉕欄の金額については、「相続税の申告のしかた」を参照してください。

※税務署整理欄　申告区分　年分　名簿番号　申告年月日　グループ番号　検算印

作成税理士の事務所所在地・署名押印・電話番号　㊞

□ 税理士法第30条の書面提出有　□ 税理士法第33条の2の書面提出有

第1表（平22.4）　（資4－20－1－1－A4統一）

第3節 相続税の申告書の書き方と申告・納税

相続税の申告書（続）　FD3526

第1表（続）（平成21年4月分以降用）

○この申告書は機械で読み取りますので、黒ボールペンで記入してください。

※申告期限延長日　年　月　日　　※申告期限延長日　年　月　日

○フリガナは、必ず記入してください。

	財産を取得した人	財産を取得した人
フリガナ	ヨネモト シーオ	イリョウホウジン ○○カイ
氏名	米本 C夫 ㊞	医療法人 ○○会 ㊞
生年月日	年 月 日（年齢 歳）	年 月 日（年齢 歳）
住所（電話番号）	〒（ー ー）	〒（ー ー）
被相続人との続柄 職業		
取得原因	相続・遺贈・相続時精算課税に係る贈与	相続・遺贈・相続時精算課税に係る贈与
※整理番号		

課税価格の計算

取得財産の価額（第11表③）	①	300,000,000 円	200,000,000 円
相続時精算課税適用財産の価額（第11の2表1⑦）	②		
債務及び葬式費用の金額（第13表3⑦）	③	100,000,000	
純資産価額（①+②-③）（赤字のときは0）	④	200,000,000	200,000,000
純資産価額に加算される暦年課税分の贈与財産価額（第14表1④）	⑤		
課税価格（④+⑤）（1,000円未満切捨て）	⑥	200,000,000	200,000,000

各人の算出税額の計算

法定相続人の数及び遺産に係る基礎控除額			
相続税の総額	⑦		
一般の場合	あん分割合（各人の⑥／⑥）	⑧	0.25	0.25
	算出税額（⑩×各人の⑧）	⑨	67,750,000 円	67,750,000 円
租税特別措置法第70条の6第2項の規定の適用を受ける場合	算出税額（第3表⑨）	⑩	相続、遺贈や相続時精算課税に係る贈与によって財産を取得した人のうちに農業相続人がいる場合には、⑧、⑨欄の記入を行わず、この第3表の⑨欄の税額を記入します。|
相続税額の2割加算が行われる場合の加算金額（第4表1⑥）	⑪	円	13,550,000 円

各人の納付・還付税額の計算

税額控除	暦年課税分の贈与税額控除額（第4表2④）	⑫		
	配偶者の税額軽減額（第5表⑤又は⑥）	⑬		
	未成年者控除額（第6表1②、③又は⑥）	⑭		
	障害者控除額（第6表2②、③又は⑥）	⑮		
	相次相続控除額（第7表③又は⑧）	⑯		
	外国税額控除額（第8表1⑧）	⑰		
	計	⑱		
差引税額（⑨+⑪-⑱又は⑩+⑪-⑱）（赤字のときは0）	⑲	67,750,000	81,300,000
相続時精算課税分の贈与税額控除額（第11の2表⑧）	⑳	00	00
小計（⑲-⑳）（黒字のときは100円未満切捨て）	㉑	67,750,000	81,300,000
農地等納税猶予税額（第8表2⑦）	㉒	00	00
株式等納税猶予税額（第8の2表2）	㉓	00	00
申告納税額	申告期限までに納付すべき税額	㉔	67,750,000	81,300,000
	還付される税額	㉕		

(注) ⑲欄の金額が赤字となる場合は、⑲欄の左端に△を付してください。なお、この場合で、⑲欄の金額のうちに贈与税の外国税額控除額（第11の2表⑨）があるときの⑳欄の金額については、「相続税の申告のしかた」を参照してください。

| ※税務署整理欄 | 申告区分 | | 年分 | 名簿番号 | | |
| | 申告年月日 | | | グループ番号 | 検算印 | |

第1表（続）（平22.4）　　（資4-20-2-1-A4統一）

163

第6章 一般の持分の定めのない社団医療法人へ移行する場合の相続税

人格のない社団又は財団に課される相続税額の計算明細書

被相続人: 米本A夫
人格のない社団又は財団の名称: 医療法人 ○○会
(法人整理番号): ( )

第1表の付表4（平成21年4月分以降用）

この明細書は、相続税法第66条第1項に規定する代表者又は管理者の定めのある人格のない社団又は財団が遺贈により取得した財産に係る相続税の申告書を提出する場合に作成します。
なお、この明細書の書きかた等については、裏面をご覧ください。

1 遺贈により取得した財産の明細等

番号	種類	細目	利用区分、銘柄等	所在場所等	数量／固定資産税評価額	単価／倍数	価額
1	有価証券	出資持分	医療法人○○会	○○府○○市…	200,000	1,000	200,000,000 円
2							
3							
4							
5							

遺贈により取得した財産のうち、その財産の価額が法人税法の規定により事業年度の所得金額の計算上益金の額に算入されるものについては、番号を○で囲んでください。

① 合計額: 200,000,000

② 上記に記載した財産の価額のうち法人税法の規定により事業年度の所得金額の計算上益金の額に算入される財産の価額の合計額

2 相続税額から控除する法人税等に相当する額の計算

③ 法人税法の規定により益金の額に算入される遺贈により取得した財産の価額の合計額（②欄の金額）	④ ③の価額に基づく事業税の所得割の額	⑤ ③の価額に基づく地方法人特別税の額	⑥ 翌期控除事業税等相当額（④＋⑤）
円	円	円	円

⑦ 法人税及び事業税等の額の基となる価額（③－⑥）	⑧ ⑦の価額に基づく法人税の額	⑨ ⑦の価額に基づく事業税の所得割の額	⑩ ⑦の価額に基づく地方法人特別税の額
円	円	円	円

⑪ ⑧の金額に基づく道府県民税の法人税割の額	⑫ ⑧の金額に基づく市町村民税の法人税割の額	⑬ 法人税等に相当する額（⑧＋⑨＋⑩＋⑪＋⑫）	
円	円		

3 相続税額から控除する法人税等に相当する額の限度額の計算

⑭ 相続税の差引税額（相続税申告書第1表又は第1表（続）の⑲の金額）	⑮ 法人税法の規定により益金の額に算入される遺贈により取得した財産に対応する差引税額（⑭×②÷①）	⑯ 法人税等に相当する額（⑬の額）	⑰ 限度額（⑮の金額と⑯の金額とのうちいずれか少ない方の額）
円	円	円	円

4 申告納税額（納付すべき税額）の計算

⑱ 相続税の差引税額（相続税申告書第1表又は第1表（続）の⑲の金額）	⑲ 相続税額から控除する法人税等に相当する額（⑰の額）	⑳ 申告納税額（納付すべき税額）（⑱－⑲）	（注）⑳の金額を人格のない社団又は財団の相続税申告書第1表又は第1表（続）の㉔欄に転記します。
81,300,000 円		81,300,000	

第1表の付表4（平22.4） （資4-20-1-4-A4統一）

第3節 相続税の申告書の書き方と申告・納税

相続税額の加算金額の計算書
暦年課税分の贈与税額控除額の計算書

被相続人　米本A夫

第4表（平成21年4月分以降用）

1 相続税額の加算金額の計算書

この表は、相続、遺贈や相続時精算課税に係る贈与によって財産を取得した人のうちに、被相続人の一親等の血族（代襲して相続人となった直系卑属（孫）を含みます。）及び配偶者以外の人がいる場合に記入します。
（注）一親等の血族であっても相続税額の加算の対象となる場合があります。詳しくは「相続税の申告のしかた」をご覧ください。

加算の対象となる人の氏名		医療法人〇〇会			
各人の税額控除前の相続税額（第1表⑨又は第1表⑩の金額）	①	67,750,000 円	円	円	円
相続開始前3年以内にその被相続人から相続時精算課税に係る贈与によって取得した財産の価額	②	円	円	円	円
被相続人から相続、遺贈や相続時精算課税に係る贈与によって取得した財産などで相続税の課税価格に算入された財産の価額（第1表①+第1表②+第1表⑤）	③				
加算の対象とならない相続税額（①×②÷③）	④				
相続税額の加算金額（①×0.2）（注）上記②～④の金額がある場合には、（（①-④)×0.2）となります。	⑤	13,550,000 円	円	円	円

（注）各人の⑤欄の金額を第1表のその人の「相続税の2割加算が行われる場合の加算金額⑪」欄に転記します。

2 暦年課税分の贈与税額控除額の計算書

この表は、第14表の「1 純資産価額に加算される暦年課税分の贈与財産価額及び特定贈与財産価額の明細」欄に記入した財産のうち相続税の課税価格に加算されるものについて、贈与税が課税されている場合に記入します。

控除を受ける人の氏名					
相続開始の年の前年分	相続開始の年の前年中に暦年課税に係る贈与によって取得した財産の価額の合計額（贈与税の配偶者控除後の金額）	①	円	円	円	円
	①のうち被相続人から暦年課税に係る贈与によって取得した財産の価額の合計額（贈与税額の計算の基礎となった価額）	②				
	その年分の暦年課税分の贈与税額	③	00	00	00	00
	控除を受ける贈与税額（③×②÷①）	④				
	贈与税の申告書の提出先		税務署	税務署	税務署	税務署
相続開始の年の前々年分	相続開始の年の前々年中に暦年課税に係る贈与によって取得した財産の価額の合計額（贈与税の配偶者控除後の金額）	⑤	円	円	円	円
	⑤のうち被相続人から暦年課税に係る贈与によって取得した財産の価額の合計額（贈与税額の計算の基礎となった価額）	⑥				
	その年分の暦年課税分の贈与税額	⑦	00	00	00	00
	控除を受ける贈与税額（⑦×⑥÷⑤）	⑧				
	贈与税の申告書の提出先		税務署	税務署	税務署	税務署
相続開始の年の前々々年分	相続開始の年の前々々年中に暦年課税に係る贈与によって取得した財産の価額の合計額（贈与税の配偶者控除後の金額）	⑨	円	円	円	円
	⑨のうち相続開始の日からさかのぼって3年前の日以後に被相続人から暦年課税に係る贈与によって取得した財産の価額の合計額（贈与税額の計算の基礎となった価額）	⑩				
	その年分の暦年課税分の贈与税額	⑪	00	00	00	00
	控除を受ける贈与税額（⑪×⑩÷⑨）	⑫				
	贈与税の申告書の提出先		税務署	税務署	税務署	税務署
暦年課税分の贈与税額控除額計（④+⑧+⑫）		⑬	円	円	円	円

（注）各人の⑬欄の金額を第1表のその人の「暦年課税分の贈与税額控除額⑫」欄に転記します。

第4表（平22.4）　　　　　　　　　　　　　　　　（資4-20-5-A4統一）

Q70 出資持分の放棄に伴う医療法人の相続税の申告手続き

一般の持分の定めのない社団医療法人への移行時に相続税の課税を受ける場合の相続税の申告手続きについて教えてください。

A

1 申告および納付

　相続税の申告は、その相続の開始があったことを知った日の翌日から10か月以内に課税価格、相続税額などを記載した申告書を納税地の所轄税務署長に提出しなければなりません（相法27①）。

　また、相続税の申告書を提出した者は、その申告書の提出期限までに、申告書に記載した相続税を国に納付しなければなりません（相法33）。

　一般の持分の定めのない社団医療法人に財産の遺贈があった場合には、相続税法第66条第4項の規定により、その法人を個人とみなして相続税が課税されることから、上記の申告および納付の規定が準用されることになります（相法66①）。

2 納税地

　相続税の納税地は、法施行地に住所を有する者であればその住所地が納税地とされます（相法62①）。

　一般の持分の定めのない社団医療法人が個人とみなされた場合の住所は、主たる営業所または事務所の所在地にあるとみなされるため、その医療法人の本店所在地が納税地となります（相法66③）。

Q71 非課税要件を満たす場合の相続税の申告書の記載方法

一般の持分の定めのない社団医療法人への移行時に、非課税要件を満たしたことにより、遺贈による相続税の課税を受けない場合の相続税の申告書の記載方法について教えてください。

A

1 申告書の記載方法

一般の持分の定めのない社団医療法人への移行時に、相続税法施行令第33条第3項各号の要件を満たすことにより、医療法人に対して被相続人からの遺贈による相続税が課税されない場合には、相続税の申告書第14表（純資産価額に加算される暦年課税分の贈与財産価額及び特定贈与財産価額・出資持分の定めのない法人などに遺贈した財産・特定の公益法人などに寄附した相続財産・特定公益信託のために支出した相続財産の明細書）の2（出資持分の定めのない法人などに遺贈した財産の明細）に必要事項を記載して提出することになります。

2 相続税の申告書第14表の記載例

(1) 例示

① 被相続人　　　米本A夫
② 受遺者　　　　医療法人○○会
③ 出資持分　　　6,000口
④ 相続税評価額　3億6,000万円

⑤　住所　　　　　大阪府〇〇市〇〇町

(2) 記載例

- 出資持分の定めのない法人などに遺贈した財産の明細

第3節　相続税の申告書の書き方と申告・納税

純資産価額に加算される暦年課税分の贈与財産価額及び特定贈与財産価額出資持分の定めのない法人などに遺贈した財産・特定の公益法人などに寄附した相続財産・特定公益信託のために支出した相続財産 の明細書

被相続人　米本Ａ夫

第14表（平成21年4月分以降用）

1 純資産価額に加算される暦年課税分の贈与財産価額及び特定贈与財産価額の明細

この表は、相続、遺贈や相続時精算課税に係る贈与によって財産を取得した人が、その相続開始前3年以内に被相続人から暦年課税に係る贈与によって取得した財産がある場合に記入します。

番号	贈与を受けた人の氏名	贈与年月日	相続開始前3年以内に暦年課税に係る贈与を受けた財産の明細					②①の価額のうち特定贈与財産の価額	相続税の課税価格に加算される価額 (①-②)
			種類	細目	所在場所等	数量	①価額		
1		・・					円	円	円
2		・・							
3		・・							
4		・・							
贈与を受けた人ごとの③欄の合計額	氏名	(各人の合計)								
	④金額	円	円	円	円	円

上記「②」欄において、相続開始の年に被相続人から贈与によって取得した居住用不動産や金銭の全部又は一部を特定贈与財産としている場合には、次の事項について、「（受贈配偶者）」及び「（受贈財産の番号）」の欄に所定の記入をすることにより確認します。

　（受贈配偶者）　　　　　　　　　　　　　（受贈財産の番号）
　私　　　　　　は、相続開始の年に被相続人から贈与によって取得した上記　　　の特定贈与財産の価額については贈与税の課税価格に算入します。
　なお、私は、相続開始の年の前年以前に被相続人からの贈与について相続税法第21条の6第1項の規定の適用を受けていません。

(注)　④欄の金額を第1表のその人の「純資産価額に加算される暦年課税分の贈与財産価額⑤」欄及び第15表の㉗欄にそれぞれ転記します。

2 出資持分の定めのない法人などに遺贈した財産の明細

この表は、被相続人が人格のない社団又は財団や学校法人、社会福祉法人、宗教法人などの出資持分の定めのない法人に遺贈した財産のうち、相続税がかからないものの明細を記入します。

遺贈した財産の明細					出資持分の定めのない法人などの所在地、名称
種類	細目	所在場所等	数量	価額	
出資持分	医療法人〇〇会	大阪府〇〇市〇〇町	6,000口	360,000,000円	大阪府〇〇市〇〇町 医療法人〇〇会
		合　計			

3 特定の公益法人などに寄附した相続財産又は特定公益信託のために支出した相続財産の明細

私は、下記に掲げる相続財産を、相続税の申告期限までに、
(1) 国、地方公共団体又は租税特別措置法施行令第40条の3第1項に規定する法人に対して寄附（租税特別措置法施行令の一部を改正する政令（平成20年政令第161号）附則第57条第1項の規定により、なおその効力を有するとされる旧租税特別措置法施行令第40条の3第1項第2号及び第3号に規定する法人に対する寄附を含む。）をしましたので、租税特別措置法第70条第1項の規定の適用を受けます。
(2) 租税特別措置法施行令第40条の4第3項の要件に該当する特定公益信託の信託財産とするために支出しましたので、租税特別措置法第70条第3項の規定の適用を受けます。
(3) 租税特別措置法第66条の11の2第3項に規定する認定特定非営利活動法人に対して寄附をしましたので、租税特別措置法第70条第10項の規定の適用を受けます。
(4) 所得税法等の一部を改正する法律（平成20年法律第23号）附則第8条の規定により、なおその効力を有するとされる旧租税特別措置法第70条第11項に規定する特定地域雇用等促進法人に対して寄附をしましたので、旧租税特別措置法第70条第11項の規定の適用を受けます。

寄附（支出）年月日	寄附（支出）した財産の明細					公益法人等の所在地・名称 (公益信託の受託者及び名称)	寄附（支出）をした相続人等の氏名
	種類	細目	所在場所等	数量	価額		
・・					円		
・・							
			合　計				

(注)　この特例の適用を受ける場合には、期限内申告書に一定の受領書、証明書類等の添付が必要です。

第14表（平22.4）　　　　　　　　　　　　　　　　　　　　　　　　（資4-20-15-A4統一）

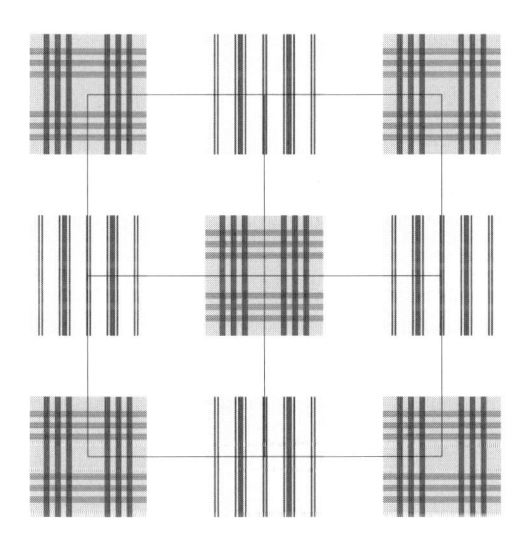

第7章
医療法人の合併について

第7章 医療法人の合併について

Q72 医療法人の合併の概要

医療法人の合併の概要について教えてください。

A

1 合併の意義

　合併とは法律の手続きに従って、2以上の組織が1つの組織になることをいいます。

　医療法人の合併については、平成24年5月31日医政指発0531第2号（医療法人の合併について）第1に「『合併』とは、法定の手続によって行われる医療法人相互間の契約であり、当事者たる医療法人の一部又は全部が解散し、その財産が精算手続を経ることなく、包括的に存続する医療法人又は新設の医療法人に移転すると同時に、その社員が後の医療法人の社員となる効果を伴うものであること」と示しており、吸収合併の場合には、合併法人が被合併法人の権利義務を、新設合併の場合には、新設法人が消滅する法人の権利義務を包括的に承継することになります。

　なお、医療法人の合併については、都道府県知事の認可を受けなければ、その効力を生じないこととなっており、合併の認可手続きが必要です（医法57⑤）。

2 医療法人の合併の形態

(1) 社団医療法人の場合

　① 合併後持分の定めのある医療法人

- 合併前にいずれもが持分の定めのある医療法人の合併で、吸収合併であるもの
② 合併後持分の定めのない医療法人
    ア　合併前にいずれもが持分の定めのない医療法人の合併
    イ　合併前にいずれかが持分の定めのない医療法人の合併
    ウ　合併前にいずれもが持分の定めのある医療法人の合併で、新設合併であるもの

(2) 財団医療法人の場合

- 合併前にいずれもが財団たる医療法人の合併（ただし、寄附行為に合併することができる旨の定めがある場合に限られます）

3　権利義務の承継

　医療法第61条に「合併後存続する医療法人又は合併によつて設立した医療法人は、合併によつて消滅した医療法人の権利義務（当該医療法人がその行う事業に関し行政庁の認可その他の処分に基いて有する権利義務を含む。）を承継する」と規定し、合併法人は被合併法人の権利義務をすべて承継するものとしています。
　また、次のような点に注意する必要があります。
① 包括的に承継されるため、個々の権利義務について特別の承継方法は必要としないこと
② 不動産等の第三者に対する対抗要件を必要とする権利については、対抗要件を備えない限り、第三者に対抗し得ないこと
③ 合併によって消滅した医療法人の社員は、合併契約に別段の定めのない限り、合併後存続する医療法人または合併によって設立した医療法人の社員となること

4 合併の効力の発生

　合併は、合併後存続する医療法人または合併によって設立した医療法人が、その主たる事務所の所在地において登記をすることによって、その効力を生ずることになります。

5 合併の登記

　合併の登記は、次の3つがあり、いずれも主たる事務所の所在地においては第三の債権者保護の手続が完了したときから2週間以内に、従たる事務所の所在地においては3週間以内に行う必要があります。
　① 合併後存続する医療法人については、変更登記
　② 合併によって消滅した医療法人については、解散登記
　③ 合併によって設立した医療法人については、設立登記

Q73 医療法人の合併手続き

医療法人の合併の手続きについて教えてください。

A

1 合併承認決議

(1) 社団医療法人

社団医療法人は、総社員の同意があるときに限り、他の社団医療法人と合併をすることができます。

(2) 財団医療法人

財団医療法人は、寄附行為に合併することができる旨の定めがある場合に限り、他の財団医療法人と合併をすることができます。

この場合、理事会において、理事の3分の2以上の同意がなければなりませんが、寄附行為に別段の定めがある場合は、寄附行為の定めに従うことになります。

また、理事長は、あらかじめ、評議員会の意見を聴かなければなりません。

2 合併の認可

合併には、都道府県知事の認可が必要です。

なお、都道府県知事が、認可をし、または認可をしない処分をするに当たっては、あらかじめ都道府県医療審議会の意見を聴く必要があります。

3 認可の申請のための必要書類

① 理由書
② 社員総会議事録または理事会議事録
③ 合併契約書の写し
④ 医療法第60条の申請者にかかる証明書
⑤ 合併後存続する医療法人または新設する医療法人の定款または寄附行為
⑥ 合併前の各医療法人の定款または寄附行為
⑦ 合併前の各医療法人の財産目録および貸借対照表
⑧ 合併後2年間の事業計画およびこれに伴う予算書
⑨ 新たに就任する役員の就任承諾書および履歴書
⑩ 開設しようとする病院などの管理者となるべき者の氏名を記載した書面

4 不認可処分に対する弁明の機会の付与

都道府県知事は、合併の不認可処分をする場合、その処分の名あて人に対し、弁明する機会を与える必要があります。

弁明の聴取をした者は、聴取書を作り、これを保存するとともに、報告書を作成し、かつ、その処分をする必要があるかどうかについて都道府県知事に意見を述べなければなりません。

Q74 医療法人の合併にかかる債権者保護手続き

医療法人の合併にかかる債権者保護手続きについて教えてください。

A

1 財産目録および貸借対照表

医療法人は、都道府県知事の合併の認可があったときは、その認可の通知のあった日から2週間以内に、財産目録および貸借対照表を作成しなければなりません。

2 債権者異議申述公告および債権者への個別催告

① 医療法人は、その認可の通知のあった日から2週間以内に、その債権者に対し、異議があれば2か月以内に述べるべき旨を公告し、かつ、判明している債権者に対しては、各別にこれを催告しなければなりません

② 債権者が上記の期間内に合併に対して異議を述べなかったときは、合併を承認したものとみなされ、以後の特段の救済はされません

③ 債権者が異議を述べたときは、医療法人は、これに弁済をし、もしくは相当の担保を提供し、またはその債権者に弁済を受けさせることを目的として信託会社もしくは信託業務を営む金融機関に相当の財産を信託しなければなりません

ただし、合併をしてもその債権者を害するおそれがないときは、その必要はありません

3 罰則規定

上記1または2の規定に違反したときは、医療法人の理事または監事は、20万円以下の過料に処せられます。

Q75 医療法人の合併にかかる課税関係

医療法人の合併にかかる出資持分に対する課税関係について教えてください。

A

1 社団医療法人の場合

(1) 合併後持分の定めのある医療法人

　合併前にいずれもが持分の定めのある医療法人の合併で、吸収合併であるものは、合併後は、持分の定めのある医療法人となることができます。
　これにより、出資者は、出資持分を継続して保有することになるため、株式会社などの場合と同様に取扱われます。
　適格合併である場合には、合併比率が適切である限り、出資者に課税が行われることはありません。非適格合併の場合には、出資者にみなし配当課税や譲渡所得課税が行われます。
　合併比率が適切でない場合には、出資者間におけるみなし贈与課税が行われる可能性があります。

(2) 合併後持分の定めのない医療法人

① 合併前にいずれもが持分の定めのない医療法人の合併
　　いずれもが持分の定めのない医療法人の合併については、出資持分の概念がないため、持分に対する課税関係は発生しません。
② 合併前にいずれかが持分の定めのない医療法人の合併
　　持分の定めのない医療法人と持分の定めのある医療法人とが合併した場

合には、合併後の医療法人は、持分の定めのない医療法人でなければならないため、合併前に持分の定めのある医療法人の出資者は、その出資持分を放棄することとなり、相続税法第66条第4項の規定が適用され、同法施行令第33条第3項各号の要件を満たすことができない場合には、その出資持分に対して贈与税の課税を受けることになるものと考えられます。

③ 合併前にいずれもが持分の定めのある医療法人の合併で、新設合併であるもの

合併前にいずれもが持分の定めのある医療法人の合併で、新設合併であるものは、新設された医療法人は、持分の定めのない医療法人でなければなりません。そのため、合併前に持分の定めのある医療法人の出資者は、その出資持分を放棄することとなるため、同法第66条第4項の規定が適用され、同法施行令第33条第3項各号の要件を満たすことができない場合には、その出資持分に対して贈与税の課税を受けることになるものと考えられます。

2 財団医療法人の場合

財団医療法人が合併した場合には、そもそも出資の概念がないため課税関係が生じることはありません。

Q76 医療法人の合併にかかる出資持分に対する課税関係

医療法人の合併にかかる適格合併および非適格合併の課税関係について教えてください。

A

1 法人税法における合併の概要

医療法人の合併においても株式会社などと同様に、法人税法における企業組織再編税制が適用されます。

原則的には、合併により移転する資産および負債は、その譲渡があったものとして、時価により課税されることになります。

しかし、合併が企業グループ内の合併または共同事業を行うための合併に該当する場合で、金銭等の交付をしないなど一定の要件を満たすときは、税制適格合併として、合併により移転する資産および負債を帳簿価額で引き継ぎ、譲渡損益の計上を繰り延べることとなります。

2 税制適格合併の要件

(1) 医療法人グループ内の合併

医療法人グループ内の合併とは、次の2つのいずれかに該当するものをいいます。
① 出資比率が100%である医療法人間の合併
② 出資比率が50%超のグループ内の合併で、次の要件を満たすものをい

ます
　ア　被合併法人の合併直前の従業員のおおむね80％以上が合併法人の事業に従事すること
　イ　被合併法人の合併直前の主な事業が合併法人に引き継がれること

(2)　共同事業を行うための合併

　共同事業を行うための合併とは、次の要件のすべてを満たすものをいいます。
① 被合併法人と合併法人の合併事業が相互に関連すること
② 被合併法人と合併法人の売上金額、従業員の数、出資金の額がおおむね5倍を超えないこと、または、被合併法人と合併法人の特定役員（役付役員）のいずれかが、ともに合併後の合併法人の特定役員となることが見込まれること
③ 被合併法人の合併直前の従業員のおおむね80％以上が合併法人の事業に従事すること
④ 被合併法人の合併直前の主な事業が合併法人に引継がれること
⑤ 被合併法人の出資者で合併により交付を受ける合併法人の出資額の全部を継続して保有することが見込まれる者が有する被合併法人の出資の額の合計額が、被合併法人の出資総額の80％以上であること

第8章
移行前に相続が開始した場合の取扱い
（研究課題）

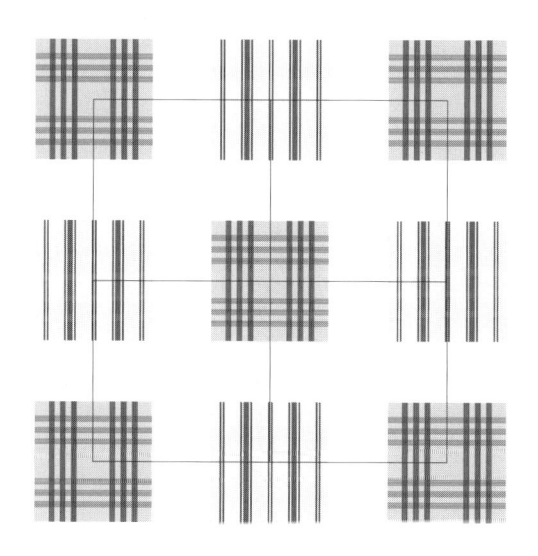

本章のタイトルに「研究課題」とつけましたのは、本章で解説する税務上の取扱いが、法的には医療法人に適用することも可能と考えられますが、本通達の実務上の事例がなく、また複雑であるため、実際の適用にあたっては、税務署等との事前協議の上、適用されることを強く奨励するためです。

Q77 移行前に相続が開始した場合の原則的な取扱い

経過措置型医療法人が、一般の持分の定めのない社団医療法人に移行を考えている途中で、出資者に相続が開始した場合の出資持分の税務上の原則的な取扱いについて教えてください。

A

1 遺言書がある場合

経過措置型医療法人の出資者が、その出資持分を放棄して一般の持分の定めのない社団医療法人への移行を考えている途中に、その出資者の1人に相続が開始した場合で、その被相続人が遺言によって持分を放棄し、その他の出資者も出資持分を放棄して、定款変更を行い、一般の持分の定めのない社団医療法人へ移行したときの税務上の取扱いは次のようになります。

(1) 医療法人に対する課税

一般の持分の定めのない社団医療法人への移行の際に、医療法人に対して出資持分の遺贈があった場合で、非課税要件を満たさないときは、被相続人から遺贈により取得した出資持分には、その医療法人を個人とみなして相続税が課税され、その他の出資者から贈与により取得した出資持分には、贈与税が課税されることになります。

また、非課税要件を満たす場合には、医療法人に対して、相続税および贈与税が課税されることはありません。

(2) 相続人に対する課税

相続人は、出資持分を相続していないため相続税を課税されることはありません。

2 遺言書がない場合

経過措置型医療法人の出資者が、その出資持分を放棄して一般の持分の定めのない社団医療法人への移行を考えている途中に、その出資者の１人に相続が開始した場合で、遺言書はないが、その被相続人の意思に基づいて、相続人がその出資持分を放棄し、その他の出資者も出資持分を放棄して、定款変更を行い、一般の持分の定めのない社団医療法人に移行したときの原則的取扱いは、次のようになります。

(1) 相続人に対する課税

遺言など被相続人の意思を表示するものがない場合には、相続人が被相続人から出資持分を相続することとなるため、他の相続財産と同様、相続人に対して相続税が課税されることになります。

(2) 医療法人に対する課税

被相続人の意思に基づいて、出資持分を相続した相続人が、その出資持分を放棄し、医療法人が定款を変更して一般の持分の定めのない社団医療法人に移行した場合において、非課税要件を満たさないときは、他の出資者の持分と同様に、医療法人に対して贈与税が課税されることになり、非課税要件を満たすときは、医療法人に贈与税が課税されることはありません。

第8章　移行前に相続が開始した場合の取扱い（研究課題）

Q78 移行前に相続が開始した場合の例外的な取扱い（定款変更申請中）

経過措置型医療法人が、一般の持分の定めのない社団医療法人に移行するための定款変更申請中に、出資者に相続が開始した場合の出資持分の税務上の取扱いについて教えてください。

A

　経過措置型医療法人が、一般の持分の定めのない社団医療法人へ移行する段階で、すべての出資者が定款の変更に際し出資持分を放棄することに同意し、社員総会の承認を経て、定款の変更を都道府県知事に申請の後、認可の日までに出資者の1人が死亡した場合には、直資90（例規）昭和35年10月1日（被相続人の意思に基づき公益法人を設立する場合等の相続税の取扱いについて）の一（公益法人の設立の認可申請中に相続の開始があった場合の取扱い）に次のような取扱いがあり、この通達の適用の可能性が考えられます。

（理由）
　正式遺言はないが、被相続人の意思に基づいて相続人が公益法人に財産を提供した場合には、その提供した財産は、まず相続財産に含まれて相続税が課税された後に公益法人に帰属するものと解されるが、被相続人が公益法人の設立のため財産を提供することの意思を正式遺言に準ずるような方法で表明していたことが明らかであること等一定の要件を充たす場合においては、相続税法において公益事業者に対する相続又は遺贈を非課税としていること等を勘案して、当分の間、正式遺言による遺贈と同様に取扱うことを認めたものである。

記

（公益法人の設立の認可申請中に相続の開始があった場合の取扱い）
一　宗教、慈善、学術その他公益を目的とする事業を行う法人（以下「公益法人」

> という。）の設立の認可申請中に、その公益法人に財産を提供することとなっていた者について相続が開始したため、相続財産の全部又は一部が、設立の認可によりその公益法人に帰属した場合は、その財産は、その公益法人が被相続人から遺贈により取得したものと同様に取扱うことができること。（昭55直資2－182改正）

　一般の持分の定めのない社団医療法人への移行のための定款変更申請後、その定款変更の認可の日までに、出資者が死亡した場合には、その出資者に係る出資持分は、医療法人が被相続人から正式遺言による遺贈と同様に取得したものとして取扱うことができる可能性が考えられます。

　したがって、非課税要件を満たさない場合には、死亡した出資者にかかる出資持分については医療法人に対して相続税が課税され、また、他の出資者にかかる出資持分については医療法人に贈与税が課税されるものと考えられます。

　なお、非課税要件を満たして、一般の持分の定めのない社団医療法人へ移行する場合には、医療法人に相続税および贈与税が課税されることはないものと考えられます。

　この通達の適用がある場合には、いずれの場合にも、相続人に対して相続税が課税されることはありません。

第 8 章　移行前に相続が開始した場合の取扱い（研究課題）

Q79　移行前に相続が開始した場合の例外的な取扱い（定款変更申請前）

経過措置型医療法人が、一般の持分の定めのない社団医療法人に移行するための定款変更申請前に、出資者に相続が開始した場合の出資持分の例外的な税務上の取扱いについて教えてください。

A

1　遺贈があったものとみなされる場合の概要

　経過措置型医療法人が、一般の持分の定めのない社団医療法人へ移行する段階で、都道府県知事に定款変更の申請をする前までに、出資者の1人が死亡した場合には、直資90（例規）昭和35年10月1日（被相続人の意思に基づき公益法人を設立する場合等の相続税の取扱いについて）の二（公益法人の設立の認可申請前に相続の開始があった場合の取扱い）に次のような取扱いがあり、この通達の適用の可能性が考えられます。

> 二　公益法人の設立の認可申請前に、その公益法人に財産を提供しようとしていた者について相続が開始したため、その相続人が被相続人の意思に基づいて相続財産の全部又は一部をその公益法人に帰属させた場合において、次の各号のすべてに該当するときは、その公益法人に帰属した財産についても、一の取扱いを適用することができる。（昭38直資168外・昭55直資2－182改正）
> 　1　被相続人が公益法人の設立のため財産を提供する意思を有していたことが明らかであること。
> 　2　その公益法人に帰属した財産につき相続税法第66条第4項の規定の適用がないこと。

> 3　その公益法人が相続税の申告書の提出期限までに設立されたものであること（当該期限までに設立されなかったことについて正当な理由であると認められる場合において、当該期限までに設立認可申請がされたときを含む。）

　経過措置型医療法人が一般の持分の定めのない社団医療法人に移行するための定款変更申請前に、出資者に相続が開始したため、その相続人が被相続人の意思に基づいて出資持分の放棄を行い、その後定款変更の認可を受けて、一般の持分の定めのない社団医療法人へ移行した場合で、一定の要件を満たすときは、その出資持分は、医療法人が被相続人から正式遺言による遺贈と同様に取得したものとして取り扱うこととされる可能性が考えられます。

2　遺贈があったものとみなされる要件

　次の要件を満たすときは、正式の遺言による遺贈と同様に取得したものとして取り扱われます。

(1)　被相続人が出資持分を放棄する意思を有していたことが明らかであること

　被相続人が、出資持分を放棄する意思を有していたかどうかは、次のような事実があるかどうかによって判定することとなっています。

① 　被相続人から指示を受けた者が、設立のための準備の作業を進めていたこと

　　定款変更のための作業を進めており、都道府県との協議が行われていることなどが考えられます。

② 　被相続人の作成に係る寄附行為があること

　　被相続人の作成に係る定款等があるなどが考えられます。

③ 　被相続人の日記、書簡などにその旨が記載されていること

　　被相続人の日記、書簡などに出資持分を放棄することなどの記載があることなどが考えられます。

④　その他被相続人の意思を立証することができる生前の事実の存否により判定すること

(2)　相続税法第66条第4項の規定の適用がないこと

相続税法施行令第33条第3項各号の非課税要件を満たして、相続税を課税されることがなく、一般の持分の定めのない社団医療法人へ移行する必要があります。

したがって、非課税要件を満たすことができない場合には、この通達の規定の適用はなく、被相続人の意思に基づいて、相続人が出資持分の放棄を行ったときは、相続人に相続税が課税され、その後、医療法人に対して贈与税が課税されることになります。

なお、同法第66条第4項の規定を適用すべきかどうかの判定は、他の出資者の出資持分の判定時期が、その贈与税の申告書の提出期限または更正もしくは決定の時までになっていることから、この相続にかかる出資持分についても同様に取り扱われるようです。

(3)　相続税の申告書の提出期限までに定款変更の認可がされたものであること

ただし、正当な理由があると認められる場合において、当該期限までに定款変更申請がされたときを含むこととされています。

第 8 章　移行前に相続が開始した場合の取扱い（研究課題）

Q80　例外的な取扱いが適用できる根拠

「被相続人の意思に基づき公益法人を設立する場合等の相続税の取扱いについて」を持分の定めのない社団医療法人への移行に際し適用できる根拠を教えてください。

A

　直資90（例規）昭和35年10月1日（被相続人の意思に基づき公益法人を設立する場合等の相続税の取扱いについて）の適用を受けることができる法人は、公益法人ですが、その定義は、同通達一（公益法人の設立の認可申請中に相続の開始があった場合の取扱い）に「宗教、慈善、学術その他公益を目的とする事業を行う法人（以下「公益法人」という。）」と規定しています。

　この定義は、相続税法第12条（相続税の非課税財産）第1項第3号の定義および第21条の3（贈与税の非課税財産）第1項第3号と同一のものと考えられます。

　同施行令第2条第1項には「法第12条第1項第3号に規定する宗教、慈善、学術その他公益を目的とする事業を行う者は、専ら社会福祉法第2条（定義）に規定する社会福祉事業、更生保護事業法第2条第1項（定義）に規定する更生保護事業、学校教育法第1条（学校の範囲）に規定する学校を設置し、運営する事業その他の宗教、慈善、学術その他公益を目的とする事業で、その事業活動により文化の向上、社会福祉への貢献その他公益の増進に寄与するところが著しいと認められるものを行う者とする」と規定しています。

　医療法人が、この「宗教、慈善、学術その他公益を目的とする事業を行う法人」に該当するかどうかについては、法律上、明確な規定はないため、過去、医療法人に対して同法第66条第4項の規定の適用があるかどうかについて争われた判例により、判断することができます。

第8章 移行前に相続が開始した場合の取扱い(研究課題)

東京地裁昭和49年9月30日の裁判において、次のように示しています。

> そもそも医療事業は、国民の健康保持に不可欠なもので、その業務は、直接国民の生命の保全、心身の健康等公衆衛生に深いかかわりをもつものであって、事の性質上利益の追求を第一目的とするものではないことは明らかであるから、その事業は公益性を有する事業ということができ、(略)
> 医療事業を営む者は旧相続税法12条1項3号、21条第1項3号所定の「公益を目的とする事業を行う者」に該当するものというべきであるが、非課税の取扱いを受けることができないのは、これらの条項の定める政令の要件を満たすことができないからにほかならず、税法上医療事業が「公益を目的とする事業」に該当しないからではない。

(出所) 橋本守次著『ゼミナール相続税法(新訂版)』(大蔵財務協会、2011年)

この判例では、相続税法第12条(相続税の非課税財産)第1項第3号および第21条の3(贈与税の非課税財産)第1項第3号の非課税財産に該当しないのは、「公益を目的とする事業を行う法人」に該当しないからではなく、これらの政令の要件を満たすことができないからであるとして、医療法人が、「公益を目的とする事業を行う法人」に該当することを示しています。

相法第66条第4項通達は、平成20年7月8日改正以前は「第2 持分の定めのない法人に対する贈与税の取扱い」ではなく、「第2 公益法人に対する贈与税の取扱い」であり、また同通達14(3)ハ(ヌ)には、医療法人が、その事業を行う地域又は分野において社会的存在として認識される程度の規模を有しているかどうかの判断基準を示しています。

これらのことから、持分の定めのない社団医療法人については、「被相続人の意思に基づき公益法人を設立する場合等の相続税の取扱いについて」の適用があるものと考えられます。

第9章

資料1
規程・書式編

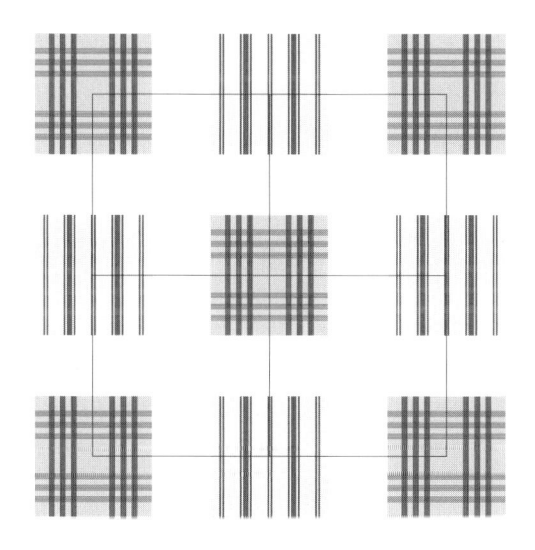

本章に掲載いたしました書式の内容等は、一例であり、実際の運用にあたっては、各都道府県の指示等に基づいて作成しなければならないものもあるため、十分注意した上で作成する必要があります。

第9章　資料1──規程・書式編

■規程・書式1　移行および定款変更の承認の理事会招集通知・委任状

医療法人　○○会
理事　○○　○○　殿

　　　　　　　　　　　　　　　　　　　　　平成○○年○月○○日
　　　　　　　　　　　　　　　　　　　　　医療法人　○○会
　　　　　　　　　　　　　　　　　　　　　理事長　○○　○○

理事会招集通知

理事会を下記要領で開催しますので、ご出席頂きますようお願い申し上げます。

記
　1．日時　　平成○○年○月○○日（○曜日）　○○：○○〜
　2．場所　　当法人　○○病院・会議室
　3．議案　　第1号議案　持分の定めのない社団医療法人への移行の件
　　　　　　第2号議案　定款変更の件

欠席の場合には同封の委任状を○月○○日までにご返送ください。

　　　　　　　　　　　　　　　　　　　　　　　　　　　　以　　上

委任状

平成○○年○月○○日開催の理事会に出席し議決権を行使する一切の権限を下記の者に委任致します。

記

　　　　　　理事　　○○　○○

　　　　　　　　　　　　　　　　　　　　　平成○○年○月○○日
　　　　　　　　　　　　　　　　　　　　　理事　　○○　○○　㊞

■規程・書式2　移行および定款変更の承認の理事会議事録

理 事 会 議 事 録

1　日　　　時　　平成 ○○ 年 ○ 月 ○○ 日
　　　　　　　　　　　　○○ 時 ○○ 分 ～ ○○ 時 ○○ 分

2　場　　　所　　○○市○○区○○番地
　　　　　　　　　○○病院・会議室

3　出席者氏名　　○○　○○　、　○○　○○
　　　　　　　　　○○　○○　、　○○　○○
　　　　　　　　　○○　○○
　　　　　　　　　（本社団理事総数6名のうち、5名出席）
　　　　　　　　　（以下1名委任状提出）
　　　　　　　　　○○　○○

4　議　　　事
　　　定款第○○条により、理事長○○○○が議長となり、午前○○時○○分開会を宣し、本日の理事会は定足数に達し、有効に成立する旨を述べ、議事に入った。

　　第1号議案　　持分の定めのない社団医療法人への移行の件
　　　議長は、地域医療の継続と安定的に医療を提供することを目的として、本社団は持分の定めのない社団医療法人へ移行したい旨を述べ、また移行に当たっては出資者の出資持分の放棄が必要である旨を詳細に説明し、その承認を求めたところ全員異議なくこれを承認し、本案は可決された。
　　第2号議案　　定款変更の件
　　　議長は、第1号議案が承認されたことを確認し、持分の定めのない社団医療法人へ移行するためには、退社時に出資持分の払戻しを行わないこと及び解散時の残余財産の帰属に関する事項を修正しなければならない旨を述べるとともに、本社団の定款を法令に定める要件に適合するよう変更する必要がある旨を説明した。
　　　また、上記定款の変更を機に、定款の全面的見直しを行い、従来より不備や解釈上の疑義があった点を改正したい旨を述べるとともに、新定款案を配布し説明を行った。
　　　議長は、本案の可否を、全員に諮ったところ全員異議なくこれを承認

し、本案は可決された。

　以上をもって、本日の議事を終了したので、議長○○○○は午前○○時○○分、閉会を宣した。
　本日の決議を確認するため、本議事録を作成し、出席者全員が記名押印する。

平成　○○　年　○　月　○○　日

　　　出　席　理　事

　　　　　　　　　理事長　　○○　○○　　㊞
　　　　　　　　　理　事　　○○　○○　　㊞
　　　　　　　　　理　事　　○○　○○　　㊞
　　　　　　　　　理　事　　○○　○○　　㊞
　　　　　　　　　理　事　　○○　○○　　㊞

理事長は法人印を押印

■規程・書式3　移行および定款変更の承認の臨時社員総会招集通知・委任状

医療法人　○○会
社員　○○　○○　殿

平成○○年○月○○日
医療法人　○○会
理事長　○○　○○

臨時社員総会招集通知

　臨時社員総会を下記要領で開催しますので、ご出席頂きますようお願い申し上げます。

記

1．日時　　　平成○○年○月○○日（○曜日）　○○：○○～
2．場所　　　当法人　○○病院・会議室
3．議案　　　第1号議案　持分の定めのない社団医療法人への移行の件
　　　　　　　第2号議案　定款変更の件

　欠席の場合には同封の委任状を○月○○日までにご返送ください。

以　上

委任状

　平成○○年○月○○日開催の臨時社員総会に出席し議決権を行使する一切の権限を下記の者に委任致します。

記

社員　　○○　○○

平成○○年○月○○日
社員　　○○　○○　㊞

■規程・書式 4　移行および定款変更の承認の臨時社員総会議事録

臨 時 社 員 総 会 議 事 録

1　日　　　時　　平成 ○○ 年 ○ 月 ○○ 日
　　　　　　　　　　○○ 時 ○○ 分 ～ ○○ 時 ○○ 分

2　場　　　所　　○○市○○区○○番地
　　　　　　　　　○○病院・会議室

3　出席者氏名　　○○ ○○ 、 ○○ ○○
　　　　　　　　　○○ ○○ 、 ○○ ○○
　　　　　　　　　○○ ○○
　　　　　　　　　（本社団社員総数 6 名のうち、5 名出席）
　　　　　　　　　（以下 1 名委任状提出）
　　　　　　　　　○○　○○

4　議　　　事
　　定款第○○条により、議長を選任すべく出席社員全員で協議したところ、社員○○○○が議長となり、午前○○時○○分開会を宣し、本日の社員総会は定足数に達し、有効に成立する旨を述べ、議事に入った。

　　第 1 号議案　　持分の定めのない社団医療法人への移行の件
　　　議長は、地域医療の継続と安定的に医療を提供することを目的として、本社団は持分の定めのない社団医療法人へ移行したい旨を述べ、また移行に当たっては出資者の出資持分の放棄が必要である旨を詳細に説明し、その承認を求めたところ全員異議なくこれを承認し、本案は可決された。
　　第 2 号議案　　定款変更の件
　　　議長は、第 1 号議案が承認されたことを確認し、持分の定めのない社団医療法人へ移行するためには、退社時に出資持分の払戻しを行わないこと及び解散時の残余財産の帰属に関する事項を修正しなければならない旨を述べるとともに、本社団の定款を法令に定める要件に適合するよう変更する必要がある旨を説明した。
　　　また、上記定款の変更を機に、定款の全面的見直しを行い、従来より不備や解釈上の疑義があった点を改正したい旨を述べるとともに、新定款案を配布し説明を行った。

議長は、本案の可否を、全員に諮ったところ全員異議なくこれを承認し、本案は可決された。

　以上をもって、本日の議事を終了したので、議長〇〇〇〇は午前〇〇時〇〇分、閉会を宣した。
　本日の決議を確認するため、本議事録を作成し、出席者全員が記名押印する。

　　平成　〇〇　年　〇　月　〇〇　日

　出　席　社　員

　　　　　社員　　　　〇〇　〇〇　　　㊞

　　　　　社員　　　　〇〇　〇〇　　　㊞

　　　　　社員　　　　〇〇　〇〇　　　㊞

　　　　　社員　　　　〇〇　〇〇　　　㊞

　　　　　社員　　　　〇〇　〇〇　　　㊞

■規程・書式5　出資持分の放棄に係る同意書

出資持分の放棄に係る同意書

平成○○年○月○○日

医療法人○○会
理事長　○○　○○　殿

住　所　_____

社　員　_____㊞

　私は平成○○年○月○○日付にて、貴法人の出資持分及びこれに関する一切の権利を放棄することに同意致します。

■規程・書式6　定款変更認可申請書

様式第○○号（第○○条関係）

平成○○年○月○○日

○○県知事　○○　○○　殿

　　　　　　　　法人の主たる
　　　　　　　　事務所の所在地　○○市○○区○○番地
　　　　　　　　　　　　　電話　○○○（○○○）○○○○
　　　　　　　　医療法人名　　　医療法人○○会
　　　　　　　　理事長氏名　　　○○　○○　㊞

定款（寄附行為）変更認可申請書

　定款（寄附行為）の一部を変更したいので、医療法（昭和23年法律第205号）第50条第1項の規定により、関係書類を添えて申請します。

■規程・書式7　定款新旧対照表・定款変更理由書

定款変更の理由書

旧第9条の削除及び第34条の変更は、持分の定めのある社団医療法人から持分の定めのない社団医療法人へ移行するため。
その他については、現定款の不備又は解釈上疑義がある点を改めるため。

定款変更条文の新旧対照表

（下線は変更部分を示します。）

現　行　定　款	変　更　案
第3章　社　　　　員	第3章　社　　　　員
（新　　設）	第5条　本社団の社員中、親族等の数は、社員総数の3分の1以下としなければならない。
第9条　社員資格を喪失した者は、その出資額に応じて払戻しを請求することができる。	（削　　除）
第5章　役　　　　員	第5章　役　　　　員
第17条　本社団に、次の役員を置く。 　(1)　理事　　　　　3名　以上 　　　うち理事長　　1名 　(2)　監事　　　　　1名	第17条　本社団に、次の役員を置く。 　(1)　理事　　　　　6名　以上 　　　うち理事長　　1名 　(2)　監事　　　　　2名
2　理事及び監事は、社員総会において本社団の社員の中から選任する。 　　ただし、必要があるときは、社員以外の者から選任することを妨げ	第18条　理事及び監事は、社員総会において選任する。

ない。	
（新　　設）	2　本社団の役員を選任するに当たっては、理事は6名を、監事は2名をそれぞれ下ることがなく、かつ、親族等の数は、それぞれの役員の総数の3分の1を、他の一の法人の役員及び職員の数が、それぞれの役員の総数の3分の1を超えて含まれてはならない。なお、監事については、相互に親族、その他特殊な関係を有してはならない。
（新　　設）	第21条　役員の報酬については勤務実態に即して支給することとし、役員の地位にあることのみに基づき支給しない。
第6章　会　　　議	第6章　会　　　議
第25条　次の事項は、社員総会の議決を経なければならない。 (1)　定款の変更 (2)　基本財産の設定及び処分（担保提供を含む。） (3)　毎事業年度の事業計画の決定及び変更 (4)　収支予算及び決算の決定 (5)　剰余金又は損失金の処理 (6)　借入金額の最高限度の決定 (7)　社員の入社及び除名 (8)　本社団の解散 (9)　他の医療法人との合併契約の締結 (10)　その他重要な事項	第25条　次の事項は、社員総会の議決を経なければならない。 (1)　定款の変更 (2)　基本財産の設定及び処分（担保提供を含む。） (3)　<u>収支予算（事業計画を含む。）</u> (4)　<u>収支決算（事業報告を含む。）</u> (5)　剰余金又は損失金の処理 (6)　借入金額の最高限度の決定 (7)　<u>借入金（その事業年度内の収入をもって償還する短期借入金を除く。）その他新たな義務の負担及び権利の放棄</u> (8)　本社団の解散 (9)　他の医療法人との合併契約の締結 (10)　<u>法人の主たる目的とする事業</u>

	以外の事業に関する重要な事項 ⑾ その他重要な事項
第24条　社員総会は、社員の2分の1以上が出席しなければ、議事を開くことができない。	第26条　社員総会は、総社員の過半数の出席がなければ、その議事を開き、議決することができない。ただし、法令等及びこの定款等に別段の定めがある場合を除く。
第29条　社員は、あらかじめ通知のあった事項についてのみ書面又は代理人をもって議決権及び選挙権を行使することができる。ただし、代理人は社員でなければならない。 2　代理人は、代理権を証する書面を議長に提出しなければならない。	（削　除）
第8章　解散及び合併	第8章　解散及び合併
第34条　本社団が解散した場合の残余財産は、払込済出資額に応じて分配するものとする。	第34条　本社団が解散した場合の残余財産は、合併及び破産手続開始の決定による解散の場合を除き、次の者から選定して帰属させるものとする。 ⑴　国 ⑵　地方公共団体 ⑶　医療法第31条に定める公的医療機関の開設者 ⑷　郡市区医師会又は都道府県医師会（一般社団法人又は一般財団法人に限る。） ⑸　財団医療法人又は社団医療法人であって持分の定めのない

	もの
以上	以上

■規程・書式8　定款変更認可書

　　　　　　　　　　　　　　　　　　○○県指令医推第　○○○○　号

　　　　　　　　　　　　医療法人　○○会

　平成○○年○○月○○日付けで申請のあった定款変更については、医療法（昭和23年法律第205号）第50条第1項の規定により認可します。

　平成○○年○○月○○日

　　　　　　　　　　　　　　　　○○県知事　○　○　　○　○　㊞

規程・書式9　都道府県民税申告書に係る「医療法人等の所得金額計算書」

■規程・書式9　都道府県民税申告書に係る「医療法人等の所得金額計算書」

⑧ 様式第1号 医療法人等の社会保険医療分の 所得金額計算書		事　業　年　度	法　人　名	（提出用） （平成二十三・三改正）
		．　．　から ．．　まで		
総　　所　　得　　金　　額			① 円	
土　　地　　の　　譲　　渡　　等　　所　　得			②	
社会保険医療分の所得金額の算定の基礎となる所得金額　（①－②）			③ 0	
医療保健業とその他の事業とを併せて行っている場合の所得区分	医療保健業の所得金額とその他の所得金額とを区分して算定している場合	区分して算定された医療保健業の所得金額	④ a	
	医療保健業の所得金額とその他の所得金額とを区分して算定していない場合	あん分計算により求めた医療保健業の所得金額 （③× ⑦／(⑦+⑧)）	b	
	その他の事業の所得金額　（③－④）		⑤	
社会保険医療分の所得金額の計算の基礎とする収入金額	社会保険医療分の収入金額　（⑦の金額）		⑥ 0	
	医療保健業の総収入金額　（⑨の金額）		⑦ 0	
	その他の事業収入金額　（①の金額）		⑧ 0	
社　会　保　険　医　療　分　の　所　得　金　額　　（③× ⑥／⑦ 又は④× ⑥／⑦）			⑨	

社会保険医療分の収入金額	健　康　保　険　法	円	その他の収入金額	労働者災害補償保険法	⑩ 円
	国　民　健　康　保　険　法			公害健康被害の補償等に関する法律	⑪
	高齢者の医療の確保に関する法律			介　護　保　険　法	⑫
	船　員　保　険　法			自費診療収入（損害保険料を含む）	⑬
	国　家　公　務　員　共　済　組　合　法			健康診断・予防注射等・受託医療収入	⑭
	防衛省の職員の給与等に関する法律			⑩、⑪、⑫、⑬及び⑭以外の医療収入	⑮
	地　方　公　務　員　等　共　済　組　合　法			入院料・ベッド代差額収入	⑯
	私　立　学　校　教　職　員　共　済　法			患者・付添人食事代収入	⑰
	戦　傷　病　者　特　別　援　護　法			健　康　診　断　等　証　明　収　入	⑱
	母　子　保　健　法			生　産　品　等　販　売　収　入	⑲
	児　童　福　祉　法			受　託　技　工・検　査　料　等　収　入	⑳
	原子爆弾被爆者に対する援護に関する法律			嘱　　　　託　　　　収　　　　入	㉑
	生　活　保　護　法			利　子　等　及　び　配　当　等　収　入	㉒
	中国残留邦人等の円滑な帰国の促進及び永住帰国後の自立の支援に関する法律			電話・電気・ガス・寝具等使用料収入	㉓
	精神保健及び精神障害者福祉に関する法律			不　用　品　売　却　収　入	㉔
	麻　薬　及　び　向　精　神　薬　取　締　法			その他の付随収入・附帯事業収入	㉕
	感染症の予防及び感染症の患者に対する医療に関する法律			計	㋑ 0
	心神喪失等の状態で重大な他害行為を行った者の医療及び観察等に関する法律			医療保健業の総収入金額　（㋐＋㋑）	㋒ 0
	介　護　保　険　法				
	障　害　者　自　立　支　援　法		その他の事業の収入金額		
	査　定　損　益　金　額				
	計	㋐ 0		計	㋓ 0

〔調査内容〕※

注　※は記載する必要はありません。

（出所）　大阪府総務部税務室徴税対策課事業税グループホームページより

207

■規程・書式10　都道府県民税に係る「医療法人等の介護保険法等に係る事業税の取扱いについて」

介護保険収入等の内訳書			事業年度 から まで	法人名		課税区分
				法人番号		

				No.	金額	区分
介護保険収入 (含：被保険者の1割負担)	介護給付	居宅介護サービス費	訪問看護	1	円	非課税
			訪問リハビリテーション	2	円	
			通所リハビリテーション	3	円	
			居宅療養管理指導	4	円	
			短期入所療養介護	5	円	
			訪問介護	6	円	課税
			訪問入浴介護	7	円	
			通所介護	8	円	
			短期入所生活介護	9	円	
			特定施設入所者生活介護	10	円	
			福祉用具貸与	11	円	
		特例居宅介護サービス費		12	円	
		（特例）地域密着型介護サービス費		13	円	
		居宅介護福祉用具購入費		14	円	
		（特例）居宅介護サービス計画費		15	円	
		施設介護サービス	介護福祉施設サービス	16	円	
			介護保健施設サービス	17	円	非課税
			指定介護療養施設サービス	18	円	
		特例施設介護サービス費		19	円	課税
		（特例）特定入所者介護サービス費		20	円	
	予防給付	介護予防サービス	介護予防訪問看護	21	円	非課税
			介護予防訪問リハビリテーション	22	円	
			介護予防通所リハビリテーション	23	円	
			介護予防居宅療養管理指導	24	円	
			介護予防短期入所療養介護	25	円	
			介護予防訪問介護	26	円	課税
			介護予防訪問入浴介護	27	円	
			介護予防通所介護	28	円	
			介護予防短期入所生活介護	29	円	
			介護予防特定施設入所者生活介護	30	円	
			介護予防福祉用具貸与	31	円	
		特例介護予防サービス費		32	円	
		（特例）地域密着型介護予防サービス費		33	円	
		介護予防福祉用具購入費		34	円	
		（特例）介護予防サービス計画費		35	円	
		（特例）特定入所者介護予防サービス費		36	円	
介護保険給付の対象外とされる自己負担金		特別なサービスの費用		37	円	算定除外又は按分
		食事の提供に要する費用（除：特定入所者介護（予防）サービス費）		38	円	
		居住・滞在に要する費用（除：特定入所者介護（予防）サービス費）		39	円	
		日常生活に要する費用		40	円	
その他		要介護・支援認定に係る『主治医意見書』		41	円	課税
		要介護・支援認定に係る市町からの『委託料』		42	円	算定除外又は按分
介護保険収入	非課税分	1+2+3+4+5+17+18+21+22+23+24+25		43	円	
	課税分	6〜16，19，20，26〜36の合計		44	円	
介護保険給付対象外収入等	課税分	37+41		45	円	
	算定除外又は按分	38+39+40+42		46	円	

※　43〜46の金額を「医療法人の非課税となる所得金額の計算書」に転記してください（裏面参照）。　　税52268

（出所）　兵庫県電子自治体推進協議会ホームページより

■規程・書式11　保険医療機関届出事項変更（異動）届

<table>
<tr><td colspan="3" align="center">保険医療機関
保険薬局</td><td colspan="2">届出事項変更（異動）届</td></tr>
<tr><td rowspan="3">名　称</td><td>変更前</td><td>（機関名）</td><td colspan="2">変更(異動)年月日等</td></tr>
<tr><td rowspan="2">変更後</td><td>（フリガナ）</td><td colspan="2" rowspan="2">平成　　年　　月　　日</td></tr>
<tr><td>（機関名）</td></tr>
<tr><td rowspan="9">開設者
（代表者）</td><td rowspan="3">変更前</td><td>（法人名）</td><td colspan="2" rowspan="9">平成　　年　　月　　日</td></tr>
<tr><td>（氏　名）</td></tr>
<tr><td>（住　所）</td></tr>
<tr><td rowspan="6">変更後</td><td>（フリガナ）</td></tr>
<tr><td>（法人名）</td></tr>
<tr><td>（フリガナ）</td></tr>
<tr><td>（氏　名）</td></tr>
<tr><td>医籍等登録番号：</td></tr>
<tr><td>保険医等登録記号・番号：</td></tr>
<tr><td></td><td></td><td>（住　所）</td></tr>
<tr><td rowspan="5">管理者
（管理薬剤師）</td><td>変更前</td><td>（氏　名）</td><td colspan="2" rowspan="5">平成　　年　　月　　日</td></tr>
<tr><td rowspan="4">変更後</td><td>（フリガナ）</td></tr>
<tr><td>（氏　名）</td></tr>
<tr><td>医籍等登録番号：</td></tr>
<tr><td>保険医等登録記号・番号：</td></tr>
<tr><td>その他の変更
区画変更、診療科目、診療時間（開局時間）、病床数変更</td><td>変更前</td><td></td><td colspan="2" rowspan="2">平成　　年　　月　　日</td></tr>
<tr><td></td><td>変更後</td><td></td></tr>
</table>

　上記のとおり変更、異動が生じましたので保険医療機関及び保険薬局の指定並びに保険医及び保険薬剤師の登録に関する省令第8条によりお届けします。
　　平成　　年　　月　　日　　医療機関（薬局）コード

　　　　　　　　　　　医療機関（薬局）名

　　　　　　　　　　　開設者の氏名及び住所
　　　　　　　　　　　（法人の場合は、名称、代表者の職氏名及び主たる事務所の所在地）
　　　　　　　　　　　〒
　　　　　厚生局長　殿　　　　　　　　　　　　　　　　　　　　　　印

（出所）　近畿厚生局ホームページ「保険医療機関・保険薬局の指定等に関する申請・届出」より

■規程・書式12　特別の療養環境の提供（変更）に係る実施報告書

（別紙様式1）

特別の療養環境の提供の実施（変更）報告書

上記について報告します。
平成　　年　　月　　日

　　　　　　　　　　　　　　　保険医療機関の
　　　　　　　　　　　　　　　所在地及び名称
　　　　　　　　　　　　　　　開　設　者　名　　　　　　　　　　㊞

　　　　　　　　　　　　　　　（医療機関等コード：　　　　　　　）

近畿厚生局長　殿

（実施日・変更日　　年　　月　　日）

区　分	費用徴収を行わない病床数	費用徴収を行うこととしている病床			
^	^	計	内　訳		金　額
個室	床	床	床		円
			床		円
			床		円
			床		円
			床		円
2人室	床	床	床		円
			床		円
			床		円
			床		円
			床		円
3人室	床	床	床		円
			床		円
			床		円
			床		円
			床		円
4人室	床	床	床		円
			床		円
			床		円
			床		円
			床		円
合　計		① 床			

②全病床数	床
費用徴収病床割合（①÷②）	％

注1　病床数については、「費用徴収を行わない病床数」、「費用徴収を行うこととしている病床」、「全病床数」の全てについて、健康保険法第63条第3項第1号の指定に係る病床（介護保険法第48条第1項第3号に規定する指定介護療養施設サービスを行う同法第8条第26項に規定する療養病床等を除く。）について記載すること。
注2　「費用徴収を行うこととしている病床」欄については、徴収金額ランクごとに記載することとし、枠が足りない場合は、適宜取り繕うこと。
注3　「費用徴収病床割合」欄については、小数点以下第2位を四捨五入した数を記載すること。

（出所）　近畿厚生局ホームページ「保険外併用療養費の報告」より

■規程・書式13　定款

定　　款

医療法人○○会

医療法人　○○会　定款

第1章　名称及び事務所

第1条　本社団は、医療法人　○○会と称する。

第2条　本社団は、事務所を○○県○○市○○区○○番地に置く。

第2章　目的及び事業

第3条　本社団は、病院（診療所、介護老人保健施設）を経営し、科学的でかつ適正な医療（及び疾病・負傷等により寝たきりの状態等にある老人に対し、看護、医学的管理下の介護及び必要な医療等）を普及することを目的とする。

第4条　本社団の開設する病院の名称及び開設場所は、次のとおりとする。

(1)　病　院
　　　名　　称　　○○病院
　　　開設場所　　○○県○○市○○区○○番地

第3章　社　　員

第5条　本社団の社員中、親族等の数は、社員総数の3分の1以下としなければならない。

第6条　本社団の社員になろうとする者は、社員総会の承認を得なければならない。

　2　本社団は、社員名簿を備え置き、社員の変更があるごとに必要な変更を加えなければならない。

第7条　社員は、次に掲げる理由によりその資格を失う。

  (1)　除　名
  (2)　死　亡
  (3)　退　社

 2　社員であって、社員たる義務を履行せず本社団の定款に違反し又は品位を傷つける行為のあった者は、社員総会の議決を経て除名することができる。

第8条　やむを得ない理由のあるときは、社員はその旨を理事長に届け出て、その同意を得て退社することができる。

第4章　資産及び会計

第9条　本社団の資産は次のとおりとする。

  (1)　設立当時の財産
  (2)　設立後寄附された金品
  (3)　諸種の資産から生ずる果実
  (4)　事業に伴う収入
  (5)　その他の収入

 2　本社団の設立当時の財産目録は、主たる事務所において備え置くものとする。

第10条　本社団の資産のうち、別紙目録に掲げる財産を基本財産とする。

 2　基本財産は処分し、又は担保に供してはならない。ただし、特別の理由のある場合には、理事会及び社員総会の議決を経て、処分し、又は担保に供することができる。

第11条　本社団の資産は、社員総会で定めた方法によって、理事長が管理する。

第12条　資産のうち現金は、確実な銀行又は信託会社に預け入れ若しくは信託し、又は国公債若しくは確実な有価証券に換え保管するものとする。

第13条　本社団の収支予算は、毎会計年度開始前に理事会及び社員総会の議決

を経て定める。

第14条　本社団の会計年度は、毎年○月○日に始まり翌年○月○○日に終る。

第15条　本社団の決算については、毎会計年度終了後2月以内に、事業報告書、財産目録、貸借対照表及び損益計算書（以下「事業報告書等」という。）を作成しなければならない。

　　2　本社団は、事業報告書等、監事の監査報告書及び本社団の定款を事務所に備えて置き、社員又は債権者から請求があった場合には、正当な理由がある場合を除いて、これを閲覧に供しなければならない。

　　3　本社団は、毎会計年度終了後3月以内に、事業報告書等及び監事の監査報告書を○○県知事に届け出なければならない。

第16条　決算の結果、剰余金を生じたときは、理事会及び社員総会の議決を経てその全部又は一部を基本財産に繰り入れ、又は積立金として積み立てるものとし、配当してはならない。

第5章　役　　員

第17条　本社団に、次の役員を置く。

　　(1)　理事　　　　　6名　以上
　　　　うち理事長　　1名
　　(2)　監事　　　　　2名

第18条　理事及び監事は、社員総会において選任する。

　　2　本社団の役員を選任するに当たっては、理事は6名を、監事は2名をそれぞれ下ることがなく、かつ、親族等の数は、それぞれの役員の総数の3分の1を、他の一の法人の役員及び職員の数が、それぞれの役員の総数の3分の1を超えて含まれてはならない。なお、監事については、相互に親族、その他特殊な関係を有してはならない。

　　3　理事長は、理事の互選によって定める。

4 本社団が開設（指定管理者として管理する場合を含む。）する病院（診療所、介護老人保健施設）の管理者は、必ず理事に加えなければならない。

5 前項の理事は、管理者の職を退いたときは、理事の職を失うものとする。

6 理事又は監事のうち、その定数の5分の1を超える者が欠けたときは、1月以内に補充しなければならない。

第19条 理事長のみが本社団を代表する。

2 理事長は本社団の業務を総理する。

3 理事は、本社団の常務を処理し、理事長に事故があるときは、理事長があらかじめ定めた順位に従い、理事がその職務を行う。

4 監事は、次の職務を行う。

(1) 本社団の業務を監査すること。
(2) 本社団の財産の状況を監査すること。
(3) 本社団の業務又は財産の状況について、毎会計年度、監査報告書を作成し、当該会計年度終了後3月以内に社員総会又は理事会に提出すること。
(4) 第1号又は第2号による監査の結果、本社団の業務又は財産に関し不正の行為又は法令若しくはこの定款に違反する重大な事実があることを発見したときは、これを〇〇県知事又は社員総会に報告すること。
(5) 第4号の報告をするために必要があるときは、社員総会を招集すること。
(6) 本社団の業務又は財産の状況について、理事に対して意見を述べること。

5 監事は、本社団の理事又は職員（本社団の開設する病院、診療所又は介護老人保健施設（指定管理者として管理する病院等を含む。）の管理者その他の職員を含む。）を兼ねてはならない。

第20条　役員の任期は2年とする。ただし、再任を妨げない。

　　2　補欠により就任した役員の任期は、前任者の残任期間とする。

　　3　役員は、任期満了後といえども、後任者が就任するまでは、その職務を行うものとする。

第21条　役員の報酬については勤務実態に即して支給することとし、役員の地位にあることのみに基づき支給しない。

第6章　会　　　議

第22条　会議は、社員総会及び理事会の2つとし、社員総会はこれを定時総会と臨時総会に分ける。

第23条　定時総会は、毎年2回、〇月及び〇月に開催する。

第24条　理事長は、必要があると認めるときは、いつでも臨時総会及び理事会を招集することができる。

　　2　社員総会の議長は、社員総会において選任し、理事会の議長は、理事長をもってあてる。

　　3　理事長は、総社員の5分の1以上の社員から会議に付議すべき事項を示して臨時総会の招集を請求された場合には、その請求のあった日から20日以内に、これを招集しなければならない。

　　4　理事会を構成する理事の3分の1以上から連名をもって理事会の目的たる事項を示して請求があったときは、理事長は理事会を招集しなければならない。

第25条　次の事項は、社員総会の議決を経なければならない。

　　(1)　定款の変更
　　(2)　基本財産の設定及び処分（担保提供を含む。）
　　(3)　収支予算（事業計画を含む。）

⑷　収支決算（事業報告を含む。）
　　　⑸　剰余金又は損失金の処理
　　　⑹　借入金額の最高限度の決定
　　　⑺　借入金（その事業年度内の収入をもって償還する短期借入金を除く。）その他新たな義務の負担及び権利の放棄
　　　⑻　本社団の解散
　　　⑼　他の医療法人との合併契約の締結
　　　⑽　法人の主たる目的とする事業以外の事業に関する重要な事項
　　　⑾　その他重要な事項

第26条　社員総会は、総社員の過半数の出席がなければ、その議事を開き、議決することができない。
　　　ただし、法令等及びこの定款等に別段の定めがある場合を除く。

　　2　社員総会の議事は、出席した社員の議決権の過半数で決し、可否同数のときは、議長の決するところによる。
　　　ただし、定款の変更及び社員の除名の議決は、社員の３分の２以上の同意を要する。

　　3　前項の場合において、議長は、社員として議決に加わることができない。

第27条　社員総会の招集は、期日の少なくとも５日前までに会議の目的である事項、日時及び場所を記載し、理事長がこれに記名した書面で社員に通知しなければならない。

　　2　社員総会においては、前項の規定によってあらかじめ通知した事項のほか議決することができない。
　　　ただし、急を要する場合はこの限りではない。

第28条　社員は、社員総会において１個の議決権及び選挙権を有する。

第29条　会議の議決事項につき特別の利害関係を有する者は、当該事項につきその議決権を行使できない。

第30条　社員総会の議事についての細則は、社員総会で定める。

2 理事会の議事についての細則は、理事会で定める。

第7章 定款の変更

第31条 この定款は、社員総会の議決を経、かつ、○○県知事の認可を得なければ変更することができない。

第8章 解散及び合併

第32条 本社団は、次の事由によって解散する。

(1) 目的たる業務の成功の不能
(2) 社員総会の決議
(3) 社員の欠亡
(4) 他の医療法人との合併
(5) 破産手続開始の決定
(6) 設立認可の取消し

2 本社団は、総社員の4分の3以上の賛成がなければ、前項第2号の社員総会の決議をすることができない。

3 第1項第1号又は第2号の事由により解散する場合は、○○県知事の認可を受けなければならない。

第33条 本社団が解散したときは、合併及び破産手続開始の決定による解散の場合を除き、理事がその清算人となる。ただし、社員総会の議決によって理事以外の者を選任することができる。

2 清算人は、社員の欠亡による事由によって本社団が解散した場合には、○○県知事にその旨を届け出なければならない。

3 清算人は、次の各号に掲げる職務を行い、又、当該職務を行うために必要な一切の行為をすることができる。

(1) 現務の結了

(2) 債権の取立て及び債務の弁済
(3) 残余財産の引渡し

第34条 本社団が解散した場合の残余財産は、合併及び破産手続開始の決定による解散の場合を除き、次の者から選定して帰属させるものとする。

(1) 国
(2) 地方公共団体
(3) 医療法第31条に定める公的医療機関の開設者
(4) 郡市区医師会又は都道府県医師会（一般社団法人又は一般財団法人に限る。）
(5) 財団医療法人又は社団医療法人であって持分の定めのないもの

第35条 本社団は、総社員の同意があるときは、○○県知事（厚生労働大臣）の認可を得て、他の社団医療法人と合併することができる。

第9章 雑　則

第36条 本社団の公告は、官報及び○○新聞によって行う。

第37条 この定款の施行細則は、理事会及び社員総会の議決を経て定める。

■規程・書式14　定款施行細則

医療法人　○○会

定款施行細則

（目　　的）
　第1条　この細則は、医療法人　○○会（以下「本社団」という。）の定款第31条の規定に基づき、本社団の定款の変更・管理等について定める。

（事前協議）
　第2条　定款の変更申請は、理事長の了承のもと、理事長が命じた者が○○県主管課との事前協議を経て会議に図るものとする。

（申　　請）
　第3条　議決のもと、○○県知事に定款変更の申請をし、認可を得るものとする。

（管　　理）
　第4条　定款は、○○県知事認可による施行期日毎に本社団が管理する。
　　2　管理の期間は「永久」とする。

（附　　則）
　この細則は平成○○年○月○○日から施行する。

（注）　本細則は、筆者が実際のコンサルタント業務において作成したものです。作成にあたっては、松田紘一郎著・社団法人日本医療法人協会監修『新しい医療法人制度の理解と実務のすべて』（日本医療企画、2008年）、松田紘一郎著『持分あり医療法人から非課税移行の実務』（じほう、2012年）等を参考にさせていただきました。

■規程・書式15　社員総会議事細則

医療法人　○○会

社員総会議事細則

(目　　的)
　第1条　この細則は、定款第30条第1項の規定に基づき、医療法人　○○会（以下「本社団」という。）の社員総会の議事等について定める。

(開 催 日)
　第2条　社員総会の定時開催日は、予算総会の事業計画であらかじめ予定日を定める。

(臨時招集)
　第3条　定款第24条第3項の規定により5分の1以上の社員又は定款第19条第4項第5号の規定により監事（以下「開催請求者」という）から社員総会の招集の請求があった場合の手続及び議事等は、この細則に従う他、定時総会に準ずるものとする。
　　2　前項の開催請求者は、理事長に対し、その必要理由、審議すべき議案を書面で明らかにしなければならない。

(開催日時の変更)
　第4条　理事会と社員総会は、定款第27条第1項により「少なくとも5日前まで」と期間を空けることが明示されているが、次の各号を満たす場合、同日開催できるものとする。
　　⑴　社員総会の審議事項が、その理事会に全て含まれ審議されていること。
　　⑵　社員が理事を兼務し、全ての社員の同意があること。

(重要事項)
　第5条　定款第25条第11号の「その他重要な事項」は、次のような事項とする。
　　⑴　重要な契約の締結
　　⑵　重要な施設基準の変更・取得
　　⑶　重要な人事・労務契約
　　⑷　その他、理事長が重要と認めた事項

（招集・委任）
　第6条　社員総会の招集は、定款第27条第1項に定める他、原則として議案書を添付する。
　　2　欠席社員の表決書は、「出席」扱いとする。
　　3　社員は他の者を代理人として表決を委任することはできない。

（書　記）
　第7条　本会議の議長は、出席社員の互選により選出し、さらに書記を置くことができる。
　　2　書記は議長の命を受け、会務を処理する。
　　3　書記は招集及び構成員の出欠の管理、議事録の作成配付等の業務を行う。

（議事録）
　第8条　会議の記録は、本社団に永久保管する。
　　2　議事録には、次の事項を記載する。
　　　(1)　会議の日時
　　　(2)　会議の場所
　　　(3)　社員の現在数
　　　(4)　社員の氏名（書面表決者を含む。）
　　　(5)　議事録署名人
　　　(6)　議決事項
　　　(7)　議事の経過要領（出席者からの発言の要旨を含む。）
　　3　議事録には、議長及び出席社員のうちから、会議において選出された議事録署名人2名及び議長が署名捺印しなければならない。

（附　則）
　この細則は平成○○年○月○○日から実施する。

（注）　本細則は、筆者が実際のコンサルタント業務において作成したものです。作成にあたっては、松田紘一郎著・社団法人日本医療法人協会監修『新しい医療法人制度の理解と実務のすべて』（日本医療企画、2008年）、松田紘一郎著『持分あり医療法人から非課税移行の実務』（じほう、2012年）等を参考にさせていただきました。

■規程・書式16　理事会議事細則

医療法人　○○会

理事会議事細則

(目　的)
　第1条　この細則は、定款第30条第2項の規定に基づき、医療法人　○○会（以下「本社団」という。）の理事会の議事等について定める。

(開催日)
　第2条　理事会は、随時必要なときに開催する。

(議決事項)
　第3条　理事会での決議事項は以下の各号のとおりとする。
　　(1)　特に重要な事項（社員総会での決議を要する。）
　　　　①定款の変更
　　　　②基本財産の設定及び処分（担保提供を含む。）
　　　　③収支予算（事業計画を含む。）
　　　　④収支決算（事業報告を含む。）
　　　　⑤剰余金又は損失金の処理
　　　　⑥借入金額の最高限度の決定
　　　　⑦借入金（その事業年度内の収入をもって償還する短期借入金を除く。）その他新たな義務の負担及び権利の放棄
　　　　⑧本社団の解散
　　　　⑨他の医療法人との合併契約の締結
　　　　⑩法人の主たる目的とする事業以外の事業に関する重要な事項
　　　　⑪その他重要な事項
　　(2)　重要な事項（社員総会で決議する事項以外）
　　　　①管理者の任免その他重要な人事
　　　　②○○○万円以上の固定資産の購入、売却及び廃棄
　　　　③理事会の決議を必要とする諸規定等の制定・改廃
　　　　④受贈の承認及び寄附金
　　2　理事会の決議は、社員総会の決議に先立ち、理事現在数の過半数が出席し、理事現在数の過半数の承認をもって決定する。ただし、前項第1号（①、⑧及び⑨を除く。）に掲げる事項については、理事現在数の3分の2以上の承認を得なければならない。

（招集・委任）
　第4条　理事会の招集は、定款第27条第1項に準じた書面に、原則として議案書を添付して理事に通知しなければならない。ただし、全ての理事の同意がある場合には当該書面での通知を省略して直ちに開催することができる。
　　2　欠席理事の表決書は、「出席」扱いとする。
　　3　理事は他の者を代理人として表決を委任することはできない。

（書　記）
　第5条　本会議の議長は、理事長とし、議長は書記を置くことができる。
　　2　書記は議長の命を受け、会務を処理する。
　　3　書記は招集及び構成員の出欠の管理、議事録の作成配付等の業務を行う。

（議事録）
　第6条　会議の記録は、本社団に永久保管する。
　　2　議事録には、次の事項を記載する。
　　　(1)　会議の日時
　　　(2)　会議の場所
　　　(3)　理事の現在数
　　　(4)　理事の氏名（書面表決者を含む。）
　　　(5)　議事録署名人
　　　(6)　議決事項
　　　(7)　議事の経過要領（出席者からの発言の要旨を含む。）
　　3　議事録には、議長及び出席理事のうちから、会議において選出された議事録署名人2名及び議長が署名捺印しなければならない。

（附　則）
　　この細則は平成〇〇年〇月〇〇日から実施する。

（注）　本細則は、筆者が実際のコンサルタント業務において作成したものです。作成にあたっては、松田紘一郎著・社団法人日本医療法人協会監修『新しい医療法人制度の理解と実務のすべて』（日本医療企画、2008年）、松田紘一郎著『持分あり医療法人から非課税移行の実務』（じほう、2012年）等を参考にさせていただきました。

■規程・書式17　社員名簿

社員名簿

医療法人○○会

平成○○年　○月　○○日　現在

氏名	生年月日	性別	住所	職業	入社年月日	備考
○○　○○		男		医師	H○○.○.○○	
○○　○○		男		医師	H○○.○.○○	
○○　○○		男		医師	H○○.○.○○	
○○　○○		女		医師	H○○.○.○○	
○○　○○		男		事務長	H○○.○.○○	
○○　○○		女		総師長	H○○.○.○○	

■規程・書式18　役員名簿

役員名簿

医療法人〇〇会

平成〇〇年　〇月　〇〇日　現在

役職名	氏名	生年月日	性別	住所	職業	現就任年月日	任期	備考
理事長	〇〇　〇〇		男		医師	H〇〇.〇.〇〇	2年	
理事	〇〇　〇〇		男		医師	H〇〇.〇.〇〇	2年	
理事	〇〇　〇〇		男		医師	H〇〇.〇.〇〇	2年	
理事	〇〇　〇〇		女		医師	H〇〇.〇.〇〇	2年	
理事	〇〇　〇〇		男		事務長	H〇〇.〇.〇〇	2年	
理事	〇〇　〇〇		女		総師長	H〇〇.〇.〇〇	2年	
監事	〇〇　〇〇		男			H〇〇.〇.〇〇	2年	
監事	〇〇　〇〇		女			H〇〇.〇.〇〇	2年	

■規程・書式19　定款変更後の運営に係る理事会招集通知・表決書・理事会議案書

医療法人　○○会
理事　○○　○○　殿

平成○○年○月○○日
医療法人　○○会
理事長　○○　○○

理事会招集通知

　理事会を下記要領で開催しますので、ご出席頂きますようお願い申し上げます。

記

1．日時　　平成○○年○月○○日（○曜日）　○○：○○～
2．場所　　当法人　○○病院・会議室
3．議案　　第1号議案　○○の件

欠席の場合には同封の表決書を○月○○日までにご返送ください。

以　上

表決書

いずれかに○をつけてください。

（第1号議案）　　賛成　　　　反対

平成○○年○月○○日
理事　○○　○○　㊞

理事会議案書

日　時　平成○○年　○月○○日　○○：○○〜

《議案審議事項》

　　　　第1号議案　○○の件

○○○・・・

■規程・書式20　定款変更後の運営に係る理事会議事録

　　　　　　　　　理　事　会　議　事　録

1　日　　　時　　平成○○年○月○○日
　　　　　　　　　○○時○○分～○○時○○分

2　場　　　所　　○○市○○区○○番地
　　　　　　　　　○○病院・会議室

3　出席者氏名　　○○　○○　、　○○　○○
　　　　　　　　　○○　○○　、　○○　○○
　　　　　　　　　○○　○○
　　　　　　　　　（本社団理事総数6名のうち、5名出席）
　　　　　　　　　（以下1名表決書提出）
　　　　　　　　　○○　○○

4　議　　　事
　　定款第○○条により、理事長○○○○が議長となり、午前○○時○○分開会を宣し、本日の理事会は定足数に達し、有効に成立する旨を述べ、議事に入った。

　　第1号議案　　○○の件
　　　議長は、○○○・・・

～～～～～～～～～～～～～～～～～～～～～～～～～～～～～～

　　以上をもって、本日の議事を終了したので、議長○○○○は午前○○時○○分、閉会を宣した。
　　本日の決議を確認するため、本議事録を作成し、出席者全員が署名捺印する。

理事会議事細則に議事録署名人の規定がある場合には、「議長及び議事録署名人」となります

平成 ○○ 年 ○ 月 ○○ 日

出 席 理 事

　　　理事長　　○　○　　○　○　　㊞

　　　理　事　　○　○　　○　○　　㊞

　　　理　事　　○　○　　○　○　　㊞

　　　理　事　　○　○　　○　○　　㊞

　　　理　事　　○　○　　○　○　　㊞

理事長は法人印を押印

■規程・書式21　定款変更後の運営に係る社員総会招集通知・表決書・社員総会議案書

医療法人　○○会
社員　○○　○○　殿

平成○○年○月○○日
医療法人　○○会
理事長　○○　○○

社員総会招集通知

　社員総会を下記要領で開催しますので、ご出席頂きますようお願い申し上げます。

記

1．日時　　平成○○年○月○○日（○曜日）　○○：○○〜
2．場所　　当法人　○○病院・会議室
3．議案　　第1号議案　○○の件

　欠席の場合には同封の表決書を○月○○日までにご返送ください。

以　上

表決書

　いずれかに○をつけてください。

（第1号議案）　　賛成　　　反対

平成○○年○月○○日
社員　　○○　○○　㊞

社 員 総 会 議 案 書

日　　時　　平成〇〇年　〇月〇〇日　〇〇：〇〇〜

《議案審議事項》

　　　　　　第1号議案　〇〇の件
〇〇〇・・・

■規程・書式22　定款変更後の運営に係る社員総会議事録

社　員　総　会　議　事　録

1　日　　　時　　　平成○○年○月○○日
　　　　　　　　　　○○時○○分～○○時○○分

2　場　　　所　　　○○市○○区○○番地
　　　　　　　　　　○○病院・会議室

3　出席者氏名　　　○○　○○　、　○○　○○
　　　　　　　　　　○○　○○　、　○○　○○
　　　　　　　　　　○○　○○
　　　　　　　　　　（本社団社員総数6名のうち、5名出席）
　　　　　　　　　　（以下1名表決書提出）
　　　　　　　　　　○○　○○

4　議　　　事
　　定款第○○条により、議長を選任すべく出席社員全員で協議したところ、社員○○○○が議長となり、午前○○時○○分開会を宣し、本日の社員総会は定足数に達し、有効に成立する旨を述べ、議事に入った。

　　第1号議案　　　○○の件
　　　議長は、○○○・・・

〜〜〜〜〜〜〜〜〜〜〜〜〜〜〜〜〜〜〜〜〜〜〜〜〜〜〜〜〜〜〜〜〜〜

　　以上をもって、本日の議事を終了したので、議長○○○○は午前○○時○○分、閉会を宣した。
　　本日の決議を確認するため、本議事録を作成し、出席者全員が署名捺印する。

> 理事会議事細則に議事録署名人の規定がある場合には、「議長及び議事録署名人」となります

233

平成 ○○ 年 ○ 月 ○○ 日

出　席　社　員

　　　　社員　　○ ○　○ ○　　㊞

　　　　社員　　○ ○　○ ○　　㊞

　　　　社員　　○ ○　○ ○　　㊞

　　　　社員　　○ ○　○ ○　　㊞

　　　　社員　　○ ○　○ ○　　㊞

第10章 資料2
条文・通知・定款等編

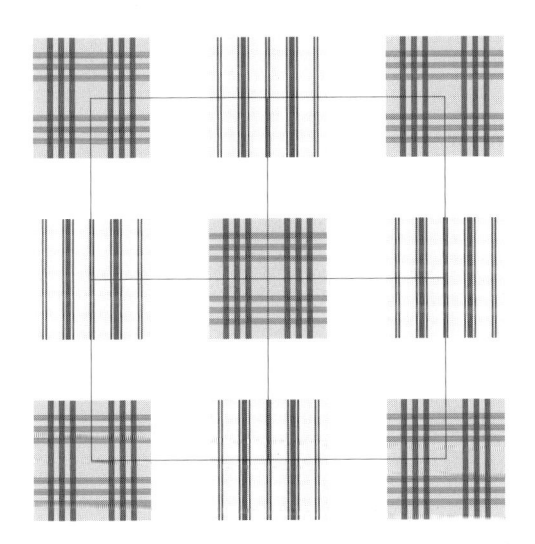

■条文１　医療法

第１条の２　医療は、生命の尊重と個人の尊厳の保持を旨とし、医師、歯科医師、薬剤師、看護師その他の医療の担い手と医療を受ける者との信頼関係に基づき、及び医療を受ける者の心身の状況に応じて行われるとともに、その内容は、単に治療のみならず、疾病の予防のための措置及びリハビリテーションを含む良質かつ適切なものでなければならない。

２　医療は、国民自らの健康の保持増進のための努力を基礎として、医療を受ける者の意向を十分に尊重し、病院、診療所、介護老人保健施設、調剤を実施する薬局その他の医療を提供する施設（以下「医療提供施設」という。）、医療を受ける者の居宅等において、医療提供施設の機能（以下「医療機能」という。）に応じ効率的に、かつ、福祉サービスその他の関連するサービスとの有機的な連携を図りつつ提供されなければならない。

第７条　病院を開設しようとするとき、医師法（昭和23年法律第201号）第16条の４第１項の規定による登録を受けた者（同法第７条の２第１項の規定による厚生労働大臣の命令を受けた者にあつては、同条第２項の規定による登録を受けた者に限る。以下「臨床研修等修了医師」という。）及び歯科医師法（昭和23年法律第202号）第16条の４第１項の規定による登録を受けた者（同法第７条の２第１項の規定による厚生労働大臣の命令を受けた者にあつては、同条第２項の規定による登録を受けた者に限る。以下「臨床研修等修了歯科医師」という。）でない者が診療所を開設しようとするとき、又は助産師（保健師助産師看護師法（昭和23年法律第203号）第15条の２第１項の規定による厚生労働大臣の命令を受けた者にあつては、同条第３項の規定による登録を受けた者に限る。以下この条、第８条及び第11条において同じ。）でない者が助産所を開設しようとするときは、開設地の都道府県知事（診療所又は助産所にあつては、その開設地が保健所を設置する市又は特別区の区域にある場合においては、当該保健所を設置する市の市長又は特別区の区長。第８条から第９条まで、第12条、第15条、第18条、第24条及び第27条から第30条までの規定において同じ。）の許可を受けなければならない。

２　病院を開設した者が、病床数、次の各号に掲げる病床の種別（以下「病床の種別」という。）その他厚生労働省令で定める事項を変更しようとするとき、又は臨床研修等修了医師及び臨床研修等修了歯科医師でない者で診療所を開設したもの若しくは助産師でない者で助産所を開設したものが、病床数その他厚生労働省令で定める事項を変更しようとするときも、厚生労働省令で定める場合を除き、前項と同様とする。

一　精神病床（病院の病床のうち、精神疾患を有する者を入院させるためのものを

二　感染症病床（病院の病床のうち、感染症の予防及び感染症の患者に対する医療に関する法律（平成10年法律第114号）第6条第2項に規定する1類感染症、同条第3項に規定する2類感染症（結核を除く。）、同条第7項に規定する新型インフルエンザ等感染症及び同条第8項に規定する指定感染症（同法第7条の規定により同法第19条又は第20条の規定を準用するものに限る。）の患者（同法第8条（同法第7条において準用する場合を含む。）の規定により1類感染症、2類感染症、新型インフルエンザ等感染症又は指定感染症の患者とみなされる者を含む。）並びに同法第6条第9項に規定する新感染症の所見がある者を入院させるためのものをいう。以下同じ。）

三　結核病床（病院の病床のうち、結核の患者を入院させるためのものをいう。以下同じ。）

四　療養病床（病院又は診療所の病床のうち、前3号に掲げる病床以外の病床であつて、主として長期にわたり療養を必要とする患者を入院させるためのものをいう。以下同じ。）

五　一般病床（病院又は診療所の病床のうち、前各号に掲げる病床以外のものをいう。以下同じ。）

3　診療所に病床を設けようとするとき、又は診療所の病床数、病床の種別その他厚生労働省令で定める事項を変更しようとするときは、厚生労働省令で定める場合を除き、当該診療所の所在地の都道府県知事の許可を受けなければならない。

4　都道府県知事又は保健所を設置する市の市長若しくは特別区の区長は、前3項の許可の申請があつた場合において、その申請に係る施設の構造設備及びその有する人員が第21条及び第23条の規定に基づく厚生労働省令並びに第21条の規定に基づく都道府県の条例の定める要件に適合するときは、前3項の許可を与えなければならない。

5　営利を目的として、病院、診療所又は助産所を開設しようとする者に対しては、前項の規定にかかわらず、第1項の許可を与えないことができる。

第30条の4　都道府県は、基本方針に即して、かつ、地域の実情に応じて、当該都道府県における医療提供体制の確保を図るための計画（以下「医療計画」という。）を定めるものとする。

2　医療計画においては、次に掲げる事項を定めるものとする。

一　都道府県において達成すべき第4号及び第5号の事業の目標に関する事項

二　第4号及び第5号の事業に係る医療連携体制（医療提供施設相互間の機能の分担及び業務の連携を確保するための体制をいう。以下同じ。）に関する事項

三　医療連携体制における医療機能に関する情報の提供の推進に関する事項

四　生活習慣病その他の国民の健康の保持を図るために特に広範かつ継続的な医療

の提供が必要と認められる疾病として厚生労働省令で定めるものの治療又は予防に係る事業に関する事項
　五　次に掲げる医療の確保に必要な事業（以下「救急医療等確保事業」という。）に関する事項（ハに掲げる医療については、その確保が必要な場合に限る。）
　　イ　救急医療
　　ロ　災害時における医療
　　ハ　へき地の医療
　　ニ　周産期医療
　　ホ　小児医療（小児救急医療を含む。）
　　ヘ　イからホまでに掲げるもののほか、都道府県知事が当該都道府県における疾病の発生の状況等に照らして特に必要と認める医療
　六　居宅等における医療の確保に関する事項
　七　医師、歯科医師、薬剤師、看護師その他の医療従事者の確保に関する事項
　八　医療の安全の確保に関する事項
　九　主として病院の病床（次号に規定する病床並びに精神病床、感染症病床及び結核病床を除く。）及び診療所の病床の整備を図るべき地域的単位として区分する区域の設定に関する事項
　十　2以上の前号に規定する区域を併せた区域であつて、主として厚生労働省令で定める特殊な医療を提供する病院の療養病床又は一般病床であつて当該医療に係るものの整備を図るべき地域的単位としての区域の設定に関する事項
　十一　療養病床及び一般病床に係る基準病床数、精神病床に係る基準病床数、感染症病床に係る基準病床数並びに結核病床に係る基準病床数に関する事項
3　医療計画においては、前項各号に掲げる事項のほか、次に掲げる事項について定めるよう努めるものとする。
　一　地域医療支援病院の整備の目標その他医療機能を考慮した医療提供施設の整備の目標に関する事項
　二　前号に掲げるもののほか、医療提供体制の確保に関し必要な事項
4　都道府県は、第2項第2号に掲げる事項を定めるに当たつては、次に掲げる事項に配慮しなければならない。
　一　医療連携体制の構築の具体的な方策について、第2項第4号の厚生労働省令で定める疾病又は同項第5号イからへまでに掲げる医療ごとに定めること。
　二　医療連携体制の構築の内容が、患者が退院後においても継続的に適切な医療を受けることができることを確保するものであること。
　三　医療連携体制の構築の内容が、医療提供施設及び居宅等において提供される保健医療サービスと福祉サービスとの連携を含むものであること。
　四　医療連携体制が、医師、歯科医師、薬剤師、看護師その他の医療従事者、介護保険法に規定する介護サービス事業者、住民その他の地域の関係者による協議を

経て構築されること。
5 第2項第9号及び第10号に規定する区域の設定並びに同項第11号に規定する基準病床数に関する基準（療養病床及び一般病床に係る基準病床数に関する基準にあつては、それぞれの病床の種別に応じ算定した数の合計数を基にした基準）は、厚生労働省令で定める。
6 都道府県は、第2項第11号に規定する基準病床数を定めようとする場合において、急激な人口の増加が見込まれることその他の政令で定める事情があるときは、政令で定めるところにより、同号に規定する基準病床数に関し、前項の基準によらないことができる。
7 都道府県は、第13項の規定により当該都道府県の医療計画が公示された後に、急激な人口の増加が見込まれることその他の政令で定める事情があるときは、政令で定めるところにより算定した数を、政令で定める区域の第2項第11号に規定する基準病床数とみなして、病院の開設の許可の申請その他の政令で定める申請に対する許可に係る事務を行うことができる。
8 都道府県は、第13項の規定により当該都道府県の医療計画が公示された後に、厚生労働省令で定める病床を含む病院の開設の許可の申請その他の政令で定める申請があつた場合においては、政令で定めるところにより算定した数を、政令で定める区域の第2項第11号に規定する基準病床数とみなして、当該申請に対する許可に係る事務を行うことができる。
9 都道府県は、医療計画を作成するに当たつては、他の法律の規定による計画であつて医療の確保に関する事項を定めるものとの調和が保たれるようにするとともに、公衆衛生、薬事、社会福祉その他医療と密接な関連を有する施策との連携を図るように努めなければならない。
10 都道府県は、医療計画を作成するに当たつて、当該都道府県の境界周辺の地域における医療の需給の実情に照らし必要があると認めるときは、関係都道府県と連絡調整を行うものとする。
11 都道府県は、医療に関する専門的科学的知見に基づいて医療計画の案を作成するため、診療又は調剤に関する学識経験者の団体の意見を聴かなければならない。
12 都道府県は、医療計画を定め、又は第30条の6の規定により医療計画を変更しようとするときは、あらかじめ、都道府県医療審議会及び市町村（救急業務を処理する一部事務組合及び広域連合を含む。）の意見を聴かなければならない。
13 都道府県は、医療計画を定め、又は第30条の6の規定により医療計画を変更したときは、遅滞なく、これを厚生労働大臣に提出するとともに、その内容を公示しなければならない。

第31条 公的医療機関（都道府県、市町村その他厚生労働大臣の定める者の開設する病院又は診療所をいう。以下この節において同じ。）は、第30条の12第1項の規定

により都道府県が定めた施策の実施に協力しなければならない。

第39条　病院、医師若しくは歯科医師が常時勤務する診療所又は介護老人保健施設を開設しようとする社団又は財団は、この法律の規定により、これを法人とすることができる。
2　前項の規定による法人は、医療法人と称する。

第42条の2　医療法人のうち、次に掲げる要件に該当するものとして、政令で定めるところにより都道府県知事の認定を受けたもの（以下「社会医療法人」という。）は、その開設する病院、診療所又は介護老人保健施設（指定管理者として管理する病院等を含む。）の業務に支障のない限り、定款又は寄附行為の定めるところにより、その収益を当該社会医療法人が開設する病院、診療所又は介護老人保健施設の経営に充てることを目的として、厚生労働大臣が定める業務（以下「収益業務」という。）を行うことができる。
　一　役員のうちには、各役員について、その役員、その配偶者及び3親等以内の親族その他各役員と厚生労働省令で定める特殊の関係がある者が役員の総数の3分の1を超えて含まれることがないこと。
　二　社団たる医療法人の社員のうちには、各社員について、その社員、その配偶者及び3親等以内の親族その他各社員と厚生労働省令で定める特殊の関係がある者が社員の総数の3分の1を超えて含まれることがないこと。
　三　財団たる医療法人の評議員のうちには、各評議員について、その評議員、その配偶者及び3親等以内の親族その他各評議員と厚生労働省令で定める特殊の関係がある者が評議員の総数の3分の1を超えて含まれることがないこと。
　四　救急医療等確保事業（当該医療法人が開設する病院又は診療所の所在地の都道府県が作成する医療計画に記載されたものに限る。）に係る業務を当該病院又は診療所の所在地の都道府県において行つていること。
　五　前号の業務について、次に掲げる事項に関し厚生労働大臣が定める基準に適合していること。
　　イ　当該業務を行う病院又は診療所の構造設備
　　ロ　当該業務を行うための体制
　　ハ　当該業務の実績
　六　前各号に掲げるもののほか、公的な運営に関する厚生労働省令で定める要件に適合するものであること。
　七　定款又は寄附行為において解散時の残余財産を国、地方公共団体又は他の社会医療法人に帰属させる旨を定めていること。
2　都道府県知事は、前項の認定をするに当たつては、あらかじめ、都道府県医療審議会の意見を聴かなければならない。

3　収益業務に関する会計は、当該社会医療法人が開設する病院、診療所又は介護老人保健施設（指定管理者として管理する病院等を含む。）の業務及び前条各号に掲げる業務に関する会計から区分し、特別の会計として経理しなければならない。

第44条　医療法人は、都道府県知事の認可を受けなければ、これを設立することができない。
2　医療法人を設立しようとする者は、定款又は寄附行為をもつて、少なくとも次に掲げる事項を定めなければならない。
　一　目的
　二　名称
　三　その開設しようとする病院、診療所又は介護老人保健施設（地方自治法第244条の2第3項に規定する指定管理者として管理しようとする公の施設である病院、診療所又は介護老人保健施設を含む。）の名称及び開設場所
　四　事務所の所在地
　五　資産及び会計に関する規定
　六　役員に関する規定
　七　社団たる医療法人にあつては、社員総会及び社員たる資格の得喪に関する規定
　八　財団たる医療法人にあつては、評議員会及び評議員に関する規定
　九　解散に関する規定
　十　定款又は寄附行為の変更に関する規定
　十一　公告の方法
3　財団たる医療法人を設立しようとする者が、その名称、事務所の所在地又は理事の任免の方法を定めないで死亡したときは、都道府県知事は、利害関係人の請求により又は職権で、これを定めなければならない。
4　医療法人の設立当初の役員は、定款又は寄附行為をもつて定めなければならない。
5　第2項第9号に掲げる事項中に、残余財産の帰属すべき者に関する規定を設ける場合には、その者は、国若しくは地方公共団体又は医療法人その他の医療を提供する者であつて厚生労働省令で定めるもののうちから選定されるようにしなければならない。
6　この節に定めるもののほか、医療法人の設立認可の申請に関して必要な事項は、厚生労働省令で定める。

第45条　都道府県知事は、前条第1項の規定による認可の申請があつた場合には、当該申請にかかる医療法人の資産が第41条の要件に該当しているかどうか及びその定款又は寄附行為の内容が法令の規定に違反していないかどうかを審査した上で、その認可を決定しなければならない。
2　都道府県知事は、前条第1項の規定による認可をし、又は認可をしない処分をす

るに当たつては、あらかじめ、都道府県医療審議会の意見を聴かなければならない。

第46条の2　医療法人には、役員として、理事3人以上及び監事1人以上を置かなければならない。ただし、理事について、都道府県知事の認可を受けた場合は、1人又は2人の理事を置くをもつて足りる。
2　次の各号のいずれかに該当する者は、医療法人の役員となることができない。
　一　成年被後見人又は被保佐人
　二　この法律、医師法、歯科医師法その他医事に関する法令の規定により罰金以上の刑に処せられ、その執行を終わり、又は執行を受けることがなくなつた日から起算して2年を経過しない者
　三　前号に該当する者を除くほか、禁錮以上の刑に処せられ、その執行を終わり、又は執行を受けることがなくなるまでの者
3　役員の任期は、2年を超えることはできない。ただし、再任を妨げない。

第48条の2　理事又は監事のうち、その定数の5分の1を超える者が欠けたときは、1月以内に補充しなければならない。

第48条の4　社員は、各1個の議決権を有する。
2　社員総会に出席しない社員は、書面で、又は代理人によつて議決をすることができる。ただし、定款に別段の定めがある場合は、この限りでない。
3　社団たる医療法人と特定の社員との関係について議決をする場合には、その社員は、議決権を有しない。

第50条　定款又は寄附行為の変更（厚生労働省令で定める事項に係るものを除く。）は、都道府県知事の認可を受けなければ、その効力を生じない。
2　都道府県知事は、前項の規定による認可の申請があつた場合には、第45条に規定する事項及び定款又は寄附行為の変更の手続が法令又は定款若しくは寄附行為に違反していないかどうかを審査した上で、その認可を決定しなければならない。
3　医療法人は、第1項の厚生労働省令で定める事項に係る定款又は寄附行為の変更をしたときは、遅滞なく、その旨を都道府県知事に届け出なければならない。
4　第44条第5項の規定は、定款又は寄附行為の変更により、残余財産の帰属すべき者に関する規定を設け、又は変更する場合について準用する。

第54条　医療法人は、剰余金の配当をしてはならない。

第54条の2　社会医療法人は、救急医療等確保事業の実施に資するため、社員総会において議決された額又は寄附行為の定めるところにより評議員会において議決され

た額を限度として、社会医療法人債（第54条の7において準用する会社法（平成17年法律第86号）の規定により社会医療法人が行う割当てにより発生する当該社会医療法人を債務者とする金銭債権であつて、次条第1項各号に掲げる事項についての定めに従い償還されるものをいう。以下同じ。）を発行することができる。
2 　前項の社会医療法人債を発行したときは、社会医療法人は、当該社会医療法人債の発行収入金に相当する金額を第42条の2第3項に規定する特別の会計に繰り入れてはならない。

第57条　社団たる医療法人は、総社員の同意があるときは、他の社団たる医療法人と合併をすることができる。
2 　財団たる医療法人は、寄附行為に合併することができる旨の定がある場合に限り、他の財団たる医療法人と合併をすることができる。
3 　財団たる医療法人が合併をするには、理事の3分の2以上の同意がなければならない。但し、寄附行為に別段の定がある場合は、この限りでない。
4 　合併は、都道府県知事の認可を受けなければ、その効力を生じない。
5 　第55条第7項の規定は、前項の認可について準用する。

第60条　合併により医療法人を設立する場合においては、定款の作製又は寄附行為その他医療法人の設立に関する事務は、各医療法人において選任した者が共同して行わなければならない。

第61条　合併後存続する医療法人又は合併によつて設立した医療法人は、合併によつて消滅した医療法人の権利義務（当該医療法人がその行う事業に関し行政庁の認可その他の処分に基いて有する権利義務を含む。）を承継する。

第64条の2　都道府県知事は、社会医療法人が、次の各号のいずれかに該当する場合においては、社会医療法人の認定を取り消し、又は期間を定めて収益業務の全部若しくは一部の停止を命ずることができる。
一　第42条の2第1項各号に掲げる要件を欠くに至つたとき。
二　定款又は寄附行為で定められた業務以外の業務を行つたとき。
三　収益業務から生じた収益を当該社会医療法人が開設する病院、診療所又は介護老人保健施設の経営に充てないとき。
四　収益業務の継続が、社会医療法人が開設する病院、診療所又は介護老人保健施設（指定管理者として管理する病院等を含む。）の業務に支障があると認めるとき。
五　不正の手段により第42条の2第1項の認定を受けたとき。
六　この法律若しくはこの法律に基づく命令又はこれらに基づく処分に違反したと

き。
2 都道府県知事は、前項の規定により認定を取り消すに当たつては、あらかじめ、都道府県医療審議会の意見を聴かなければならない。

附　則（平成18年6月21日法律第84号）抄
(残余財産に関する経過措置)
第10条　新医療法第44条第4項の規定は、施行日以後に申請された同条第1項の認可について適用し、施行日前に申請された同項の認可については、なお従前の例による。
2　施行日前に設立された医療法人又は施行日前に医療法第44条第1項の規定による認可の申請をし、施行日以後に設立の認可を受けた医療法人であって、施行日において、その定款又は寄附行為に残余財産の帰属すべき者に関する規定を設けていないもの又は残余財産の帰属すべき者として新医療法第44条第4項に規定する者以外の者を規定しているものについては、当分の間（当該医療法人が、施行日以後に、残余財産の帰属すべき者として、同項に規定する者を定めることを内容とする定款又は寄附行為の変更をした場合には、当該定款又は寄附行為の変更につき医療法第50条第1項の認可を受けるまでの間）、新医療法第50条第4項の規定は適用せず、旧医療法第56条の規定は、なおその効力を有する。

■条文2　医療法施行規則

（法第30条の４第２項第４号の厚生労働省令で定める疾病）
第30条の28　法第30条の４第２項第４号に規定する厚生労働省令で定める疾病は、がん、脳卒中、急性心筋梗塞、糖尿病及び精神疾患とする。

（社会医療法人の認定要件）
第30条の35の２　法第42条の２第１項第６号に規定する公的な運営に関する厚生労働省令で定める要件は、次の各号のいずれにも該当するものであることとする。
　一　当該医療法人の運営について、次のいずれにも該当すること。
　　イ　当該医療法人の理事の定数は６人以上とし、監事の定数は２人以上とすること。
　　ロ　当該医療法人が社団である医療法人である場合にあつては当該社団である医療法人の理事及び監事は社員総会の決議によつて、当該医療法人が財団である医療法人である場合にあつては当該財団である医療法人の理事及び監事は評議員会の決議によつて選任されること。
　　ハ　当該医療法人が財団である医療法人である場合にあつては、当該医療法人の評議員は理事会において推薦した者につき、理事長が委嘱すること。
　　ニ　他の同１の団体（公益社団法人又は公益財団法人その他これに準ずるもの（以下「公益法人等」という。）を除く。）の理事又は使用人である者その他これに準ずる相互に密接な関係にある理事の合計数が理事の総数の３分の１を超えないものであること。監事についても、同様とすること。
　　ホ　その理事、監事及び評議員に対する報酬等（報酬、賞与その他の職務遂行の対価として受ける財産上の利益及び退職手当をいう。以下同じ。）について、民間事業者の役員の報酬等及び従業員の給与、当該医療法人の経理の状況その他の事情を考慮して、不当に高額なものとならないような支給の基準を定めているものであること。
　　ヘ　その事業を行うに当たり、社員、評議員、理事、監事、使用人その他の当該医療法人の関係者に対し特別の利益を与えないものであること。
　　ト　その事業を行うに当たり、株式会社その他の営利事業を営む者又は特定の個人若しくは団体の利益を図る活動を行う者に対し、寄附その他の特別の利益を与える行為を行わないものであること。ただし、公益法人等に対し、当該公益法人等が行う公益目的の事業のために寄附その他の特別の利益を与える行為を行う場合は、この限りでない。
　　チ　当該医療法人の毎会計年度の末日における遊休財産額は、直近に終了した会計年度の損益計算書に計上する事業（法第42条の規定に基づき同条各号に掲げ

る業務として行うもの及び法第42条の2第1項の規定に基づき同項に規定する収益業務として行うものを除く。）に係る費用の額を超えてはならないこと。
　　リ　他の団体の意思決定に関与することができる株式その他の財産を保有していないものであること。ただし、当該財産の保有によつて他の団体の事業活動を実質的に支配するおそれがない場合は、この限りでない。
　　ヌ　当該医療法人につき法令に違反する事実、その帳簿書類に取引の全部若しくは一部を隠ぺいし、又は仮装して記録若しくは記載をしている事実その他公益に反する事実がないこと。
　二　当該医療法人の事業について、次のいずれにも該当すること。
　　イ　社会保険診療（租税特別措置法（昭和32年法律第26号）第26条第2項に規定する社会保険診療をいう。以下同じ。）に係る収入金額（労働者災害補償保険法（昭和22年法律第50号）に係る患者の診療報酬（当該診療報酬が社会保険診療報酬と同1の基準によつている場合又は当該診療報酬が少額（全収入金額のおおむね100分の10以下の場合をいう。）の場合に限る。）を含む。）、健康増進法（平成14年法律第103号）第6条各号に掲げる健康増進事業実施者が行う同法第4条に規定する健康増進事業（健康検査に係るものに限る。以下同じ。）に係る収入金額（当該収入金額が社会保険診療報酬と同1の基準により計算されている場合に限る。）及び助産（社会保険診療及び健康増進事業に係るものを除く。）に係る収入金額（1の分娩に係る助産に係る収入金額が50万円を超えるときは、50万円を限度とする。）の合計額が、全収入金額の100分の80を超えること。
　　ロ　自費患者（社会保険診療に係る患者又は労働者災害補償保険法に係る患者以外の患者をいう。以下同じ。）に対し請求する金額が、社会保険診療報酬と同1の基準により計算されること。
　　ハ　医療診療（社会保険診療、労働者災害補償保険法に係る診療及び自費患者に係る診療をいう。）により収入する金額が、医師、看護師等の給与、医療の提供に要する費用（投薬費を含む。）等患者のために直接必要な経費の額に100分の150を乗じて得た額の範囲内であること。
2　前項第1号チに規定する遊休財産額は、当該医療法人の業務のために現に使用されておらず、かつ、引き続き使用されることが見込まれない財産の価額の合計額として、直近に終了した会計年度の貸借対照表に計上する当該医療法人の保有する資産の総額から次に掲げる資産のうち保有する資産の明細表に記載されたものの帳簿価額の合計額を控除した額に、純資産の額（貸借対照表上の資産の額から負債の額を控除して得た額をいう。）の資産の総額に対する割合を乗じて得た額とする。
　一　当該医療法人が開設する病院、診療所又は介護老人保健施設の業務の用に供する財産
　二　法第42条各号に規定する業務の用に供する財産

三　法第42条の２第１項に規定する収益業務の用に供する財産
　四　前３号の業務を行うために保有する財産（前３号に掲げる財産を除く。）
　五　第１号から第３号までに定める業務を行うための財産の取得又は改良に充てるために保有する資金
　六　将来の特定の事業（定款又は寄附行為に定められた事業に限る。）の実施のために特別に支出する費用に係る支出に充てるために保有する資金

(基金)
第30条の37　社団である医療法人（持分の定めのあるもの、法第42条の２第１項に規定する社会医療法人及び租税特別措置法第67条の２第１項に規定する特定の医療法人を除く。社団である医療法人の設立前にあつては、設立時社員。以下この条において「社団医療法人」という。）は、基金（社団医療法人に拠出された金銭その他の財産であつて、当該社団医療法人が拠出者に対して本条及び次条並びに当該医療法人と当該拠出者との間の合意の定めるところに従い返還義務（金銭以外の財産については、拠出時の当該財産の価額に相当する金銭の返還義務）を負うものをいう。以下同じ。）を引き受ける者の募集をすることができる旨を定款で定めることができる。この場合においては、次に掲げる事項を定款で定めなければならない。
　一　基金の拠出者の権利に関する規定
　二　基金の返還の手続
２　前項の基金の返還に係る債権には、利息を付することができない。

(持分の定めのある医療法人から持分の定めのない医療法人への移行)
第30条の39　社団である医療法人で持分の定めのあるものは、定款を変更して、社団である医療法人で持分の定めのないものに移行することができる。
２　社団である医療法人で持分の定めのないものは、社団である医療法人で持分の定めのあるものへ移行できないものとする。

■条文3　相続税法

(贈与又は遺贈により取得したものとみなす場合)
第9条　第5条から前条まで及び次節に規定する場合を除くほか、対価を支払わないで、又は著しく低い価額の対価で利益を受けた場合においては、当該利益を受けた時において、当該利益を受けた者が、当該利益を受けた時における当該利益の価額に相当する金額（対価の支払があつた場合には、その価額を控除した金額）を当該利益を受けさせた者から贈与（当該行為が遺言によりなされた場合には、遺贈）により取得したものとみなす。ただし、当該行為が、当該利益を受ける者が資力を喪失して債務を弁済することが困難である場合において、その者の扶養義務者から当該債務の弁済に充てるためになされたものであるときは、その贈与又は遺贈により取得したものとみなされた金額のうちその債務を弁済することが困難である部分の金額については、この限りでない。

(相続税の非課税財産)
第12条　次に掲げる財産の価額は、相続税の課税価格に算入しない。
　三　宗教、慈善、学術その他公益を目的とする事業を行う者で政令で定めるものが相続又は遺贈により取得した財産で当該公益を目的とする事業の用に供することが確実なもの

(相続税額の加算)
第18条　相続又は遺贈により財産を取得した者が当該相続又は遺贈に係る被相続人の1親等の血族（当該被相続人の直系卑属が相続開始以前に死亡し、又は相続権を失つたため、代襲して相続人となつた当該被相続人の直系卑属を含む。）及び配偶者以外の者である場合においては、その者に係る相続税額は、前条の規定にかかわらず、同条の規定により算出した金額にその100分の20に相当する金額を加算した金額とする。
2　前項の一親等の血族には、同項の被相続人の直系卑属が当該被相続人の養子となつている場合を含まないものとする。ただし、当該被相続人の直系卑属が相続開始以前に死亡し、又は相続権を失つたため、代襲して相続人となつている場合は、この限りでない。

(相続開始前3年以内に贈与があつた場合の相続税額)
第19条　相続又は遺贈により財産を取得した者が当該相続の開始前3年以内に当該相続に係る被相続人から贈与により財産を取得したことがある場合においては、その者については、当該贈与により取得した財産（第21条の2第1項から第3項まで、

第21条の3及び第21条の4の規定により当該取得の日の属する年分の贈与税の課税価格計算の基礎に算入されるもの（特定贈与財産を除く。）に限る。以下この条及び第51条第2項において同じ。）の価額を相続税の課税価格に加算した価額を相続税の課税価格とみなし、第15条から前条までの規定を適用して算出した金額（当該贈与により取得した財産の取得につき課せられた贈与税があるときは、当該金額から当該財産に係る贈与税の税額（第21条の8の規定による控除前の税額とし、延滞税、利子税、過少申告加算税、無申告加算税及び重加算税に相当する税額を除く。）として政令の定めるところにより計算した金額を控除した金額）をもつて、その納付すべき相続税額とする。

2　前項に規定する特定贈与財産とは、第21条の6第1項に規定する婚姻期間が20年以上である配偶者に該当する被相続人からの贈与により当該被相続人の配偶者が取得した同項に規定する居住用不動産又は金銭で次の各号に掲げる場合に該当するもののうち、当該各号に掲げる場合の区分に応じ、当該各号に定める部分をいう。

一　当該贈与が当該相続の開始の年の前年以前にされた場合で、当該被相続人の配偶者が当該贈与による取得の日の属する年分の贈与税につき第21条の6第1項の規定の適用を受けているとき。　同項の規定により控除された金額に相当する部分

二　当該贈与が当該相続の開始の年においてされた場合で、当該被相続人の配偶者が当該被相続人からの贈与について既に第21条の6第1項の規定の適用を受けた者でないとき（政令で定める場合に限る。）。　同項の規定の適用があるものとした場合に、同項の規定により控除されることとなる金額に相当する部分

（贈与税の非課税財産）
第21条の3　次に掲げる財産の価額は、贈与税の課税価格に算入しない。
三　宗教、慈善、学術その他公益を目的とする事業を行う者で政令で定めるものが贈与により取得した財産で当該公益を目的とする事業の用に供することが確実なもの

（相続税の申告書）
第27条　相続又は遺贈（当該相続に係る被相続人からの贈与により取得した財産で第21条の9第3項の規定の適用を受けるものに係る贈与を含む。以下この条において同じ。）により財産を取得した者及び当該被相続人に係る相続時精算課税適用者は、当該被相続人からこれらの事由により財産を取得したすべての者に係る相続税の課税価格（第19条又は第21条の14から第21条の18までの規定の適用がある場合には、これらの規定により相続税の課税価格とみなされた金額）の合計額がその遺産に係る基礎控除額を超える場合において、その者に係る相続税の課税価格（第19条又は第21条の14から第21条の18までの規定の適用がある場合には、これらの規定により

相続税の課税価格とみなされた金額）に係る第15条から第19条まで、第19条の３から第20条の２まで及び第21条の14から第21条の18までの規定による相続税額があるときは、その相続の開始があつたことを知つた日の翌日から10月以内（その者が国税通則法第117条第２項（納税管理人）の規定による納税管理人の届出をしないで当該期間内にこの法律の施行地に住所及び居所を有しないこととなるときは、当該住所及び居所を有しないこととなる日まで）に課税価格、相続税額その他財務省令で定める事項を記載した申告書を納税地の所轄税務署長に提出しなければならない。

（贈与税の申告書）
第28条　贈与により財産を取得した者は、その年分の贈与税の課税価格に係る第21条の５、第21条の７及び第21条の８の規定による贈与税額があるとき又は当該財産が第21条の９第３項の規定の適用を受けるものであるときは、その年の翌年２月１日から３月15日まで（同年１月１日から３月15日までに国税通則法第117条第２項（納税管理人）の規定による納税管理人の届出をしないでこの法律の施行地に住所及び居所を有しないこととなるときは、当該住所及び居所を有しないこととなる日まで）に、課税価格、贈与税額その他財務省令で定める事項を記載した申告書を納税地の所轄税務署長に提出しなければならない。

（納付）
第33条　期限内申告書又は第31条第２項の規定による修正申告書を提出した者は、これらの申告書の提出期限までに、これらの申告書に記載した相続税額又は贈与税額に相当する相続税又は贈与税を国に納付しなければならない。

（納税地）
第62条　相続税及び贈与税は、第１条の３第１号若しくは第４号又は第１条の４第１号の規定に該当する者については、この法律の施行地にある住所地（この法律の施行地に住所を有しないこととなつた場合には、居所地）をもつて、その納税地とする。

（人格のない社団又は財団等に対する課税）
第66条　代表者又は管理者の定めのある人格のない社団又は財団に対し財産の贈与又は遺贈があつた場合においては、当該社団又は財団を個人とみなして、これに贈与税又は相続税を課する。この場合においては、贈与により取得した財産について、当該贈与をした者の異なるごとに、当該贈与をした者の各１人のみから財産を取得したものとみなして算出した場合の贈与税額の合計額をもつて当該社団又は財団の納付すべき贈与税額とする。

2　前項の規定は、同項に規定する社団又は財団を設立するために財産の提供があつた場合について準用する。
3　前2項の場合において、第1条の3又は第1条の4の規定の適用については、第1項に規定する社団又は財団の住所は、その主たる営業所又は事務所の所在地にあるものとみなす。
4　前3項の規定は、持分の定めのない法人に対し財産の贈与又は遺贈があつた場合において、当該贈与又は遺贈により当該贈与又は遺贈をした者の親族その他これらの者と第64条第1項に規定する特別の関係がある者の相続税又は贈与税の負担が不当に減少する結果となると認められるときについて準用する。この場合において、第1項中「代表者又は管理者の定めのある人格のない社団又は財団」とあるのは「持分の定めのない法人」と、「当該社団又は財団」とあるのは「当該法人」と、第2項及び第3項中「社団又は財団」とあるのは「持分の定めのない法人」と読み替えるものとする。
5　第1項（第2項において準用する場合を含む。）又は前項の規定の適用がある場合において、これらの規定により第1項若しくは第2項の社団若しくは財団又は前項の持分の定めのない法人に課される贈与税又は相続税の額については、政令で定めるところにより、これらの社団若しくは財団又は持分の定めのない法人に課されるべき法人税その他の税の額に相当する額を控除する。
6　第4項の相続税又は贈与税の負担が不当に減少する結果となると認められるか否かの判定その他同項の規定の適用に関し必要な事項は、政令で定める。

■条文4　相続税法施行令

（法人から受ける特別の利益の内容等）
第32条　法第65条第1項の法人から受ける特別の利益は、施設の利用、余裕金の運用、解散した場合における財産の帰属、金銭の貸付け、資産の譲渡、給与の支給、役員等（理事、監事、評議員その他これらの者に準ずるものをいう。次条第3項において同じ。）の選任その他財産の運用及び事業の運営に関して当該法人から受ける特別の利益（以下この条において「特別利益」という。）とし、法第65条第1項の法人から特別の利益を受ける者は、同項の贈与又は遺贈をした者からの当該法人に対する当該財産の贈与又は遺贈に関して当該法人から特別利益を受けたと認められる者とする。

（人格のない社団又は財団等に課される贈与税等の額の計算の方法等）
第33条　法第66条第1項（同条第2項において準用する場合を含む。）又は同条第4項の規定により同条第1項若しくは第2項の社団若しくは財団又は同条第4項の持分の定めのない法人（以下この項及び次項において「社団等」という。）に課される贈与税又は相続税の額については、次に掲げる税額の合計額（当該税額の合計額が当該贈与税又は相続税の額を超えるときには、当該贈与税又は相続税の額に相当する額）を控除するものとする。
一　社団等が贈与又は遺贈により取得した財産の価額から翌期控除事業税相当額（当該価額を当該社団等の事業年度の所得とみなして地方税法の規定を適用して計算した事業税（同法第72条第3号（事業税に関する用語の意義）に規定する所得割に係るものに限る。以下この号において同じ。）の額をいう。）を控除した価額を当該社団等の事業年度の所得とみなして法人税法の規定を適用して計算した法人税の額及び地方税法の規定を適用して計算した事業税の額
二　前号の規定により計算した法人税の額を基に地方税法の規定を適用して計算した当該社団等の同法第23条第1項第3号（道府県民税に関する用語の意義）に規定する法人税割に係る道府県民税の額及び同法第292条第1項第3号（市町村民税に関する用語の意義）に規定する法人税割に係る市町村民税の額
2　前項の規定を適用する場合において、社団等に財産の贈与をした者が2以上あるときは、当該社団等が当該贈与により取得した財産について、当該贈与をした者の異なるごとに、当該贈与をした者の各1人のみから取得したものとみなす。
3　贈与又は遺贈により財産を取得した法第65条第1項に規定する持分の定めのない法人が、次に掲げる要件を満たすときは、法第66条第4項の相続税又は贈与税の負担が不当に減少する結果となると認められないものとする。
一　その運営組織が適正であるとともに、その寄附行為、定款又は規則において、

その役員等のうち親族関係を有する者及びこれらと次に掲げる特殊の関係がある者（次号において「親族等」という。）の数がそれぞれの役員等の数のうちに占める割合は、いずれも3分の1以下とする旨の定めがあること。
　イ　当該親族関係を有する役員等と婚姻の届出をしていないが事実上婚姻関係と同様の事情にある者
　ロ　当該親族関係を有する役員等の使用人及び使用人以外の者で当該役員等から受ける金銭その他の財産によつて生計を維持しているもの
　ハ　イ又はロに掲げる者の親族でこれらの者と生計を1にしているもの
　ニ　当該親族関係を有する役員等及びイからハまでに掲げる者のほか、次に掲げる法人の法人税法第2条第15号（定義）に規定する役員（(1)において「会社役員」という。）又は使用人である者
　　(1)　当該親族関係を有する役員等が会社役員となつている他の法人
　　(2)　当該親族関係を有する役員等及びイからハまでに掲げる者並びにこれらの者と法人税法第2条第10号に規定する政令で定める特殊の関係のある法人を判定の基礎にした場合に同号に規定する同族会社に該当する他の法人
二　当該法人に財産の贈与若しくは遺贈をした者、当該法人の設立者、社員若しくは役員等又はこれらの者の親族等に対し、施設の利用、余裕金の運用、解散した場合における財産の帰属、金銭の貸付け、資産の譲渡、給与の支給、役員等の選任その他財産の運用及び事業の運営に関して特別の利益を与えないこと。
三　その寄附行為、定款又は規則において、当該法人が解散した場合にその残余財産が国若しくは地方公共団体又は公益社団法人若しくは公益財団法人その他の公益を目的とする事業を行う法人（持分の定めのないものに限る。）に帰属する旨の定めがあること。
四　当該法人につき法令に違反する事実、その帳簿書類に取引の全部又は一部を隠ぺいし、又は仮装して記録又は記載をしている事実その他公益に反する事実がないこと。

■条文5　相続税法基本通達

（株式又は出資の価額が増加した場合）
9－2　同族会社（法人税法第2条第10号に規定する同族会社をいう。以下同じ。）の株式又は出資の価額が、例えば、次に掲げる場合に該当して増加したときにおいては、その株主又は社員が当該株式又は出資の価額のうち増加した部分に相当する金額を、それぞれ次に掲げる者から贈与によって取得したものとして取り扱うものとする。この場合における贈与による財産の取得の時期は、財産の提供があった時、債務の免除があった時又は財産の譲渡があった時によるものとする。（昭57直資7－177改正、平15課資2－1改正）
(1)　会社に対し無償で財産の提供があった場合
　　当該財産を提供した者
(2)　時価より著しく低い価額で現物出資があった場合
　　当該現物出資をした者
(3)　対価を受けないで会社の債務の免除、引受け又は弁済があった場合
　　当該債務の免除、引受け又は弁済をした者
(4)　会社に対し時価より著しく低い価額の対価で財産の譲渡をした場合
　　当該財産の譲渡をした者

■条文6　相続税個別通達1

贈与税の非課税財産（公益を目的とする事業の用に供する財産に関する部分）及び持分の定めのない法人に対して財産の贈与等があった場合の取扱いについて

昭和39年6月9日付　直審（資）24、直資77
昭和39年12月24日付　直審（資）45、直資173改正
昭和55年4月23日付　直資2－182改正
昭和57年5月17日付　直資2－177改正
平成元年5月8日付　直資2－209改正
平成4年6月19日付　課資2－158改正
平成8年6月18日付　課資2－116改正
平成10年6月18日付　課資2－244改正
平成12年6月23日付　課資2－258改正
平成15年6月24日付　課資2－1改正
平成16年6月10日付　課資2－6改正
平成20年7月8日付　課資2－8改正

第2　持分の定めのない法人に対する贈与税の取扱い

(法第66条第4項の規定の趣旨)

12　法第66条第4項の規定は、持分の定めのない法人（持分の定めのある法人で持分を有する者がないものを含む。以下同じ。）に対する財産の贈与又は当該法人を設立するための財産の提供（以下「贈与等」という。）により贈与等をした者又はこれらの者の親族その他これらの者と法第64条第1項に規定する特別の関係がある者が当該法人の施設又は余裕金を私的に利用するなど当該法人から特別の利益を受けているような場合には、実質的には、当該贈与等をした者が当該贈与等に係る財産を有し、又は特別の利益を受ける者に当該特別の利益を贈与したのと同じこととなり、したがって当該贈与等をした者について相続が開始した場合には、当該財産は遺産となって相続税が課され、又は特別の利益を受ける者に対し贈与税が課されるのにかかわらず、法人に対し財産の贈与等をすることによりこれらの課税を免れることとなることに顧み、当該法人に対する財産の贈与等があった際に当該法人に贈与税を課することとしているものであることに留意する。

(持分の定めのない法人)

13　法第66条第4項に規定する「持分の定めのない法人」とは、例えば、次に掲げる

法人をいうことに留意する。
(1) 定款、寄附行為若しくは規則（これらに準ずるものを含む。以下13において「定款等」という。）又は法令の定めにより、当該法人の社員、構成員（当該法人へ出資している者に限る。以下13において「社員等」という。）が当該法人の出資に係る残余財産の分配請求権又は払戻請求権を行使することができない法人
(2) 定款等に、社員等が当該法人の出資に係る残余財産の分配請求権又は払戻請求権を行使することができる旨の定めはあるが、そのような社員等が存在しない法人
　（注）　持分の定めがある法人（持分を有する者がないものを除く。）に対する財産の贈与等があったときは、当該法人の出資者等について法第9条の規定を適用すべき場合があることに留意する。

（相続税等の負担の不当減少についての判定）

14　法第66条第4項に規定する「相続税又は贈与税の負担が不当に減少する結果となると認められるとき」かどうかの判定は、原則として、贈与等を受けた法人が法施行令第33条第3項各号に掲げる要件を満たしているかどうかにより行うものとする。

　　ただし、当該法人の社員、役員等（法施行令第32条に規定する役員等をいう。以下同じ。）及び当該法人の職員のうちに、その財産を贈与した者若しくは当該法人の設立に当たり財産を提供した者又はこれらの者と親族その他法施行令第33条第3項第1号に規定する特殊の関係がある者が含まれていない事実があり、かつ、これらの者が、当該法人の財産の運用及び事業の運営に関して私的に支配している事実がなく、将来も私的に支配する可能性がないと認められる場合には、同号の要件を満たさないときであっても、同項第2号から第4号までの要件を満たしているときは、法第66条第4項に規定する「相続税又は贈与税の負担が不当に減少する結果となると認められるとき」に該当しないものとして取り扱う。

（その運営組織が適正であるかどうかの判定）

15　法施行令第33条第3項第1号に規定する「その運営組織が適正である」かどうかの判定は、財産の贈与等を受けた法人について、次に掲げる事実が認められるかどうかにより行うものとして取り扱う。
(1) 次に掲げる法人の態様に応じ、定款、寄附行為又は規則（これらに準ずるものを含む。以下同じ。）において、それぞれ次に掲げる事項が定められていること。
　　イ　一般社団法人
　　　（イ）　理事の定数は6人以上、監事の定数は2人以上であること。
　　　（ロ）　理事会を設置すること。
　　　（ハ）　理事会の決議は、次の（ホ）に該当する場合を除き、理事会において理

事総数（理事現在数）の過半数の決議を必要とすること。
(ニ) 社員総会の決議は、法令に別段の定めがある場合を除き、総社員の議決権の過半数を有する社員が出席し、その出席した社員の議決権の過半数の決議を必要とすること。
(ホ) 次に掲げるC及びD以外の事項の決議は、社員総会の決議を必要とすること。
　この場合において次のE、F及びG（事業の一部の譲渡を除く。）以外の事項については、あらかじめ理事会における理事総数（理事現在数）の3分の2以上の決議を必要とすること。
　なお、贈与等に係る財産が贈与等をした者又はその者の親族が法人税法（昭和40年法律第34号）第2条第15号《定義》に規定する役員（以下「会社役員」という。）となっている会社の株式又は出資である場合には、その株式又は出資に係る議決権の行使に当たっては、あらかじめ理事会において理事総数（理事現在数）の3分の2以上の承認を得ることを必要とすること。
　A　収支予算（事業計画を含む。）
　B　決算
　C　重要な財産の処分及び譲受け
　D　借入金（その事業年度内の収入をもって償還する短期の借入金を除く。）その他新たな義務の負担及び権利の放棄
　E　定款の変更
　F　解散
　G　合併、事業の全部又は一部の譲渡
　(注)　一般社団法人及び一般財団法人に関する法律（平成18年法律第48号）第15条第2項第2号《設立時役員等の選任》に規定する会計監査人設置一般社団法人で、同法第127条《会計監査人設置一般社団法人の特則》の規定により同法第126条第2項《計算書類等の定時社員総会への提出等》の規定の適用がない場合にあっては、上記Bの決算について、社員総会の決議を要しないことに留意する。
(ヘ) 役員等には、その地位にあることのみに基づき給与等（所得税法（昭和40年法律第33号）第28条第1項《給与所得》に規定する「給与等」をいう。以下同じ。）を支給しないこと。
(ト) 監事には、理事（その親族その他特殊の関係がある者を含む。）及びその法人の職員が含まれてはならないこと。また、監事は、相互に親族その他特殊の関係を有しないこと。
(注)1　一般社団法人とは、次の(1)又は(2)の法人をいう。
　(1)　一般社団法人及び一般財団法人に関する法律第22条の規定により設

立された一般社団法人
(2) 一般社団法人及び一般財団法人に関する法律及び公益社団法人及び公益財団法人の認定等に関する法律の施行に伴う関係法律の整備等に関する法律（平成18年法律第50号）（以下「整備法」という。）第40条第１項《社団法人及び財団法人の存続》の規定により存続する一般社団法人で、同法第121条第１項《認定に関する規定の準用》の規定において読み替えて準用する同法第106条第１項《移行の登記》の移行の登記をした当該一般社団法人(同法第131条第１項《認可の取消し》の規定により同法第45条《通常の一般社団法人又は一般財団法人への移行》の認可を取り消されたものを除く。)

2　上記（イ）から（ト）までに掲げるほか、法施行令第33条第３項第１号に定める親族その他特殊の関係にある者に関する規定及び同項第３号に定める残余財産の帰属に関する規定が定款に定められていなければならないことに留意する。

3　社員総会における社員の議決権は各１個とし、社員総会において行使できる議決権の数、議決権を行使することができる事項、議決権の行使の条件その他の社員の議決権に関する事項（一般社団法人及び一般財団法人に関する法律第50条《議決権の代理行使》から第52条《電磁的方法による議決権の行使》までに規定する事項を除く。）について、定款の定めがある場合には、たとえ上記（イ）から（ト）までに掲げる事項の定めがあるときであっても上記15の(1)に該当しないものとして取り扱う。

ロ　一般財団法人
（イ）　理事の定数は６人以上、監事の定数は２人以上、評議員の定数は６人以上であること。
（ロ）　評議員の定数は、理事の定数と同数以上であること。
（ハ）　評議員の選任は、例えば、評議員の選任のために設置された委員会の議決により選任されるなどその地位にあることが適当と認められる者が公正に選任されること。
（ニ）　理事会の決議は、次の（ヘ）に該当する場合を除き、理事会において理事総数（理事現在数）の過半数の決議を必要とすること。
（ホ）　評議員会の決議は、法令に別段の定めがある場合を除き、評議員会において評議員総数（評議員現在数）の過半数の決議を必要とすること。
（ヘ）　次に掲げるＣ及びＤ以外の事項の決議は、評議員会の決議を必要とすること。
この場合において次のＥ及びＦ（事業の一部の譲渡を除く。）以外の事項については、あらかじめ理事会における理事総数（理事現在数）の３分

の2以上の決議を必要とすること。
　　　なお、贈与等に係る財産が贈与等をした者又はその者の親族が会社役員となっている会社の株式又は出資である場合には、その株式又は出資に係る議決権の行使に当たっては、あらかじめ理事会において理事総数（理事現在数）の3分の2以上の承認を得ることを必要とすること。
　　A　収支予算（事業計画を含む。）
　　B　決算
　　C　重要な財産の処分及び譲受け
　　D　借入金（その事業年度内の収入をもって償還する短期の借入金を除く。）その他新たな義務の負担及び権利の放棄
　　E　定款の変更
　　F　合併、事業の全部又は一部の譲渡
　（注）　一般社団法人及び一般財団法人に関する法律第153条第1項第7号《定款の記載又は記録事項》に規定する会計監査人設置一般財団法人で、同法第199条の規定において読み替えて準用する同法第127条の規定により同法第126条第2項の規定の適用がない場合にあっては、上記ロ（ヘ）のBの決算について、評議員会の決議を要しないことに留意する。
　（ト）　役員等には、その地位にあることのみに基づき給与等を支給しないこと。
　（チ）　監事には、理事（その親族その他特殊の関係がある者を含む。）及び評議員（その親族その他特殊の関係がある者を含む。）並びにその法人の職員が含まれてはならないこと。また、監事は、相互に親族その他特殊の関係を有しないこと。
（注）1　一般財団法人とは、次の(1)又は(2)の法人をいう。
　　　(1)　一般社団法人及び一般財団法人に関する法律第163条《一般財団法人の成立》の規定により設立された一般財団法人
　　　(2)　整備法第40条第1項の規定により存続する一般財団法人で、同法第121条第1項の規定において読み替えて準用する同法第106条第1項の移行の登記をした当該一般財団法人（同法第131条第1項の規定により同法第45条の認可を取り消されたものを除く。）
　　2　上記ロの（イ）から（チ）までに掲げるほか、法施行令第33条第3項第1号に定める親族その他特殊の関係にある者に関する規定及び同項第3号に定める残余財産の帰属に関する規定が定款に定められていなければならないことに留意する。
ハ　学校法人、社会福祉法人、更生保護法人、宗教法人その他の持分の定めのない法人
　（イ）　その法人に社員総会又はこれに準ずる議決機関がある法人

A　理事の定数は6人以上、監事の定数は2人以上であること。
B　理事及び監事の選任は、例えば、社員総会における社員の選挙により選出されるなどその地位にあることが適当と認められる者が公正に選任されること。
C　理事会の議事の決定は、次のEに該当する場合を除き、原則として、理事会において理事総数（理事現在数）の過半数の議決を必要とすること。
D　社員総会の議事の決定は、法令に別段の定めがある場合を除き、社員総数の過半数が出席し、その出席社員の過半数の議決を必要とすること。
E　次に掲げる事項（次のFにより評議員会などに委任されている事項を除く。）の決定は、社員総会の議決を必要とすること。
　この場合において、次の(E)及び(F)以外の事項については、あらかじめ理事会における理事総数（理事現在数）の3分の2以上の議決を必要とすること。
　(A)　収支予算（事業計画を含む。）
　(B)　収支決算（事業報告を含む。）
　(C)　基本財産の処分
　(D)　借入金（その会計年度内の収入をもって償還する短期借入金を除く。）その他新たな義務の負担及び権利の放棄
　(E)　定款の変更
　(F)　解散及び合併
　(G)　当該法人の主たる目的とする事業以外の事業に関する重要な事項
F　社員総会のほかに事業の管理運営に関する事項を審議するため評議員会などの制度が設けられ、上記(E)及び(F)以外の事項の決定がこれらの機関に委任されている場合におけるこれらの機関の構成員の定数及び選任並びに議事の決定については次によること。
　(A)　構成員の定数は、理事の定数の2倍を超えていること。
　(B)　構成員の選任については、上記ハ（イ）のBに準じて定められていること。
　(C)　議事の決定については、原則として、構成員総数の過半数の議決を必要とすること。
G　上記ハ（イ）のCからFまでの議事の表決を行う場合には、あらかじめ通知された事項について書面をもって意思を表示した者は、出席者とみなすことができるが、他の者を代理人として表決を委任することはできないこと。
H　役員等には、その地位にあることのみに基づき給与等を支給しないこと。

Ｉ　監事には、理事（その親族その他特殊の関係がある者を含む。）及び評議員（その親族その他特殊の関係がある者を含む。）並びにその法人の職員が含まれてはならないこと。また、監事は、相互に親族その他特殊の関係を有しないこと。
　（ロ）　上記ハの（イ）以外の法人
　　Ａ　理事の定数は6人以上、監事の定数は2人以上であること。
　　Ｂ　事業の管理運営に関する事項を審議するため評議員会の制度が設けられており、評議員の定数は、理事の定数の2倍を超えていること。ただし、理事と評議員との兼任禁止規定が定められている場合には、評議員の定数は、理事の定数と同数以上であること。
　　Ｃ　理事、監事及び評議員の選任は、例えば、理事及び監事は評議員会の議決により、評議員は理事会の議決により選出されるなどその地位にあることが適当と認められる者が公正に選任されること。
　　Ｄ　理事会の議事の決定は、法令に別段の定めがある場合を除き、次によること。
　　　(A)　重要事項の決定
　　　　　次のａからｇまでに掲げる事項の決定は、理事会における理事総数（理事現在数）の3分の2以上の議決を必要とするとともに、原則として評議員会の同意を必要とすること。
　　　　　なお、贈与等に係る財産が贈与等をした者又はその者の親族が会社役員となっている会社の株式又は出資である場合には、その株式又は出資に係る議決権の行使に当たっては、あらかじめ理事会において理事総数（理事現在数）の3分の2以上の承認を得ることを必要とすること。
　　　　ａ　収支予算（事業計画を含む。）
　　　　ｂ　収支決算（事業報告を含む。）
　　　　ｃ　基本財産の処分
　　　　ｄ　借入金（その会計年度内の収入をもって償還する短期借入金を除く。）その他新たな義務の負担及び権利の放棄
　　　　ｅ　寄附行為の変更
　　　　ｆ　解散及び合併
　　　　ｇ　当該法人の主たる目的とする事業以外の事業に関する重要な事項
　　　(B)　その他の事項の決定
　　　　　上記ハ(ロ)Ｄの(A)に掲げる事項以外の事項の決定は、原則として、理事会において理事総数（理事現在数）の過半数の議決を必要とすること。
　　Ｅ　評議員会の議事の決定は、法令に別段の定めがある場合を除き、評議

員会における評議員総数（評議員現在数）の過半数の議決を必要とすること。
F　上記ハ（ロ）のD及びEの議事の表決を行う場合には、あらかじめ通知された事項について書面をもって意思を表示した者は、出席者とみなすことができるが、他の者を代理人として表決を委任することはできないこと。
G　役員等には、その地位にあることのみに基づき給与等を支給しないこと。
H　監事には、理事（その親族その他特殊の関係がある者を含む。）及び評議員（その親族その他特殊の関係がある者を含む。）並びにその法人の職員が含まれてはならないこと。また、監事は、相互に親族その他特殊の関係を有しないこと。
I　贈与等を受けた法人が、学生若しくは生徒（以下「学生等」という。）に対して学資の支給若しくは貸与をし、又は科学技術その他の学術に関する研究を行う者に対して助成金を支給する事業その他これらに類する事業を行うものである場合には、学資の支給若しくは貸与の対象となる者又は助成金の支給の対象となる者等を選考するため、理事会において選出される教育関係者又は学識経験者等により組織される選考委員会を設けること。
(注)1　上記ハの（イ）及び（ロ）に掲げるほか、法施行令第33条第3項第1号に定める親族その他特殊の関係にある者に関する規定及び同項第3号に定める残余財産の帰属に関する規定が定款、寄附行為又は規則に定められていなければならないことに留意する。
　　2　上記ハの法人の定款、寄附行為又は規則が、標準的な定款、寄附行為又は規則（租税特別措置法（昭和32年法律第26号）第40条《国等に対して財産を寄附した場合の譲渡所得等の非課税》の規定の適用に関し通達の定めによる標準的な定款、寄附行為又は規則をいう。）に従って定められている場合には、上記15の(1)に該当するものとして取り扱うことに留意する。
(注)1　特例社団法人又は特例財団法人（整備法第40条第1項の規定により存続する一般社団法人又は一般財団法人であって同法第106条第1項（同法第121条第1項において読み替えて準用する場合を含む。）の移行の登記をしていない法人又は同法第131条第1項の規定により同法第45条の認可を取り消された法人をいう。）については、法令に別段の定めがある場合を除き、上記ハに準じて取り扱うことに留意する。
　　2　公益社団法人（整備法第40条第1項に規定する一般社団法人で同法第106条第1項による移行の登記をした法人を含む。）及び公益財団法人(同

法第40条第1項に規定する一般財団法人で同法第106条第1項による移行の登記をした法人を含む。）については、原則として、上記15の(1)に該当するものとして取り扱う。なお、この場合においては、次に掲げる事項が定款に定められていなければならないことに留意する。
　⑴　法施行令第33条第3項第1号に定める親族その他特殊の関係にある者に関する規定及び同項第3号に定める残余財産の帰属に関する規定
　⑵　贈与等に係る財産が贈与等をした者又はこれらの者の親族が会社役員となっている会社の株式又は出資である場合には、その株式又は出資に係る議決権の行使に当たっては、あらかじめ理事会において理事総数（理事現在数）の3分の2以上の承認を得ることを必要とすること。
⑵　贈与等を受けた法人の事業の運営及び役員等の選任等が、法令及び定款、寄附行為又は規則に基づき適正に行われていること。
（注）　他の一の法人（当該他の一の法人と法人税法施行令（昭和40年政令第97号）第4条第2号《同族関係者の範囲》に定める特殊の関係がある法人を含む。）又は団体の役員及び職員の数が当該法人のそれぞれの役員等のうちに占める割合が3分の1を超えている場合には、当該法人の役員等の選任は、適正に行われていないものとして取り扱う。
⑶　贈与等を受けた法人が行う事業が、原則として、その事業の内容に応じ、その事業を行う地域又は分野において社会的存在として認識される程度の規模を有していること。この場合において、例えば、次のイからヌまでに掲げる事業がその法人の主たる目的として営まれているときは、当該事業は、社会的存在として認識される程度の規模を有しているものとして取り扱う。
　イ　学校教育法第1条に規定する学校を設置運営する事業
　ロ　社会福祉法第2条第2項各号及び第3項各号に規定する事業
　ハ　更生保護事業法第2条第1項に規定する更生保護事業
　ニ　宗教の普及その他教化育成に寄与することとなる事業
　ホ　博物館法（昭和26年法律第285号）第2条第1項《定義》に規定する博物館を設置運営する事業
　　（注）　上記の博物館は、博物館法第10条《登録》の規定による博物館としての登録を受けたものに限られているのであるから留意する。
　ヘ　図書館法（昭和25年法律第118号）第2条第1項《定義》に規定する図書館を設置運営する事業
　ト　30人以上の学生等に対して学資の支給若しくは貸与をし、又はこれらの者の修学を援助するため寄宿舎を設置運営する事業（学資の支給若しくは貸与の対象となる者又は寄宿舎の貸与の対象となる者が都道府県の範囲よりも狭い一定の地域内に住所を有する学生等若しくは当該一定の地域内に所在する学校の学

生等に限定されているものを除く。)
　チ　科学技術その他の学術に関する研究を行うための施設（以下「研究施設」という。）を設置運営する事業又は当該学術に関する研究を行う者（以下「研究者」という。）に対して助成金を支給する事業（助成金の支給の対象となる者が都道府県の範囲よりも狭い一定の地域内に住所を有する研究者又は当該一定の地域内に所在する研究施設の研究者に限定されているものを除く。）
　リ　学校教育法第124条《専修学校》に規定する専修学校又は同法第134条第１項《各種学校》に規定する各種学校を設置運営する事業で、次に掲げる要件を満たすもの
　　(イ)　同時に授業を受ける生徒定数は、原則として80人以上であること。
　　(ロ)　法人税法施行規則（昭和40年大蔵省令第12号）第７条第１号及び第２号《学校において行う技芸の教授のうち収益事業に該当しないものの範囲》に定める要件
　ヌ　医療法（昭和23年法律第205号）第１条の２第２項に規定する医療提供施設を設置運営する事業を営む法人で、その事業が次の（イ）及び（ロ）の要件又は（ハ）の要件を満たすもの
　　(イ)　医療法施行規則（昭和23年厚生省令第50号）第30条の35の２第１項第１号ホ及び第２号《社会医療法人の認定要件》に定める要件（この場合において、同号イの判定に当たっては、介護保険法（平成９年法律第123号）の規定に基づく保険給付に係る収入金額を社会保険診療に係る収入に含めて差し支えないものとして取り扱う。）
　　(ロ)　その開設する医療提供施設のうち１以上のものが、その所在地の都道府県が定める医療法第30条の４第１項に規定する医療計画において同条第２項第２号に規定する医療連携体制に係る医療提供施設として記載及び公示されていること。
　　(ハ)　その法人が租税特別措置法施行令第39条の25第１項第１号《法人税率の特例の適用を受ける医療法人の要件等》に規定する厚生労働大臣が財務大臣と協議して定める基準を満たすもの

(特別の利益を与えること)
16　法施行令第33条第３項第２号の規定による特別の利益を与えることとは、具体的には、例えば、次の(1)又は(2)に該当すると認められる場合がこれに該当するものとして取り扱う。
(1)　贈与等を受けた法人の定款、寄附行為若しくは規則又は贈与契約書等において、次に掲げる者に対して、当該法人の財産を無償で利用させ、又は与えるなどの特別の利益を与える旨の記載がある場合
　　イ　贈与等をした者

ロ　当該法人の設立者、社員若しくは役員等
　ハ　贈与等をした者、当該法人の設立者、社員若しくは役員等（以下16において「贈与等をした者等」という。）の親族
　ニ　贈与等をした者等と次に掲げる特殊の関係がある者（次の(2)において「特殊の関係がある者」という。）
　　（イ）　贈与等をした者等とまだ婚姻の届出をしていないが事実上婚姻関係と同様の事情にある者
　　（ロ）　贈与等をした者等の使用人及び使用人以外の者で贈与等をした者等から受ける金銭その他の財産によって生計を維持しているもの
　　（ハ）　上記（イ）又は（ロ）に掲げる者の親族でこれらの者と生計を一にしているもの
　　（ニ）　贈与等をした者等が会社役員となっている他の会社
　　（ホ）　贈与等をした者等、その親族、上記（イ）から（ハ）までに掲げる者並びにこれらの者と法人税法第2条第10号に規定する政令で定める特殊の関係のある法人を判定の基礎とした場合に同号に規定する同族会社に該当する他の法人
　　（ヘ）　上記（ニ）又は（ホ）に掲げる法人の会社役員又は使用人
(2)　贈与等を受けた法人が、贈与等をした者等又はその親族その他特殊の関係がある者に対して、次に掲げるいずれかの行為をし、又は行為をすると認められる場合
　イ　当該法人の所有する財産をこれらの者に居住、担保その他の私事に利用させること。
　ロ　当該法人の余裕金をこれらの者の行う事業に運用していること。
　ハ　当該法人の他の従業員に比し有利な条件で、これらの者に金銭の貸付をすること。
　ニ　当該法人の所有する財産をこれらの者に無償又は著しく低い価額の対価で譲渡すること。
　ホ　これらの者から金銭その他の財産を過大な利息又は賃貸料で借り受けること。
　ヘ　これらの者からその所有する財産を過大な対価で譲り受けること、又はこれらの者から当該法人の事業目的の用に供するとは認められない財産を取得すること。
　ト　これらの者に対して、当該法人の役員等の地位にあることのみに基づき給与等を支払い、又は当該法人の他の従業員に比し過大な給与等を支払うこと。
　チ　これらの者の債務に関して、保証、弁済、免除又は引受け（当該法人の設立のための財産の提供に伴う債務の引受けを除く。）をすること。
　リ　契約金額が少額なものを除き、入札等公正な方法によらないで、これらの者

が行う物品の販売、工事請負、役務提供、物品の賃貸その他の事業に係る契約の相手方となること。
　　ヌ　事業の遂行により供与する利益を主として、又は不公正な方法で、これらの者に与えること。

（判定の時期等）
17　法第66条第4項の規定を適用すべきかどうかの判定は、贈与等の時を基準としてその後に生じた事実関係をも勘案して行うのであるが、贈与等により財産を取得した法人が、財産を取得した時には法施行令第33条第3項各号に掲げる要件を満たしていない場合においても、当該財産に係る贈与税の申告書の提出期限又は更正若しくは決定の時までに、当該法人の組織、定款、寄附行為又は規則を変更すること等により同項各号に掲げる要件を満たすこととなったときは、当該贈与等については法第66条第4項の規定を適用しないこととして取り扱う。

（社会一般の寄附金程度の贈与等についての不適用）
18　法施行令第33条第3項各号に掲げる要件を満たしていないと認められる法人に対して財産の贈与等があつた場合においても、当該財産の多寡等からみて、それが社会一般においてされている寄附と同程度のものであると認められるときは、法第66条第4項の規定を適用しないものとして取り扱う。

（持分の定めのない法人に対する贈与税課税の猶予等）
19　法令及びこの通達により判断して法第66条第4項の規定を適用すべき場合においては、贈与等をした者の譲渡所得について租税特別措置法第40条の規定による承認申請書が提出された場合においても、課税の猶予をしないことに留意する。

（贈与等をした者以外の者に特別の利益を与える場合）
20　持分の定めのない法人が、当該法人に対する財産の贈与等に関して、当該贈与等をした者及びその者の親族その他これらの者と法第64条第1項に規定する特別の関係がある者以外の者で当該法人の設立者、社員若しくは役員等又はこれらの者の親族その他これらの者と法第64条第1項に規定する特別の関係がある者に対し特別の利益を与えると認められる場合には、法第66条第4項の規定の適用はないが、当該特別の利益を受ける者に対して法第65条の規定が適用されることに留意する。
　　この場合において、贈与等に関して特別の利益を与えると認められる場合とは、「16」の(1)及び(2)に掲げる場合をいうものとして取り扱う。

（持分の定めのない法人から受ける利益の価額）
21　「20」の場合において、法第65条第1項に規定する「贈与により受ける利益の価

額」とは、贈与等によって法人が取得した財産の価額によるのではなく、当該法人に対する当該財産の贈与に関して当該法人から特別の利益を受けたと認められる者が当該法人から受けた当該特別の利益の実態により評価するのであるから留意する。

(附則)

(経過的取扱い)
　この法令解釈通達による改正後の取扱いは、一般社団法人及び一般財団法人に関する法律の施行の日（平成20年12月1日）以後に贈与により取得する財産に係る贈与税について適用し、同日前に贈与により取得した財産に係る贈与税については、なお従前の例による。

第10章　資料２──条文・通知・定款等編

■条文７　相続税個別通達２

直資90（例規）
昭和35年10月１日

一部改正
昭38.10.29直資168外
昭55.4.23直資２－182
平成20年課資２－８外

国税局長　殿

国税庁長官

被相続人の意思に基づき公益法人を設立する場合等の相続税の取扱いについて

標題については、下記のとおり定めたからこれにより取扱うこととされたい。

（理由）
　正式遺言はないが、被相続人の意思に基づいて相続人が公益法人に財産を提供した場合には、その提供した財産は、まず相続財産に含められて相続税が課税された後に公益法人に帰属するものと解されるが、被相続人が公益法人の設立のため財産を提供することの意思を正式遺言に準ずるような方法で表明していたことが明らかであること等一定の要件を充たす場合においては、相続税法において公益事業者に対する相続又は遺贈を非課税としていること等を勘案して、当分の間、正式遺言による遺贈と同様に取扱うことを認めたものである。

記

（公益法人の設立の認可申請中に相続の開始があった場合の取扱い）
一　宗教、慈善、学術その他公益を目的とする事業を行う法人（以下「公益法人」という。）の設立の認可申請中に、その公益法人に財産を提供することとなっていた者について相続が開始したため、相続財産の全部又は一部が、設立の認可によりその公益法人に帰属した場合は、その財産は、その公益法人が被相続人から遺贈により取得したものと同様に取扱うことができること。（昭55直資２－182改正）
　（注）　公益法人に対する財産の帰属につき相続税法第66条第４項《持分の定めのな

い法人に対する課税》の適用を受ける場合は、その公益法人は個人とみなされて相続税が課税されるほか、被相続人については所得税法第59条第1項《贈与等の場合の譲渡所得等の特例》の規定により譲渡所得に対する所得税の課税関係が生じることに留意する。

(公益法人の設立の認可申請前に相続の開始があった場合の取扱い)
二　公益法人の設立の認可申請前に、その公益法人に財産を提供しようとしていた者について相続が開始したため、その相続人が被相続人の意思に基づいて相続財産の全部又は一部をその公益法人に帰属させた場合において、次の各号のすべてに該当するときは、その公益法人に帰属した財産についても、一の取扱いを適用することができる。(昭38直資168外・昭55直資2－182改正)
　1　被相続人が公益法人の設立のため財産を提供する意思を有していたことが明らかであること。
　2　その公益法人に帰属した財産につき相続税法第66条第4項の規定の適用がないこと。
　3　その公益法人が相続税の申告書の提出期限までに設立されたものであること(当該期限までに設立されなかったことについて正当な理由であると認められる場合において、当該期限までに設立認可申請がされたときを含む。)
　(注)　上記に該当しない場合は、その帰属した財産については、一般の例により、相続人に対しては、相続税及び譲渡所得に対する所得税、公益法人に対しては、贈与をした者の親族その他これらの者と相続税法第64条第1項《同族会社等の行為又は計算の否認等》に規定する特別の関係がある者の相続税又は贈与税の負担が不当に減少する結果となると認められるときは、贈与税の課税関係が生ずることに留意する。

(被相続人の意思に基づくかどうかの判定)
三　二の1に該当するかどうかは、被相続人から指示を受けた者が、設立準備のための作業を進めていたこと、被相続人の作成に係る寄附行為があること、被相続人の日記、書簡等にその旨が記載されていること、その他被相続人の意思を立証することができる生前の事実の存否により判定すること。

(既設の公益法人に対し贈与があった場合の準用)
四　一から三までの取扱いは、既に設立されている公益法人に対する財産の贈与で、一又は二に準ずるものについて準用すること。(昭38直資168外改正)

(附則)

(経過的取扱い)
　この法令解釈通達による改正後の取扱いは、一般社団法人及び一般財団法人に関する法律（平成18年法律第48号）の施行の日（平成20年12月1日）から適用し、同日前については、なお従前の例による。

■条文8　財産評価基本通達

（取引相場のない株式の評価上の区分）
178　取引相場のない株式の価額は、評価しようとするその株式の発行会社（以下「評価会社」という。）が次の表の大会社、中会社又は小会社のいずれに該当するかに応じて、それぞれ次項の定めによって評価する。ただし、同族株主以外の株主等が取得した株式又は特定の評価会社の株式の価額は、それぞれ188《同族株主以外の株主等が取得した株式》又は189《特定の評価会社の株式》の定めによって評価する。（昭41直資3－19・昭47直資3－16・昭53直評5外・昭58直評5外・平2直評12外・平6課評2－8外・平10課評2－10外・平11課評2－2外・平12課評2－4外・平18課評2－27外改正）

規模区分	区分の内容		総資産価額（帳簿価額によって計算した金額）及び従業員数	直前期末以前1年間における取引金額
大会社	従業員数が100人以上の会社又は右のいずれかに該当する会社	卸売業	20億円以上（従業員数が50人以下の会社を除く。）	80億円以上
		小売・サービス業	10億円以上（従業員数が50人以下の会社を除く。）	20億円以上
		卸売業、小売・サービス業以外	10億円以上（従業員数が50人以下の会社を除く。）	20億円以上
中会社	従業員数が100人未満の会社で右のいずれかに該当する会社（大会社に該当する場合を除く。）	卸売業	7,000万円以上（従業員数が5人以下の会社を除く。）	2億円以上80億円未満
		小売・サービス業	4,000万円以上（従業員数が5人以下の会社を除く。）	6,000万円以上20億円未満
		卸売業、小売・サービス業以外	5,000万円以上（従業員数が5人以下の会社を除く。）	8,000万円以上20億円未満

小会社	従業員数が100人未満の会社で右のいずれにも該当する会社	卸売業	7,000万円未満又は従業員数が5人以下	2億円未満
		小売・サービス業	4,000万円未満又は従業員数が5人以下	6,000万円未満
		卸売業、小売・サービス業以外	5,000万円未満又は従業員数が5人以下	8,000万円未満

　上の表の「総資産価額（帳簿価額によって計算した金額）及び従業員数」及び「直前期末以前1年間における取引金額」は、それぞれ次の(1)から(3)により、「卸売業」、「小売・サービス業」又は「卸売業、小売・サービス業以外」の判定は(4)による。

(1) 「総資産価額（帳簿価額によって計算した金額）」は、課税時期の直前に終了した事業年度の末日（以下「直前期末」という。）における評価会社の各資産の帳簿価額の合計額とする。

(2) 「従業員数」は、直前期末以前1年間においてその期間継続して評価会社に勤務していた従業員（就業規則等で定められた1週間当たりの労働時間が30時間未満である従業員を除く。以下この項において「継続勤務従業員」という。）の数に、直前期末以前1年間において評価会社に勤務していた従業員（継続勤務従業員を除く。）のその1年間における労働時間の合計時間数を従業員1人当たり年間平均労働時間数で除して求めた数を加算した数とする。

　この場合における従業員1人当たり年間平均労働時間数は、1,800時間とする。

(3) 「直前期末以前1年間における取引金額」は、その期間における評価会社の目的とする事業に係る収入金額（金融業・証券業については収入利息及び収入手数料）とする。

(4) 評価会社が「卸売業」、「小売・サービス業」又は「卸売業、小売・サービス業以外」のいずれの業種に該当するかは、上記(3)の直前期末以前1年間における取引金額（以下この項及び181-2《評価会社の事業が該当する業種目》において「取引金額」という。）に基づいて判定し、当該取引金額のうちに2以上の業種に係る取引金額が含まれている場合には、それらの取引金額のうち最も多い取引金額に係る業種によって判定する。

(注)　上記(2)の従業員には、社長、理事長並びに法人税法施行令第71条《使用人兼務役員とされない役員》第1項第1号、第2号及び第4号に掲げる役員は含まないのであるから留意する。

（取引相場のない株式の評価の原則）

179　前項により区分された大会社、中会社及び小会社の株式の価額は、それぞれ次

による。(昭41直資3－19・昭47直資3－16・昭58直評5外・平6課評2－8外・平10課評2－10外・平12課評2－4外改正)
(1) 大会社の株式の価額は、類似業種比準価額によって評価する。ただし、納税義務者の選択により、1株当たりの純資産価額（相続税評価額によって計算した金額）によって評価することができる。
(2) 中会社の株式の価額は、次の算式により計算した金額によって評価する。ただし、納税義務者の選択により、算式中の類似業種比準価額を1株当たりの純資産価額（相続税評価額によって計算した金額）によって計算することができる。

$$\text{類似業種比準価額} \times L + \text{1株当たりの純資産価額}\begin{pmatrix}\text{相続税評価額によ}\\\text{って計算した金額}\end{pmatrix} \times (1-L)$$

上の算式中の「L」は、評価会社の前項に定める総資産価額（帳簿価額によって計算した金額）及び従業員数又は直前期末以前1年間における取引金額に応じて、それぞれ次に定める割合のうちいずれか大きい方の割合とする。

イ 総資産価額（帳簿価額によって計算した金額）及び従業員数に応ずる割合

卸売業	小売・サービス業	卸売業、小売・サービス業以外	割合
14億円以上（従業員数が50人以下の会社を除く。）	7億円以上（従業員数が50人以下の会社を除く。）	7億円以上（従業員数が50人以下の会社を除く。）	0.90
7億円以上（従業員数が30人以下の会社を除く。）	4億円以上（従業員数が30人以下の会社を除く。）	4億円以上（従業員数が30人以下の会社を除く。）	0.75
7,000万円以上（従業員数が5人以下の会社を除く。）	4,000万円以上（従業員数が5人以下の会社を除く。）	5,000万円以上（従業員数が5人以下の会社を除く。）	0.60

（注） 複数の区分に該当する場合には、上位の区分に該当するものとする。

ロ 直前期末以前１年間における取引金額に応ずる割合

卸売業	小売・サービス業	卸売業、小売・サービス業以外	割合
50億円以上80億円未満	12億円以上20億円未満	14億円以上20億円未満	0.90
25億円以上50億円未満	6億円以上12億円未満	7億円以上14億円未満	0.75
2億円以上25億円未満	6,000万円以上6億円未満	8,000万円以上7億円未満	0.60

(3) 小会社の株式の価額は、１株当たりの純資産価額（相続税評価額によって計算した金額）によって評価する。ただし、納税義務者の選択により、Lを0.50として(2)の算式により計算した金額によって評価することができる。

（類似業種比準価額）

180　前項の類似業種比準価額は、類似業種の株価並びに１株当たりの配当金額、年利益金額及び純資産価額（帳簿価額によって計算した金額）を基とし、次の算式によって計算した金額とする。この場合において、評価会社の直前期末における資本金等の額（法人税法第２条《定義》第16号に規定する資本金等の額をいう。以下同じ。）を直前期末における発行済株式数（自己株式（会社法第113条第４項に規定する自己株式をいう。以下同じ。）を有する場合には、当該自己株式の数を控除した株式数。以下同じ。）で除した金額（以下「１株当たりの資本金等の額」という。）が50円以外の金額であるときは、その計算した金額に、１株当たりの資本金等の額の50円に対する倍数を乗じて計算した金額とする。（昭44直資３－20・昭47直資３－16・昭58直評５外・平12課評２－４外・平18課評２－27外・平20課評２－５外改正）

$$A \times \left[\frac{\frac{Ⓑ}{B} + \frac{Ⓒ}{C} \times 3 + \frac{Ⓓ}{D}}{5} \right] \times 0.7$$

(1) 上記算式中の「A」、「Ⓑ」、「Ⓒ」、「Ⓓ」、「B」、「C」及び「D」は、それぞれ次による。

「A」＝類似業種の株価
「Ⓑ」＝評価会社の１株当たりの配当金額
「Ⓒ」＝評価会社の１株当たりの利益金額
「Ⓓ」＝評価会社の１株当たりの純資産価額（帳簿価額によって計算した金額）
「B」＝課税時期の属する年の類似業種の１株当たりの配当金額

「Ⓒ」＝課税時期の属する年の類似業種の１株当たりの年利益金額
「Ⓓ」＝課税時期の属する年の類似業種の１株当たりの純資産価額（帳簿価額によって計算した金額）
(注)　類似業種比準価額の計算に当たっては、Ⓑ、Ⓒ及びⒹの金額は183《評価会社の１株当たりの配当金額等の計算》により１株当たりの資本金等の額を50円とした場合の金額として計算することに留意する。
(2)　上記算式中の「0.7」は、178《取引相場のない株式の評価上の区分》に定める中会社の株式を評価する場合には「0.6」、同項に定める小会社の株式を評価する場合には「0.5」とする。

（類似業種）
181　前項の類似業種は、大分類、中分類及び小分類に区分して別に定める業種（以下「業種目」という。）のうち、評価会社の事業が該当する業種目とし、その業種目が小分類に区分されているものにあっては小分類による業種目、小分類に区分されていない中分類のものにあっては中分類の業種目による。ただし、納税義務者の選択により、類似業種が小分類による業種目にあってはその業種目の属する中分類の業種目、類似業種が中分類による業種目にあってはその業種目の属する大分類の業種目を、それぞれ類似業種とすることができる。（昭58直評５外改正）

（評価会社の事業が該当する業種目）
181－２　前項の評価会社の事業が該当する業種目は、178《取引相場のない株式の評価上の区分》の(4)の取引金額に基づいて判定した業種目とする。
　なお、当該取引金額のうちに２以上の業種目に係る取引金額が含まれている場合の当該評価会社の事業が該当する業種目は、取引金額全体のうちに占める業種目別の取引金額の割合（以下この項において「業種目別の割合」という。）が50％を超える業種目とし、その割合が50％を超える業種目がない場合は、次に掲げる場合に応じたそれぞれの業種目とする。（平11課評２－２外追加、平12課評２－４外、平21課評２－12外改正）
(1)　評価会社の事業が１つの中分類の業種目中の２以上の類似する小分類の業種目に属し、それらの業種目別の割合の合計が50％を超える場合
　　その中分類の中にある類似する小分類の「その他の○○業」
　　なお、これを図により例示すれば、次のとおり。

○評価会社の業種目と業種目別の割合

業　種　目	業種目別の割合
有機化学工業製品製造業	45%
医薬品製造業	30%
不動産賃貸業・管理業	25%

(45%＋30%)＞50%

(評価会社の事業が該当する業種目)

○類似業種比準価額計算上の業種目

```
大　　分　　類
  中　　分　　類
    小　　分　　類
```

製　造　業
化　学　工　業
├ 有機化学工業製品製造業
│ 〜（中略）〜
├ 医薬品製造業
└ その他の化学工業

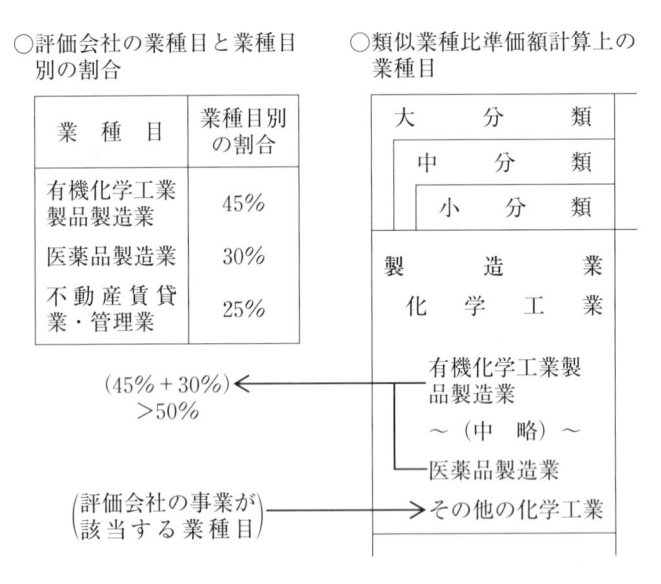

(2) 評価会社の事業が1つの中分類の業種目中の2以上の類似しない小分類の業種目に属し、それらの業種目別の割合の合計が50%を超える場合（(1)に該当する場合を除く。）

その中分類の業種目

なお、これを図により例示すれば、次のとおり。

○評価会社の業種目と業種目別の割合

業　種　目	業種目別の割合
ソフトウェア業	45%
情報処理・提供サービス業	35%
娯楽業	20%

(45%＋35%)＞50%

(評価会社の事業が該当する業種目)

○類似業種比準価額計算上の業種目

```
大　　分　　類
  中　　分　　類
    小　　分　　類
```

情　報　通　信　業
情報サービス業
├ ソフトウェア業
└ 情報処理・提供サービス業

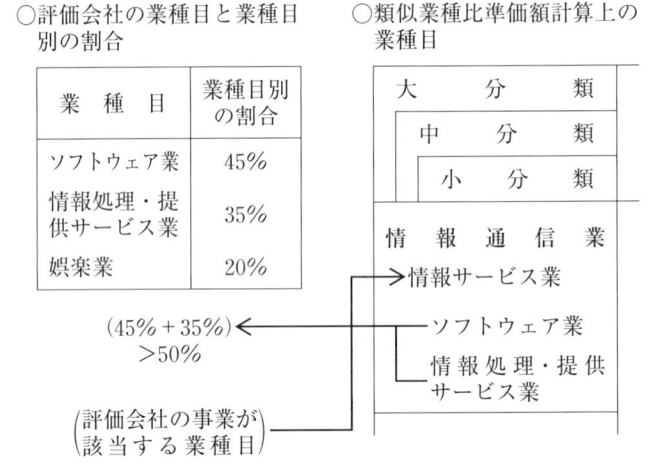

(3) 評価会社の事業が1つの大分類の業種目中の2以上の類似する中分類の業種目に属し、それらの業種目別の割合の合計が50%を超える場合

その大分類の中にある類似する中分類の「その他の○○業」

なお、これを図により例示すれば、次のとおり。

業　種　目	業種目別の割合
プラスチック製品製造業	45%
ゴム製品製造業	35%
不動産賃貸業・管理業	20%

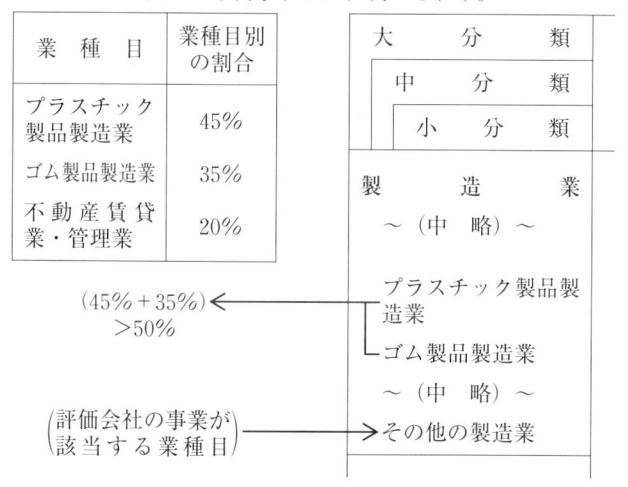

(45％＋35％)
＞50％

(評価会社の事業が該当する業種目)

大　　分　　類
　中　　分　　類
　　小　　分　　類

製　　造　　業
～（中　略）～
プラスチック製品製造業
ゴム製品製造業
～（中　略）～
その他の製造業

(4)　評価会社の事業が1つの大分類の業種目中の2以上の類似しない中分類の業種目に属し、それらの業種目別の割合の合計が50％を超える場合（(3)に該当する場合を除く。）

　　その大分類の業種目

　　なお、これを図により例示すれば、次のとおり。

○評価会社の業種目と業種目別の割合

業　種　目	業種目別の割合
専門サービス業	45%
広告業	35%
物品賃貸業	20%

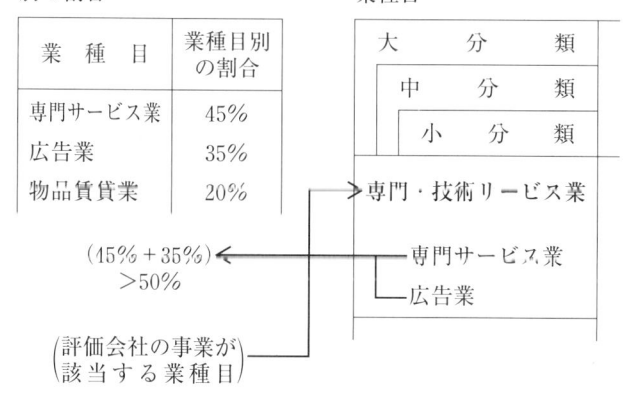

(15％＋35％)
＞50％

(評価会社の事業が該当する業種目)

○類似業種比準価額計算上の業種目

大　　分　　類
　中　　分　　類
　　小　　分　　類

専門・技術サービス業
　専門サービス業
　広告業

(5)　(1)から(4)のいずれにも該当しない場合

　　大分類の業種目の中の「その他の産業」

（類似業種の株価）

182 180《類似業種比準価額》の類似業種の株価は、課税時期の属する月以前3か月間の各月の類似業種の株価のうち最も低いものとする。ただし、納税義務者の選択により、類似業種の前年平均株価によることができる。

　この場合の各月の株価及び前年平均株価は、業種目ごとにそれぞれの業種目に該当する上場会社（以下「標本会社」という。）の株式の毎日の最終価格の各月ごとの平均額（1株当たりの資本金等の額を50円として計算した金額）を基に計算した金額によることとし、その金額は別に定める。（昭47直資3－16・昭58直評5外・平18課評2－27外改正）

（評価会社の1株当たりの配当金額等の計算）

183 180《類似業種比準価額》の評価会社の「1株当たりの配当金額」、「1株当たりの利益金額」及び「1株当たりの純資産価額（帳簿価額によって計算した金額）」は、それぞれ次による。（昭44直資3－20・昭53直評5外・昭58直評5外・平12課評2－4外・平15課評2－15外・平18課評2－27外改正）

　(1)　「1株当たりの配当金額」は、直前期末以前2年間におけるその会社の剰余金の配当金額（特別配当、記念配当等の名称による配当金額のうち、将来毎期継続することが予想できない金額を除く。）の合計額の2分の1に相当する金額を、直前期末における発行済株式数（1株当たりの資本金等の額が50円以外の金額である場合には、直前期末における資本金等の額を50円で除して計算した数によるものとする。(2)及び(3)において同じ。）で除して計算した金額とする。

　(2)　「1株当たりの利益金額」は、直前期末以前1年間における法人税の課税所得金額（固定資産売却益、保険差益等の非経常的な利益の金額を除く。）に、その所得の計算上益金に算入されなかった剰余金の配当（資本金等の額の減少によるものを除く。）等の金額（所得税額に相当する金額を除く。）及び損金に算入された繰越欠損金の控除額を加算した金額（その金額が負数のときは、0とする。）を、直前期末における発行済株式数で除して計算した金額とする。ただし、納税義務者の選択により、直前期末以前2年間の各事業年度について、それぞれ法人税の課税所得金額を基とし上記に準じて計算した金額の合計額（その合計額が負数のときは、0とする。）の2分の1に相当する金額を直前期末における発行済株式数で除して計算した金額とすることができる。

　(3)　「1株当たりの純資産価額（帳簿価額によって計算した金額）」は、直前期末における資本金等の額及び法人税法第2条《定義》第18号に規定する利益積立金額に相当する金額（法人税申告書別表5(1)「利益積立金額及び資本金等の額の計算に関する明細書」の差引翌期首現在利益積立金額の差引合計額）の合計額を直前期末における発行済株式数で除して計算した金額とする。

(注)
1 上記(1)の「剰余金の配当金額」は、各事業年度中に配当金交付の効力が発生した剰余金の配当金額（資本金等の額の減少によるものを除く。）を基として計算することに留意する。
2 利益積立金額に相当する金額が負数である場合には、その負数に相当する金額を資本金等の額から控除するものとし、その控除後の金額が負数となる場合には、その控除後の金額を0とするのであるから留意する。

(類似業種の1株当たりの配当金額等の計算)
183－2　180《類似業種比準価額》の類似業種の「1株当たりの配当金額」、「1株当たりの年利益金額」及び「1株当たりの純資産価額（帳簿価額によって計算した金額）」は、各標本会社について、前項の(1)、(2)及び(3)の定めに準じて計算した1株当たりの配当金額、1株当たりの年利益金額及び1株当たりの純資産価額（帳簿価額によって計算した金額）を基に計算した金額によることとし、その金額は別に定める。(昭47直資3－16・昭58直評5外改正)

(類似業種比準価額の修正)
184　180《類似業種比準価額》の定めにより類似業種比準価額を計算した場合において、評価会社の株式が次に該当するときは、同項の定めにより計算した価額をそれぞれ次の算式により修正した金額をもって類似業種比準価額とする。(昭47直資3－16・昭53直評5外・昭58直評5外・平11課評2－2外・平18課評2－27外改正)
(1)　直前期末の翌日から課税時期までの間に配当金交付の効力が発生した場合

$$\text{180《類似業種比準価額》の定めにより計算した価額} - \text{株式1株に対して受けた配当の金額}$$

(2)　直前期末の翌日から課税時期までの間に株式の割当て等の効力が発生した場合

$$\left(\text{180《類似業種比準価額》の定めにより計算した価額} + \text{割当てを受けた株式1株につき払い込んだ金額} \times \text{株式1株に対する割当株式数}\right) \div \left(1 + \text{株式1株に対する割当株式数又は交付株式数}\right)$$

(純資産価額)
185　179《取引相場のない株式の評価の原則》の「1株当たりの純資産価額（相続税評価額によって計算した金額）」は、課税時期における各資産をこの通達に定めるところにより評価した価額（この場合、評価会社が課税時期前3年以内に取得又は新築した土地及び土地の上に存する権利（以下「土地等」という。）並びに家屋及びその附属設備又は構築物（以下「家屋等」という。）の価額は、課税時期における通常の取引価額に相当する金額によって評価するものとし、当該土地等又は当該

家屋等に係る帳簿価額が課税時期における通常の取引価額に相当すると認められる場合には、当該帳簿価額に相当する金額によって評価することができるものとする。以下同じ。）の合計額から課税時期における各負債の金額の合計額及び186－2《評価差額に対する法人税額等に相当する金額》により計算した評価差額に対する法人税額等に相当する金額を控除した金額を課税時期における発行済株式数で除して計算した金額とする。ただし、179《取引相場のない株式の評価の原則》の(2)の算式及び(3)の1株当たりの純資産価額（相続税評価額によって計算した金額）については、株式の取得者とその同族関係者(188《同族株主以外の株主等が取得した株式》の(1)に定める同族関係者をいう。）の有する議決権の合計数が評価会社の議決権総数の50％以下である場合においては、上記により計算した1株当たりの純資産価額（相続税評価額によって計算した金額）に100分の80を乗じて計算した金額とする。(昭47直資3－16・昭53直評5外・昭58直評5外・平2直評12外・平12課評2－4外・平15課評2－15外・平18課評2－27外改正)

（注）
1 1株当たりの純資産価額（相続税評価額によって計算した金額）の計算を行う場合の「発行済株式数」は、直前期末ではなく、課税時期における発行済株式数であることに留意する。
2 上記の「議決権の合計数」及び「議決権総数」には、188－5《種類株式がある場合の議決権総数等》の「株主総会の一部の事項について議決権を行使できない株式に係る議決権の数」を含めるものとする。

（純資産価額計算上の負債）
186 前項の課税時期における1株当たりの純資産価額（相続税評価額によって計算した金額）の計算を行う場合には、貸倒引当金、退職給与引当金（平成14年改正法人税法附則第8条《退職給与引当金に関する経過措置》第2項及び第3項の適用後の退職給与引当金勘定の金額に相当する金額を除く。）、納税引当金その他の引当金及び準備金に相当する金額は負債に含まれないものとし、次に掲げる金額は負債に含まれることに留意する（次項及び186－3《評価会社が有する株式等の純資産価額の計算》において同じ。）。(昭47直資3－16・昭58直評5外・平2直評12外・平11課評2－2外・平12課評2－4外・平18課評2－27外改正)

(1) 課税時期の属する事業年度に係る法人税額、消費税額、事業税額、道府県民税額及び市町村民税額のうち、その事業年度開始の日から課税時期までの期間に対応する金額（課税時期において未払いのものに限る。）
(2) 課税時期以前に賦課期日のあった固定資産税の税額のうち、課税時期において未払いの金額
(3) 被相続人の死亡により、相続人その他の者に支給することが確定した退職手当金、功労金その他これらに準ずる給与の金額

（評価差額に対する法人税額等に相当する金額）

186-2　185《純資産価額》の「評価差額に対する法人税額等に相当する金額」は、次の(1)の金額から(2)の金額を控除した残額がある場合におけるその残額に42％（法人税（復興特別法人税を含む。）、事業税（地方法人特別税を含む。）、道府県民税及び市町村民税の税率の合計に相当する割合）を乗じて計算した金額とする。（昭47直資3－16追加、昭49直資5－14・昭56直評18・昭58直評5外・昭59直評5外・昭62直評11外・平元直評7外・平2直評4外・平6課評2－8外・平10課評2－5外・平11課評2－12外・平12課評2－4外・平18課評2－27外・平22課評2－18外・平24課評2－8外改正）

(1)　課税時期における各資産をこの通達に定めるところにより評価した価額の合計額（以下この項において「課税時期における相続税評価額による総資産価額」という。）から課税時期における各負債の金額の合計額を控除した金額

(2)　課税時期における相続税評価額による総資産価額の計算の基とした各資産の帳簿価額の合計額（当該各資産の中に、現物出資若しくは合併により著しく低い価額で受け入れた資産又は会社法第2条第31号の規定による株式交換（以下この項において「株式交換」という。）若しくは会社法第2条第32号の規定による株式移転（以下この項において「株式移転」という。）により著しく低い価額で受け入れた株式（以下この項において、これらの資産又は株式を「現物出資等受入れ資産」という。）がある場合には、当該各資産の帳簿価額の合計額に、現物出資、合併、株式交換又は株式移転の時において当該現物出資等受入れ資産をこの通達に定めるところにより評価した価額から当該現物出資等受入れ資産の帳簿価額を控除した金額（以下この項において「現物出資等受入れ差額」という。）を加算した価額）から課税時期における各負債の金額の合計額を控除した金額

（注）

1　現物出資等受入れ資産が合併により著しく低い価額で受け入れた資産（以下（注）1において「合併受入れ資産」という。）である場合において、上記(2)の「この通達に定めるところにより評価した価額」は、当該価額が合併受入れ資産に係る被合併会社の帳簿価額を超えるときには、当該帳簿価額とする。

2　上記(2)の「現物出資等受入れ差額」は、現物出資、合併、株式交換又は株式移転の時において現物出資等受入れ資産をこの通達に定めるところにより評価した価額が課税時期において当該現物出資等受入れ資産をこの通達に定めるところにより評価した価額を上回る場合には、課税時期において当該現物出資等受入れ資産をこの通達に定めるところにより評価した価額から当該現物出資等受入れ資産の帳簿価額を控除した金額とする。

3　上記(2)のかっこ書における「現物出資等受入れ差額」の加算は、課税時期における相続税評価額による総資産価額に占める現物出資等受入れ資産の価額（課税時期においてこの通達に定めるところにより評価した価額）の合計額の

割合が20％以下である場合には、適用しない。

（評価会社が有する株式等の純資産価額の計算）
186－3　185《純資産価額》の定めにより、課税時期における評価会社の各資産を評価する場合において、当該各資産のうちに取引相場のない株式があるときの当該株式の１株当たりの純資産価額（相続税評価額によって計算した金額）は、当該株式の発行会社の課税時期における各資産をこの通達に定めるところにより評価した金額の合計額から課税時期における各負債の金額の合計額を控除した金額を課税時期における当該株式の発行会社の発行済株式数で除して計算した金額とする。
　　なお、評価会社の各資産のうちに出資及び転換社債型新株予約権付社債（197－5《転換社債型新株予約権付社債の評価》の(3)のロに定めるものをいう。）のある場合についても、同様とする。（平２直評12外追加、平11課評２－12外・平12課評２－４外・平15課評２－15外改正）
（注）　この場合における１株当たりの純資産価額（相続税評価額によって計算した金額）の計算に当たっては、186－２《評価差額に対する法人税額等に相当する金額》の定めにより計算した評価差額に対する法人税額等に相当する金額を控除しないのであるから留意する。

（株式の割当てを受ける権利等の発生している株式の価額の修正）
187　179《取引相場のない株式の評価の原則》の定めにより取引相場のない株式を評価した場合において、その株式が次に掲げる場合に該当するものであるときは、その価額を、それぞれ次の算式により修正した金額によって評価する。（昭41直資３－19・昭47直資３－16・昭58直評５外・平11課評２－２外・平18課評２－27外改正）
(1)　課税時期が配当金交付の基準日の翌日から、配当金交付の効力が発生する日までの間にある場合

$$179《取引相場のない株式の評価の原則》の定めにより評価した価額 - 株式１株に対して受ける予想配当の金額$$

(2)　課税時期が株式の割当ての基準日、株式の割当てのあった日又は株式無償交付の基準日のそれぞれ翌日からこれらの株式の効力が発生する日までの間にある場合

$$\left(179《取引相場のない株式の評価の原則》の定めにより評価した価額 + 割当てを受けた株式１株につき払い込むべき金額 \times 株式１株に対する割当株式数\right) \div \left(1 + 株式１株に対する割当株式数又は交付株式数\right)$$

(同族株主以外の株主等が取得した株式)

188　178《取引相場のない株式の評価上の区分》の「同族株主以外の株主等が取得した株式」は、次のいずれかに該当する株式をいい、その株式の価額は、次項の定めによる。(昭47直資3－16・昭53直評5外・昭58直評5外・平15課評2－15外・平18課評2－27外改正)

(1)　同族株主のいる会社の株式のうち、同族株主以外の株主の取得した株式

　　この場合における「同族株主」とは、課税時期における評価会社の株主のうち、株主の1人及びその同族関係者(法人税法施行令第4条《同族関係者の範囲》に規定する特殊の関係のある個人又は法人をいう。以下同じ。)の有する議決権の合計数がその会社の議決権総数の30%以上(その評価会社の株主のうち、株主の1人及びその同族関係者の有する議決権の合計数が最も多いグループの有する議決権の合計数が、その会社の議決権総数の50%超である会社にあっては、50%超)である場合におけるその株主及びその同族関係者をいう。

(2)　中心的な同族株主のいる会社の株主のうち、中心的な同族株主以外の同族株主で、その者の株式取得後の議決権の数がその会社の議決権総数の5%未満であるもの(課税時期において評価会社の役員(社長、理事長並びに法人税法施行令第71条第1項第1号、第2号及び第4号に掲げる者をいう。以下この項において同じ。)である者及び課税時期の翌日から法定申告期限までの間に役員となる者を除く。)の取得した株式

　　この場合における「中心的な同族株主」とは、課税時期において同族株主の1人並びにその株主の配偶者、直系血族、兄弟姉妹及び1親等の姻族(これらの者の同族関係者である会社のうち、これらの者が有する議決権の合計数がその会社の議決権総数の25%以上である会社を含む。)の有する議決権の合計数がその会社の議決権総数の25%以上である場合におけるその株主をいう。

(3)　同族株主のいない会社の株主のうち、課税時期において株主の1人及びその同族関係者の有する議決権の合計数が、その会社の議決権総数の15%未満である場合におけるその株主の取得した株式

(4)　中心的な株主がおり、かつ、同族株主のいない会社の株主のうち、課税時期において株主の1人及びその同族関係者の有する議決権の合計数がその会社の議決権総数の15%以上である場合におけるその株主で、その者の株式取得後の議決権の数がその会社の議決権総数の5%未満であるもの((2)の役員である者及び役員となる者を除く。)の取得した株式

　　この場合における「中心的な株主」とは、課税時期において株主の1人及びその同族関係者の有する議決権の合計数がその会社の議決権総数の15%以上である株主グループのうち、いずれかのグループに単独でその会社の議決権総数の10%以上の議決権を有している株主がいる場合におけるその株主をいう。

（同族株主以外の株主等が取得した株式の評価）

188-2　前項の株式の価額は、その株式に係る年配当金額（183《評価会社の１株当たりの配当金額等の計算》の(1)に定める１株当たりの配当金額をいう。ただし、その金額が２円50銭未満のもの及び無配のものにあっては２円50銭とする。）を基として、次の算式により計算した金額によって評価する。ただし、その金額がその株式を179《取引相場のない株式の評価の原則》の定めにより評価するものとして計算した金額を超える場合には、179《取引相場のない株式の評価の原則》の定めにより計算した金額によって評価する。（昭58直評５外追加、平12課評２－４外・平18課評２－27外改正）

$$\frac{その株式に係る年配当金額}{10\%} \times \frac{その株式の１株当たりの資本金等の額}{50円}$$

（注）　上記算式の「その株式に係る年配当金額」は１株当たりの資本金等の額を50円　とした場合の金額であるので、算式中において、評価会社の直前期末における１株当たりの資本金等の額の50円に対する倍数を乗じて評価額を計算することとしていることに留意する。

（評価会社が自己株式を有する場合の議決権総数）

188-3　188《同族株主以外の株主等が取得した株式》の(1)から(4)までにおいて、評価会社が自己株式を有する場合には、その自己株式に係る議決権の数は０として計算した議決権の数をもって評価会社の議決権総数となることに留意する。（平12課評２－４外追加・平15課評２－15外・平18課評２－27外改正）

（議決権を有しないこととされる株式がある場合の議決権総数等）

188-4　188《同族株主以外の株主等が取得した株式》の(1)から(4)までにおいて、評価会社の株主のうちに会社法第308条第１項の規定により評価会社の株式につき議決権を有しないこととされる会社があるときは、当該会社の有する評価会社の議決権の数は０として計算した議決権の数をもって評価会社の議決権総数となることに留意する。（昭58直評５外追加、平３直評４外・平12課評２－４外・平15課評２－15外・平18課評２－27外改正）

（種類株式がある場合の議決権総数等）

188-5　188《同族株主以外の株主等が取得した株式》の(1)から(4)までにおいて、評価会社が会社法第108条第１項に掲げる事項について内容の異なる種類の株式（以下この項において「種類株式」という。）を発行している場合における議決権の数又は議決権総数の判定に当たっては、種類株式のうち株主総会の一部の事項について議決権を行使できない株式に係る議決権の数を含めるものとする。（平３直評４

外追加、平12課評2－4外・平15課評2－15外・平18課評2－27外改正）

（投資育成会社が株主である場合の同族株主等）

188－6　188《同族株主以外の株主等が取得した株式》の(1)から(4)までについては、評価会社の株主のうちに投資育成会社（中小企業投資育成株式会社法（昭和38年法律第101号）に基づいて設立された中小企業投資育成株式会社をいう。以下この項において同じ。）があるときは、次による。（平12課評2－4外追加・平15課評2－15外改正）

(1)　当該投資育成会社が同族株主（188《同族株主以外の株主等が取得した株式》の(1)に定める同族株主をいう。以下同じ。）に該当し、かつ、当該投資育成会社以外に同族株主に該当する株主がいない場合には、当該投資育成会社は同族株主に該当しないものとして適用する。

(2)　当該投資育成会社が、中心的な同族株主（188《同族株主以外の株主等が取得した株式》の(2)に定める中心的な同族株主をいう。以下(2)において同じ。）又は中心的な株主（188《同族株主以外の株主等が取得した株式》の(4)に定める中心的な株主をいう。以下(2)において同じ。）に該当し、かつ、当該投資育成会社以外に中心的な同族株主又は中心的な株主に該当する株主がいない場合には、当該投資育成会社は中心的な同族株主又は中心的な株主に該当しないものとして適用する。

(3)　上記(1)及び(2)において、評価会社の議決権総数からその投資育成会社の有する評価会社の議決権の数を控除した数をその評価会社の議決権総数とした場合に同族株主に該当することとなる者があるときは、その同族株主に該当することとなる者以外の株主が取得した株式については、上記(1)及び(2)にかかわらず、188《同族株主以外の株主等が取得した株式》の「同族株主以外の株主等が取得した株式」に該当するものとする。

(注)　上記(3)の「議決権総数」及び「議決権の数」には、188－5《種類株式がある場合の議決権総数等》の「株主総会の一部の事項について議決権を行使できない株式に係る議決権の数」を含めるものとする。

（特定の評価会社の株式）

189　178《取引相場のない株式の評価上の区分》の「特定の評価会社の株式」とは、評価会社の資産の保有状況、営業の状態等に応じて定めた次に掲げる評価会社の株式をいい、その株式の価額は、次に掲げる区分に従い、それぞれ次に掲げるところによる。

　なお、評価会社が、次の(2)又は(3)に該当する評価会社かどうかを判定する場合において、課税時期前において合理的な理由もなく評価会社の資産構成に変動があり、その変動が次の(2)又は(3)に該当する評価会社と判定されることを免れるためのもの

と認められるときは、その変動はなかったものとして当該判定を行うものとする。
(昭58直評5外・平2直評12外・平6課評2－8外・平12課評2－4外・平15課評2－15外改正)
(1) 比準要素数1の会社の株式
　　183《評価会社の1株当たりの配当金額等の計算》の(1)、(2)及び(3)に定める「1株当たりの配当金額」、「1株当たりの利益金額」及び「1株当たりの純資産価額(帳簿価額によって計算した金額)」のそれぞれの金額のうち、いずれか2が0であり、かつ、直前々期末を基準にして同項の定めに準じそれぞれの金額を計算した場合に、それぞれの金額のうち、いずれか2以上が0である評価会社(次の(2)から(6)に該当するものを除く。以下「比準要素数1の会社」という。)の株式の価額は、次項の定めによる。
　(注) 配当金額及び利益金額については、直前期末以前3年間の実績を反映して判定することになるのであるから留意する。
(2) 株式保有特定会社の株式
　　課税時期において評価会社の有する各資産をこの通達に定めるところにより評価した価額の合計額のうちに占める株式及び出資の価額の合計額(189－3《株式保有特定会社の株式の評価》において「株式等の価額の合計額(相続税評価額によって計算した金額)」という。)の割合が25％以上(178《取引相場のない株式の評価上の区分》に定める中会社及び小会社については、50％以上)である評価会社(次の(3)から(6)までのいずれかに該当するものを除く。以下「株式保有特定会社」という。)の株式の価額は、189－3《株式保有特定会社の株式の評価》の定めによる。
(3) 土地保有特定会社の株式
　　課税時期において、次のいずれかに該当する会社(次の(4)から(6)までのいずれかに該当するものを除く。以下「土地保有特定会社」という。)の株式の価額は、189－4《土地保有特定会社の株式又は開業後3年未満の会社等の株式の評価》の定めによる。
　イ　178《取引相場のない株式の評価上の区分》の定めにより大会社に区分される会社(同項の定めにより小会社に区分される会社(同項に定める総資産価額(帳簿価額によって計算した金額)が、評価会社の事業が卸売業に該当する場合には20億円以上、卸売業以外に該当する場合には10億円以上のものに限る。)を含む。)で、その有する各資産をこの通達の定めるところにより評価した価額の合計額のうちに占める土地等の価額の合計額の割合(以下「土地保有割合」という。)が70％以上である会社
　ロ　178《取引相場のない株式の評価上の区分》の定めにより中会社に区分される会社(同項の定めにより小会社に区分される会社(同項に定める総資産価額(帳簿価額によって計算した金額)が、評価会社の事業が卸売業に該当する場

合には7,000万円以上、小売・サービス業に該当する場合には4,000万円以上、卸売業、小売・サービス業以外に該当する場合には5,000万円以上で、上記イに該当しないものに限る。）を含む。）で、土地保有割合が90％以上である会社

(4) 開業後3年未満の会社等の株式

　課税時期において次に掲げるイ又はロに該当する評価会社（次の(5)又は(6)に該当するものを除く。以下「開業後3年未満の会社等」という。）の株式の価額は、189－4《土地保有特定会社の株式又は開業後3年未満の会社等の株式の評価》の定めによる。

　イ　開業後3年未満であるもの
　ロ　183《評価会社の1株当たりの配当金額等の計算》の(1)、(2)及び(3)に定める「1株当たりの配当金額」、「1株当たりの利益金額」及び「1株当たりの純資産価額（帳簿価額によって計算した金額）」のそれぞれの金額がいずれも0であるもの
　　（注）　配当金額及び利益金額については、直前期末以前2年間の実績を反映して判定することになるのであるから留意する。

(5) 開業前又は休業中の会社の株式

　開業前又は休業中である評価会社の株式の価額は、189－5《開業前又は休業中の会社の株式の評価》の定めによる。

(6) 清算中の会社の株式

　清算中である評価会社の株式の価額は、189－6《清算中の会社の株式の評価》の定めによる。

（比準要素数1の会社の株式の評価）

189－2　189《特定の評価会社の株式》の(1)の「比準要素数1の会社の株式」の価額は、185《純資産価額》の本文の定めにより計算した1株当たりの純資産価額（相続税評価額によって計算した金額）によって評価する（この場合における1株当たりの純資産価額（相続税評価額によって計算した金額）は、当該株式の取得者とその同族関係者の有する当該株式に係る議決権の合計数が比準要素数1の会社の185《純資産価額》のただし書に定める議決権総数の50％以下であるときには、同項の本文の定めにより計算した1株当たりの純資産価額（相続税評価額によって計算した金額）を基に同項のただし書の定めにより計算した金額とする。）。ただし、上記の比準要素数1の会社の株式の価額は、納税義務者の選択により、Lを0.25として、179《取引相場のない株式の評価の原則》の(2)の算式により計算した金額によって評価することができる（この場合における当該算式中の1株当たりの純資産価額（相続税評価額によって計算した金額）は、本項本文かっこ書と同様とする。）。

　なお、当該株式が188《同族株主以外の株主等が取得した株式》に定める同族株主以外の株主等が取得した株式に該当する場合には、その株式の価額は、188－2

《同族株主以外の株主等が取得した株式の評価》の本文の定めにより計算した金額(この金額が本項本文又はただし書の定めによって評価するものとして計算した金額を超える場合には、本項本文又はただし書(納税義務者が選択した場合に限る。)の定めにより計算した金額)によって評価する。(平12課評2－4外追加・平15課評2－15外改正)

(注) 上記の「議決権の合計数」には、188－5《種類株式がある場合の議決権総数等》の「株主総会の一部の事項について議決権を行使できない株式に係る議決権の数」を含めるものとする。189－3《株式保有特定会社の株式の評価》及び189－4《土地保有特定会社の株式又は開業後3年未満の会社等の株式の評価》においても同様とする。

(株式保有特定会社の株式の評価)

189－3 189《特定の評価会社の株式》の(2)の「株式保有特定会社の株式」の価額は、185《純資産価額》の本文の定めにより計算した1株当たりの純資産価額(相続税評価額によって計算した金額)によって評価する。この場合における当該1株当たりの純資産価額(相続税評価額によって計算した金額)は、当該株式の取得者とその同族関係者の有する当該株式に係る議決権の合計数が株式保有特定会社の185《純資産価額》のただし書に定める議決権総数の50%以下であるときには、上記により計算した1株当たりの純資産価額(相続税評価額によって計算した金額)を基に同項のただし書の定めにより計算した金額とする。ただし、上記の株式保有特定会社の株式の価額は、納税義務者の選択により、次の(1)の「S_1の金額」と(2)の「S_2の金額」との合計額によって評価することができる。

なお、当該株式が188《同族株主以外の株主等が取得した株式》に定める同族株主以外の株主等が取得した株式に該当する場合には、その株式の価額は、188－2《同族株主以外の株主等が取得した株式の評価》の本文の定めにより計算した金額(この金額が本項本文又はただし書の定めによって評価するものとして計算した金額を超える場合には、本項本文又はただし書(納税義務者が選択した場合に限る。)の定めにより計算した金額)によって評価する。(平2直評12外追加、平6課評2－8外・平12課評2－4外・平15課評2－15外・平18課評2－27外・平20課評2－5外改正)

(1) S_1の金額

S_1の金額は、株式保有特定会社の株式の価額を178《取引相場のない株式の評価上の区分》の本文、179《取引相場のない株式の評価の原則》から184《類似業種比準価額の修正》まで、185《純資産価額》の本文、186《純資産価額計算上の負債》及び186－2《評価差額に対する法人税額等に相当する金額》の定めに準じて計算した金額とする。ただし、評価会社の株式が189《特定の評価会社の株式》の(1)の「比準要素数1の会社の株式」の要件(同項の(1)のかっこ書の要件を

除く。）にも該当する場合には、178《取引相場のない株式の評価上の区分》の大会社、中会社又は小会社の区分にかかわらず、189-2《比準要素数1の会社の株式の評価》の定め（本文のかっこ書、ただし書のかっこ書及びなお書を除く。）に準じて計算した金額とする。これらの場合において、180《類似業種比準価額》に定める算式及び185《純資産価額》の本文に定める1株当たりの純資産価額（相続税評価額によって計算した金額）は、それぞれ次による。

イ　180《類似業種比準価額》に定める算式は、次の算式による。

$$A \times \left[\frac{\frac{Ⓑ-ⓑ}{B} + \frac{Ⓒ-ⓒ}{C} \times 3 + \frac{Ⓓ-ⓓ}{D}}{5} \right] \times 0.7$$

(イ)　上記算式中「A」、「Ⓑ」、「Ⓒ」、「Ⓓ」、「B」、「C」及び「D」は、180《類似業種比準価額》の定めにより、「ⓑ」、「ⓒ」及び「ⓓ」は、それぞれ次による。

「ⓑ」＝183《評価会社の1株当たりの配当金額等の計算》の(1)に定める評価会社の「1株当たりの配当金額」に、直前期末以前2年間の受取配当金額（法人から受ける剰余金の配当（株式又は出資に係るものに限るものとし、資本金等の額の減少によるものを除く。）、利益の配当及び剰余金の分配（出資に係るものに限る。）をいう。以下同じ。）の合計額と直前期末以前2年間の営業利益の金額の合計額（当該営業利益の金額に受取配当金額が含まれている場合には、当該受取配当金額の合計額を控除した金額）との合計額のうちに占める当該受取配当金額の合計額の割合（当該割合が1を超える場合には1を限度とする。以下「受取配当金収受割合」という。）を乗じて計算した金額

「ⓒ」＝183《評価会社の1株当たりの配当金額等の計算》の(2)に定める評価会社の「1株当たりの利益金額」に受取配当金収受割合を乗じて計算した金額

「ⓓ」＝次の①及び②に掲げる金額の合計額（上記算式中の「Ⓓ」を限度とする。）

①　183《評価会社の1株当たりの配当金額等の計算》の(3)に定める評価会社の「1株当たりの純資産価額（帳簿価額によって計算した金額）」に、178《取引相場のない株式の評価上の区分》の(1)に定める総資産価額（帳簿価額によって計算した金額）のうちに占める株式及び出資の帳簿価額の合計額の割合を乗じて計算した金額

②　直前期末における法人税法第2条《定義》第18号に規定する利益積立金額に相当する金額を直前期末における発行済株式数（1株当たりの資本金等の額が50円以外の金額である場合には、直前期末における資本金等の額を50円で除して計算した数によるものとする。）で除して求めた金額に受

取配当金収受割合を乗じて計算した金額（利益積立金額に相当する金額が負数である場合には、0とする。）

　　(ﾛ)　上記算式中の「0.7」は、178《取引相場のない株式の評価上の区分》に定める中会社の株式を評価する場合には「0.6」、同項に定める小会社の株式を評価する場合には「0.5」とする。

　ロ　185《純資産価額》の本文に定める1株当たりの純資産価額（相続税評価額によって計算した金額）は、同項本文及び186－2《評価差額に対する法人税額等に相当する金額》の「各資産」を「各資産から株式及び出資を除いた各資産」と読み替えて計算した金額とする。

(2)　S_2の金額

S_2の金額は、189《特定の評価会社の株式》の(2)の「株式等の価額の合計額（相続税評価額によって計算した金額）」からその計算の基とした株式等の帳簿価額の合計額を控除した場合において残額があるときは、当該株式等の価額の合計額（相続税評価額によって計算した金額）から当該残額に186－2《評価差額に対する法人税額等に相当する金額》に定める割合を乗じて計算した金額を控除し、当該控除後の金額を課税時期における株式保有特定会社の発行済株式数で除して計算した金額とする。この場合、当該残額がないときは、当該株式等の価額の合計額（相続税評価額によって計算した金額）を課税時期における株式保有特定会社の発行済株式数で除して計算した金額とする。

（土地保有特定会社の株式又は開業後3年未満の会社等の株式の評価）

189－4　189《特定の評価会社の株式》の(3)の「土地保有特定会社の株式」又は同項の(4)の「開業後3年未満の会社等の株式」の価額は、185《純資産価額》の本文の定めにより計算した1株当たりの純資産価額（相続税評価額によって計算した金額）によって評価する。この場合における当該各株式の1株当たりの純資産価額（相続税評価額によって計算した金額）については、それぞれ、当該株式の取得者とその同族関係者の有する当該株式に係る議決権の合計数が土地保有特定会社又は開業後3年未満の会社等の185《純資産価額》のただし書に定める議決権総数の50％以下であるときは、上記により計算した1株当たりの純資産価額（相続税評価額によって計算した金額）を基に同項のただし書の定めにより計算した金額とする。

なお、当該各株式が188《同族株主以外の株主等が取得した株式》に定める同族株主以外の株主等が取得した株式に該当する場合には、その株式の価額は、188－2《同族株主以外の株主等が取得した株式の評価》の本文の定めにより計算した金額（この金額が本項本文の定めによって評価するものとして計算した金額を超える場合には、本項本文の定めにより計算した金額）によって評価する。（平2直評12外追加、平12課評2－4外・平15課評2－15外改正）

(開業前又は休業中の会社の株式の評価)
189-5　189《特定の評価会社の株式》の(5)の「開業前又は休業中の会社の株式」の価額は、185《純資産価額》の本文の定めにより計算した1株当たりの純資産価額（相続税評価額によって計算した金額）によって評価する。（平2直評12外追加、平12課評2-4外改正）

(清算中の会社の株式の評価)
189-6　189《特定の評価会社の株式》の(6)の「清算中の会社の株式」の価額は、清算の結果分配を受ける見込みの金額（2回以上にわたり分配を受ける見込みの場合には、そのそれぞれの金額）の課税時期から分配を受けると見込まれる日までの期間（その期間が1年未満であるとき又はその期間に1年未満の端数があるときは、これを1年とする。）に応ずる基準年利率による複利現価の額（2回以上にわたり分配を受ける見込みの場合には、その合計額）によって評価する。（平2直評12外追加、平11課評2-12外・平12課評2-4外改正）

(株式の割当てを受ける権利等の発生している特定の評価会社の株式の価額の修正)
189-7　189-2《比準要素数1の会社の株式の評価》から189-5《開業前又は休業中の会社の株式の評価》までの定めにより特定の評価会社の株式を評価した場合（その株式を188-2《同族株主以外の株主等が取得した株式の評価》の本文の定めにより評価した場合を除く。）において、その株式が187《株式の割当てを受ける権利等の発生している株式の価額の修正》の(1)又は(2)に掲げる場合に該当するときは、その価額を、187《株式の割当てを受ける権利等の発生している株式の価額の修正》の(1)又は(2)の算式に準じて修正した金額によって評価する。（平2直評12外追加、平12課評2-4外・平18課評2-27外改正）

(医療法人の出資の評価)
194-2　医療法人に対する出資の価額は、178《取引相場のない株式の評価上の区分》の本文、179《取引相場のない株式の評価の原則》から181《類似業種》本文まで、182《類似業種の株価》から183-2《類似業種の1株当たりの配当金額等の計算》まで、184《類似業種比準価額の修正》の(2)、185《純資産価額》の本文、186《純資産価額計算上の負債》から186-3《評価会社が有する株式等の純資産価額の計算》まで、187《株式の割当てを受ける権利等の発生している株式の価額の修正》の(2)、189《特定の評価会社の株式》、189-2《比準要素数1の会社の株式の評価》から189-4《土地保有特定会社の株式又は開業後3年未満の会社等の株式の評価》（185《純資産価額》のただし書の定め及び188-2《同族株主以外の株主等が取得した株式の評価》の定めを適用する部分を除く。）まで及び189-5《開業前又は休業中の会社の株式の評価》から192《株式無償交付期待権の評価》までの

定めに準じて計算した価額によって評価する。この場合において、181《類似業種》の「評価会社の事業が該当する業種目」は同項の定めにより別に定める業種目のうちの「その他の産業」とし、189《特定の評価会社の株式》の(1)の「比準要素数1の会社の株式」に相当する医療法人に対する出資は、183《評価会社の1株当たりの配当金額等の計算》の(2)又は(3)に定める「1株当たりの利益金額」又は「1株当たりの純資産価額（帳簿価額によって計算した金額）」のそれぞれ金額のうち、いずれかが0であり、かつ、直前々期末を基準にして同項の定めに準じそれぞれの金額を計算した場合に、それぞれの金額のうち、いずれか1以上が0である評価対象の医療法人の出資をいい、180《類似業種比準価額》及び189－3《株式保有特定会社の株式の評価》の(1)のイに定める算式は、それぞれ次の算式による。（昭59直評7外追加、平2直評12外・平11課評2－2外・平12課評2－4外・平18課評2－27外・平20課評2－5外改正）

(1) 180《類似業種比準価額》に定める算式

$$A \times \left[\frac{\frac{Ⓒ}{C} \times 3 + \frac{Ⓓ}{D}}{4} \right] \times 0.7$$

ただし、上記算式中の「0.7」は、178《取引相場のない株式の評価上の区分》に定める中会社に相当する医療法人に対する出資を評価する場合には「0.6」、同項に定める小会社に相当する医療法人に対する出資を評価する場合には「0.5」とする。

(2) 189－3《株式保有特定会社の株式の評価》の(1)のイに定める算式

$$A \times \left[\frac{\frac{Ⓒ - ⓒ}{C} \times 3 + \frac{Ⓓ - ⓓ}{D}}{4} \right] \times 0.7$$

ただし、上記算式中の「0.7」は、178《取引相場のない株式の評価上の区分》に定める中会社に相当する医療法人に対する出資を評価する場合には「0.6」、同項に定める小会社に相当する医療法人に対する出資を評価する場合には「0.5」とする。

■条文9　法人税法

（定義）
第2条　この法律において、次の各号に掲げる用語の意義は、当該各号に定めるところによる。
　十　同族会社　会社の株主等（その会社が自己の株式又は出資を有する場合のその会社を除く。）の3人以下並びにこれらと政令で定める特殊の関係のある個人及び法人がその会社の発行済株式又は出資（その会社が有する自己の株式又は出資を除く。）の総数又は総額の100分の50を超える数又は金額の株式又は出資を有する場合その他政令で定める場合におけるその会社をいう。

（内国公益法人等の非収益事業所得等の非課税）
第7条　内国法人である公益法人等又は人格のない社団等の各事業年度の所得のうち収益事業から生じた所得以外の所得については、第5条（内国法人の課税所得の範囲）の規定にかかわらず、各事業年度の所得に対する法人税を課さない。

（事業年度を変更した場合等の届出）
第15条　法人がその定款等に定める会計期間を変更し、又はその定款等において新たに会計期間を定めた場合には、遅滞なく、その変更前の会計期間及び変更後の会計期間又はその定めた会計期間を納税地（連結子法人にあつては、その本店又は主たる事務所の所在地）の所轄税務署長に届け出なければならない。

（納税地等の異動の届出）
第20条　法人は、その法人税の納税地に異動があつた場合（第18条第1項（納税地の指定）の指定によりその納税地に異動があつた場合を除く。）には、政令で定めるところにより、その異動前の納税地の所轄税務署長及び異動後の納税地の所轄税務署長にその旨を届け出なければならない。

（各事業年度の所得の金額の計算）
第22条　内国法人の各事業年度の所得の金額は、当該事業年度の益金の額から当該事業年度の損金の額を控除した金額とする。
2　内国法人の各事業年度の所得の金額の計算上当該事業年度の益金の額に算入すべき金額は、別段の定めがあるものを除き、資産の販売、有償又は無償による資産の譲渡又は役務の提供、無償による資産の譲受けその他の取引で資本等取引以外のものに係る当該事業年度の収益の額とする。
3　内国法人の各事業年度の所得の金額の計算上当該事業年度の損金の額に算入すべ

き金額は、別段の定めがあるものを除き、次に掲げる額とする。
一　当該事業年度の収益に係る売上原価、完成工事原価その他これらに準ずる原価の額
二　前号に掲げるもののほか、当該事業年度の販売費、一般管理費その他の費用（償却費以外の費用で当該事業年度終了の日までに債務の確定しないものを除く。）の額
三　当該事業年度の損失の額で資本等取引以外の取引に係るもの
4　第2項に規定する当該事業年度の収益の額及び前項各号に掲げる額は、一般に公正妥当と認められる会計処理の基準に従つて計算されるものとする。
5　第2項又は第3項に規定する資本等取引とは、法人の資本金等の額の増加又は減少を生ずる取引並びに法人が行う利益又は剰余金の分配（資産の流動化に関する法律第115条第1項（中間配当）に規定する金銭の分配を含む。）及び残余財産の分配又は引渡しをいう。

（寄附金の損金不算入）
第37条　内国法人が各事業年度において支出した寄附金の額（次項の規定の適用を受ける寄附金の額を除く。）の合計額のうち、その内国法人の当該事業年度終了の時の資本金等の額又は当該事業年度の所得の金額を基礎として政令で定めるところにより計算した金額を超える部分の金額は、当該内国法人の各事業年度の所得の金額の計算上、損金の額に算入しない。
2　内国法人が各事業年度において当該内国法人との間に完全支配関係（法人による完全支配関係に限る。）がある他の内国法人に対して支出した寄附金の額（第25条の2（受贈益の益金不算入）又は第81条の3第1項（第25条の2に係る部分に限る。）（個別益金額又は個別損金額の益金又は損金算入）の規定を適用しないとした場合に当該他の内国法人の各事業年度の所得の金額又は各連結事業年度の連結所得の金額の計算上益金の額に算入される第25条の2第2項に規定する受贈益の額に対応するものに限る。）は、当該内国法人の各事業年度の所得の金額の計算上、損金の額に算入しない。
3　第1項の場合において、同項に規定する寄附金の額のうちに次の各号に掲げる寄附金の額があるときは、当該各号に掲げる寄附金の額の合計額は、同項に規定する寄附金の額の合計額に算入しない。
一　国又は地方公共団体（港湾法（昭和25年法律第218号）の規定による港務局を含む。）に対する寄附金（その寄附をした者がその寄附によつて設けられた設備を専属的に利用することその他特別の利益がその寄附をした者に及ぶと認められるものを除く。）の額
二　公益社団法人、公益財団法人その他公益を目的とする事業を行う法人又は団体に対する寄附金（当該法人の設立のためにされる寄附金その他の当該法人の設立

前においてされる寄附金で政令で定めるものを含む。）のうち、次に掲げる要件を満たすと認められるものとして政令で定めるところにより財務大臣が指定したものの額
　　イ　広く一般に募集されること。
　　ロ　教育又は科学の振興、文化の向上、社会福祉への貢献その他公益の増進に寄与するための支出で緊急を要するものに充てられることが確実であること。
4　第1項の場合において、同項に規定する寄附金の額のうちに、公共法人、公益法人等（別表第2に掲げる一般社団法人及び一般財団法人を除く。以下この項及び次項において同じ。）その他特別の法律により設立された法人のうち、教育又は科学の振興、文化の向上、社会福祉への貢献その他公益の増進に著しく寄与するものとして政令で定めるものに対する当該法人の主たる目的である業務に関連する寄附金（前項各号に規定する寄附金に該当するものを除く。）の額があるときは、当該寄附金の額の合計額（当該合計額が当該事業年度終了の時の資本金等の額又は当該事業年度の所得の金額を基礎として政令で定めるところにより計算した金額を超える場合には、当該計算した金額に相当する金額）は、第1項に規定する寄附金の額の合計額に算入しない。ただし、公益法人等が支出した寄附金の額については、この限りでない。
5　公益法人等がその収益事業に属する資産のうちからその収益事業以外の事業のために支出した金額（公益社団法人又は公益財団法人にあつては、その収益事業に属する資産のうちからその収益事業以外の事業で公益に関する事業として政令で定める事業に該当するもののために支出した金額）は、その収益事業に係る寄附金の額とみなして、第1項の規定を適用する。
6　内国法人が特定公益信託（公益信託ニ関スル法律（大正11年法律第62号）第1条（公益信託）に規定する公益信託で信託の終了の時における信託財産がその信託財産に係る信託の委託者に帰属しないこと及びその信託事務の実施につき政令で定める要件を満たすものであることについて政令で定めるところにより証明がされたものをいう。）の信託財産とするために支出した金銭の額は、寄附金の額とみなして第1項、第4項、第9項及び第10項の規定を適用する。この場合において、第4項中「）の額」とあるのは、「）の額（第6項に規定する特定公益信託のうち、その目的が教育又は科学の振興、文化の向上、社会福祉への貢献その他公益の増進に著しく寄与するものとして政令で定めるものの信託財産とするために支出した金銭の額を含む。）」とするほか、この項の規定の適用を受けるための手続に関し必要な事項は、政令で定める。
7　前各項に規定する寄附金の額は、寄附金、拠出金、見舞金その他いずれの名義をもつてするかを問わず、内国法人が金銭その他の資産又は経済的な利益の贈与又は無償の供与（広告宣伝及び見本品の費用その他これらに類する費用並びに交際費、接待費及び福利厚生費とされるべきものを除く。次項において同じ。）をした場合

における当該金銭の額若しくは金銭以外の資産のその贈与の時における価額又は当該経済的な利益のその供与の時における価額によるものとする。
8 内国法人が資産の譲渡又は経済的な利益の供与をした場合において、その譲渡又は供与の対価の額が当該資産のその譲渡の時における価額又は当該経済的な利益のその供与の時における価額に比して低いときは、当該対価の額と当該価額との差額のうち実質的に贈与又は無償の供与をしたと認められる金額は、前項の寄附金の額に含まれるものとする。
9 第3項の規定は、確定申告書、修正申告書又は更正請求書に第1項に規定する寄附金の額の合計額に算入されない第3項各号に掲げる寄附金の額及び当該寄附金の明細を記載した書類の添付がある場合に限り、第4項の規定は、確定申告書、修正申告書又は更正請求書に第1項に規定する寄附金の額の合計額に算入されない第4項に規定する寄附金の額及び当該寄附金の明細を記載した書類の添付があり、かつ、当該書類に記載された寄附金が同項に規定する寄附金に該当することを証する書類として財務省令で定める書類を保存している場合に限り、適用する。この場合において、第3項又は第4項の規定により第1項に規定する寄附金の額の合計額に算入されない金額は、当該金額として記載された金額を限度とする。
10 税務署長は、第4項の規定により第1項に規定する寄附金の額の合計額に算入されないこととなる金額の全部又は一部につき前項に規定する財務省令で定める書類の保存がない場合においても、その書類の保存がなかつたことについてやむを得ない事情があると認めるときは、その書類の保存がなかつた金額につき第4項の規定を適用することができる。
11 財務大臣は、第3項第2号の指定をしたときは、これを告示する。
12 第5項から前項までに定めるもののほか、第1項から第4項までの規定の適用に関し必要な事項は、政令で定める。

（法人税額等の損金不算入）
第38条
2 内国法人が納付する次に掲げるものの額は、その内国法人の各事業年度の所得の金額の計算上、損金の額に算入しない。
　一　相続税法（昭和25年法律第73号）第9条の4（受益者等が存しない信託等の特例）又は第66条（人格のない社団又は財団等に対する課税）の規定による贈与税及び相続税
　二　地方税法　の規定による道府県民税及び市町村民税（都民税を含むものとし、退職年金等積立金に対する法人税に係るものを除く。）

（第2次納税義務に係る納付税額の損金不算入等）
第39条

2　第24条第1項第3号（解散による残余財産の分配に係る部分に限る。）（配当等の額とみなす金額）の規定により第23条第1項第1号（受取配当等の益金不算入）に掲げる金額とみなされた金額又は信託の終了による信託財産に属する資産の給付に係る同項第3号に掲げる金額で、同項若しくは第23条の2第1項（外国子会社から受ける配当等の益金不算入）又は第62条の5第4項（現物分配による資産の譲渡）の規定により各事業年度の所得の金額の計算上益金の額に算入されなかつたものがある内国法人が、そのみなされた金額に係る残余財産の分配をした法人又はその信託の信託法第177条（清算受託者の職務）に規定する清算受託者に関し、次に掲げる国税又は地方税を納付し又は納入したことにより生じた損失の額は、その内国法人の各事業年度の所得の金額の計算上、損金の額に算入しない。ただし、当該国税又は地方税の額が当該益金の額に算入されなかつた金額を超える場合は、その損失の額のうちその超える部分の金額に相当する金額については、この限りでない。
　一　国税徴収法第34条（清算人等の第2次納税義務）の規定により納付すべき国税
　二　地方税法第11条の3（清算人等の第2次納税義務）の規定により納付し又は納入すべき地方税

（有価証券の譲渡益又は譲渡損の益金又は損金算入）
第61条の2　内国法人が有価証券の譲渡をした場合には、その譲渡に係る譲渡利益額（第1号に掲げる金額が第2号に掲げる金額を超える場合におけるその超える部分の金額をいう。）又は譲渡損失額（同号に掲げる金額が第1号に掲げる金額を超える場合におけるその超える部分の金額をいう。）は、第62条から第62条の5まで（合併等による資産の譲渡）の規定の適用がある場合を除き、その譲渡に係る契約をした日（その譲渡が剰余金の配当その他の財務省令で定める事由によるものである場合には、当該剰余金の配当の効力が生ずる日その他の財務省令で定める日）の属する事業年度の所得の金額の計算上、益金の額又は損金の額に算入する。
　一　その有価証券の譲渡に係る対価の額（第24条第1項（配当等の額とみなす金額）の規定により第23条第1項第1号（受取配当等の益金不算入）に掲げる金額とみなされる金額がある場合には、そのみなされる金額に相当する金額を控除した金額）
　二　その有価証券の譲渡に係る原価の額（その有価証券についてその内国法人が選定した1単位当たりの帳簿価額の算出の方法により算出した金額（算出の方法を選定しなかつた場合又は選定した方法により算出しなかつた場合には、算出の方法のうち政令で定める方法により算出した金額）にその譲渡をした有価証券の数を乗じて計算した金額をいう。）

（各事業年度の所得に対する法人税の税率）
第66条　内国法人である普通法人、一般社団法人等（別表第2に掲げる一般社団法人

及び一般財団法人並びに公益社団法人及び公益財団法人をいう。次項及び第3項において同じ。）又は人格のない社団等に対して課する各事業年度の所得に対する法人税の額は、各事業年度の所得の金額に100分の25．5の税率を乗じて計算した金額とする。
2 前項の場合において、普通法人のうち各事業年度終了の時において資本金の額若しくは出資金の額が1億円以下であるもの若しくは資本若しくは出資を有しないもの、一般社団法人等又は人格のない社団等の各事業年度の所得の金額のうち年800万円以下の金額については、同項の規定にかかわらず、100分の19の税率による。
3 公益法人等（一般社団法人等を除く。）又は協同組合等に対して課する各事業年度の所得に対する法人税の額は、各事業年度の所得の金額に100分の19の税率を乗じて計算した金額とする。
4 事業年度が1年に満たない法人に対する第2項の規定の適用については、同項中「年800万円」とあるのは、「800万円を12で除し、これに当該事業年度の月数を乗じて計算した金額」とする。
5 前項の月数は、暦に従つて計算し、1月に満たない端数を生じたときは、これを1月とする。
6 内国法人である普通法人のうち各事業年度終了の時において次に掲げる法人に該当するものについては、第2項の規定は、適用しない。
 一 保険業法に規定する相互会社（次号ロにおいて「相互会社」という。）
 二 大法人（次に掲げる法人をいう。以下この号及び次号において同じ。）との間に当該大法人による完全支配関係がある普通法人
  イ 資本金の額又は出資金の額が5億円以上である法人
  ロ 相互会社（これに準ずるものとして政令で定めるものを含む。）
  ハ 第4条の7（受託法人等に関するこの法律の適用）に規定する受託法人（第4号において「受託法人」という。）
 三 普通法人との間に完全支配関係がある全ての大法人が有する株式及び出資の全部を当該全ての大法人のうちいずれか一の法人が有するものとみなした場合において当該いずれか一の法人と当該普通法人との間に当該いずれか一の法人による完全支配関係があることとなるときの当該普通法人（前号に掲げる法人を除く。）
 四 受託法人

■条文10　法人税法施行令

(利益積立金額)
第9条　法第2条第18号 (定義) に規定する政令で定める金額は、同号に規定する法人の当該事業年度前の各事業年度 (当該法人の当該事業年度前の各事業年度のうちに連結事業年度に該当する事業年度がある場合には、各連結事業年度の連結所得に対する法人税を課される最終の連結事業年度 (以下この項において「最終連結事業年度」という。) 後の各事業年度に限る。以下この項において「過去事業年度」という。) の第1号から第7号までに掲げる金額の合計額から当該法人の過去事業年度の第8号から第12号までに掲げる金額の合計額を減算した金額 (当該法人の当該事業年度前の各事業年度のうちに連結事業年度に該当する事業年度がある場合には、最終連結事業年度終了の時における連結個別利益積立金額を加算した金額) に、当該法人の当該事業年度開始の日以後の第1号から第7号までに掲げる金額を加算し、これから当該法人の同日以後の第8号から第12号までに掲げる金額を減算した金額とする。
一　イからチまでに掲げる金額の合計額からリからルまでに掲げる金額の合計額を減算した金額 (当該金額のうちに当該法人が留保していない金額がある場合には当該留保していない金額を減算した金額とし、公益法人等又は人格のない社団等にあつては収益事業から生じたものに限る。)
　イ　所得の金額
　ロ　法第23条 (受取配当等の益金不算入) の規定により所得の金額の計算上益金の額に算入されない金額
　ハ　法第23条の2 (外国子会社から受ける配当等の益金不算入) の規定により所得の金額の計算上益金の額に算入されない金額
　ニ　法第25条の2第1項 (受贈益の益金不算入) の規定により所得の金額の計算上益金の額に算入されない金額
　ホ　法第26条第1項 (還付金等の益金不算入) に規定する還付を受け又は充当される金額 (同項第1号に掲げる金額にあつては、法第38条第1項 (法人税額等の損金不算入) の規定により所得の金額の計算上損金の額に算入されない法人税の額並びに当該法人税の額に係る地方税法 (昭和25年法律第226号) の規定による道府県民税及び市町村民税 (都民税及びこれらの税に係る均等割を含む。) の額に係る部分の金額を除く。)、法第26条第2項に規定する減額された金額、同条第3項に規定する減額された部分として政令で定める金額、同条第4項に規定する附帯税の負担額又は同条第5項に規定する附帯税の負担額の減少額を受け取る場合のその受け取る金額及び同条第6項に規定する還付を受ける金額

ヘ　法第57条（青色申告書を提出した事業年度の欠損金の繰越し）、第58条（青色申告書を提出しなかつた事業年度の災害による損失金の繰越し）又は第59条（会社更生等による債務免除等があつた場合の欠損金の損金算入）の規定により所得の金額の計算上損金の額に算入される金額

ト　法第64条の３第３項（法人課税信託に係る所得の金額の計算）に規定する資産の同項に規定する帳簿価額から同項に規定する負債の同項に規定する帳簿価額を減算した金額

チ　第136条の４第１項（医療法人の設立に係る資産の受贈益等）に規定する金銭の額又は金銭以外の資産の価額及び同条第２項に規定する利益の額

リ　欠損金額

ヌ　法人税（法第38条第１項第１号及び第２号に掲げる法人税並びに附帯税を除く。以下この号及び次条第１項第１号において同じ。）として納付することとなる金額並びに地方税法の規定により当該法人税に係る道府県民税及び市町村民税（都民税及びこれらの税に係る均等割を含む。）として納付することとなる金額

ル　法第61条の13第７項（完全支配関係がある法人の間の取引の損益）の規定により譲渡損益調整資産（同条第１項に規定する譲渡損益調整資産をいう。ルにおいて同じ。）の取得価額に算入しない金額から同条第７項の規定により譲渡損益調整資産の取得価額に算入する金額を減算した金額

（一般寄附金の損金算入限度額）

第73条　法第37条第１項（寄附金の損金不算入）に規定する政令で定めるところにより計算した金額は、次の各号に掲げる内国法人の区分に応じ当該各号に定める金額とする。

一　普通法人、協同組合等及び人格のない社団等（次号に掲げるものを除く。）　次に掲げる金額の合計額の４分の１に相当する金額

イ　当該事業年度終了の時における資本金等の額（当該資本金等の額が零に満たない場合には、零）を12で除し、これに当該事業年度の月数を乗じて計算した金額の1000分の2.5に相当する金額

ロ　当該事業年度の所得の金額の100分の2.5に相当する金額

二　普通法人、協同組合等及び人格のない社団等のうち資本又は出資を有しないもの、法別表第２に掲げる一般社団法人及び一般財団法人並びに財務省令で定める法人　当該事業年度の所得の金額の100分の1.25に相当する金額

三　公益法人等（法別表第２に掲げる一般社団法人及び一般財団法人並びに財務省令で定める法人を除く。以下この号において同じ。）　次に掲げる法人の区分に応じそれぞれ次に定める金額

イ　公益社団法人又は公益財団法人　当該事業年度の所得の金額の100分の50に

相当する金額
- ロ　私立学校法第 3 条（定義）に規定する学校法人（同法第64条第 4 項（専修学校及び各種学校）の規定により設立された法人で学校教育法第124条（専修学校）に規定する専修学校を設置しているものを含む。）、社会福祉法第22条（定義）に規定する社会福祉法人、更生保護事業法（平成 7 年法律第86号）第 2 条第 6 項（定義）に規定する更生保護法人又は医療法第42条の 2 第 1 項（社会医療法人）に規定する社会医療法人　当該事業年度の所得の金額の100分の50に相当する金額（当該金額が年200万円に満たない場合には、年200万円）
- ハ　イ又はロに掲げる法人以外の公益法人等　当該事業年度の所得の金額の100分の20に相当する金額

第136条の 4　医療法人がその設立について贈与又は遺贈を受けた金銭の額又は金銭以外の資産の価額は、その医療法人の各事業年度の所得の金額の計算上、益金の額に算入しない。

2　社団である医療法人で持分の定めのあるものが持分の定めのない医療法人となる場合において、持分の全部又は一部の払戻しをしなかつたときは、その払戻しをしなかつたことにより生ずる利益の額は、その医療法人の各事業年度の所得の金額の計算上、益金の額に算入しない。

■条文11　法人税基本通達

（上場有価証券等以外の株式の価額）
9－1－13　上場有価証券等以外の株式につき法第33条第2項《資産の評価換えによる評価損の損金算入》の規定を適用する場合の当該株式の価額は、次の区分に応じ、次による。（昭55年直法2－8「三十一」、平2年直法2－6「三」、平12年課法2－7「十六」、平14年課法2－1「十九」、平17年課法2－14「九」、平19年課法2－17「十九」により改正）
(1)　売買実例のあるもの　当該事業年度終了の日前6月間において売買の行われたもののうち適正と認められるものの価額
(2)　公開途上にある株式（金融商品取引所が内閣総理大臣に対して株式の上場の届出を行うことを明らかにした日から上場の日の前日までのその株式）で、当該株式の上場に際して株式の公募又は売出し（以下9－1－13において「公募等」という。）が行われるもの（(1)に該当するものを除く。）　金融商品取引所の内規によって行われる入札により決定される入札後の公募等の価格等を参酌して通常取引されると認められる価額
(3)　売買実例のないものでその株式を発行する法人と事業の種類、規模、収益の状況等が類似する他の法人の株式の価額があるもの（(2)に該当するものを除く。）　当該価額に比準して推定した価額
(4)　(1)から(3)までに該当しないもの　当該事業年度終了の日又は同日に最も近い日におけるその株式の発行法人の事業年度終了の時における1株当たりの純資産価額等を参酌して通常取引されると認められる価額

（上場有価証券等以外の株式の価額の特例）
9－1－14　法人が、上場有価証券等以外の株式（9－1－13の(1)及び(2)に該当するものを除く。）について法第33条第2項《資産の評価換えによる評価損の損金算入》の規定を適用する場合において、事業年度終了の時における当該株式の価額につき昭和39年4月25日付直資56・直審（資）17「財産評価基本通達」（以下9－1－14において「財産評価基本通達」という。）の178から189－7まで《取引相場のない株式の評価》の例によって算定した価額によっているときは、課税上弊害がない限り、次によることを条件としてこれを認める。（昭55年直法2－8「三十一」により追加、昭58年直法2－11「七」、平2年直法2－6「三」、平3年課法2－4「八」、平12年課法2－7「十六」、平12年課法2－19「十三」、平17年課法2－14「九」、平19年課法2－17「十九」により改正）
(1)　当該株式の価額につき財産評価基本通達179の例により算定する場合（同通達189－3の(1)において同通達179に準じて算定する場合を含む。）において、当該

法人が当該株式の発行会社にとって同通達188の(2)に定める「中心的な同族株主」に該当するときは、当該発行会社は常に同通達178に定める「小会社」に該当するものとしてその例によること。
(2) 当該株式の発行会社が土地（土地の上に存する権利を含む。）又は金融商品取引所に上場されている有価証券を有しているときは、財産評価基本通達185の本文に定める「1株当たりの純資産価額（相続税評価額によって計算した金額）」の計算に当たり、これらの資産については当該事業年度終了の時における価額によること。
(3) 財産評価基本通達185の本文に定める「1株当たりの純資産価額（相続税評価額によって計算した金額）」の計算に当たり、同通達186－2により計算した評価差額に対する法人税額等に相当する金額は控除しないこと。

■条文12　所得税法

（給与所得）
第28条　給与所得とは、俸給、給料、賃金、歳費及び賞与並びにこれらの性質を有する給与（以下この条において「給与等」という。）に係る所得をいう。

（贈与等の場合の譲渡所得等の特例）
第59条　次に掲げる事由により居住者の有する山林（事業所得の基因となるものを除く。）又は譲渡所得の基因となる資産の移転があつた場合には、その者の山林所得の金額、譲渡所得の金額又は雑所得の金額の計算については、その事由が生じた時に、その時における価額に相当する金額により、これらの資産の譲渡があつたものとみなす。
　一　贈与（法人に対するものに限る。）又は相続（限定承認に係るものに限る。）若しくは遺贈（法人に対するもの及び個人に対する包括遺贈のうち限定承認に係るものに限る。）
　二　著しく低い価額の対価として政令で定める額による譲渡（法人に対するものに限る。）
２　居住者が前項に規定する資産を個人に対し同項第２号に規定する対価の額により譲渡した場合において、当該対価の額が当該資産の譲渡に係る山林所得の金額、譲渡所得の金額又は雑所得の金額の計算上控除する必要経費又は取得費及び譲渡に要した費用の額の合計額に満たないときは、その不足額は、その山林所得の金額、譲渡所得の金額又は雑所得の金額の計算上、なかつたものとみなす。

（同族会社等の行為又は計算の否認等）
第157条　税務署長は、次に掲げる法人の行為又は計算で、これを容認した場合にはその株主等である居住者又はこれと政令で定める特殊の関係のある居住者（その法人の株主等である非居住者と当該特殊の関係のある居住者を含む。第４項において同じ。）の所得税の負担を不当に減少させる結果となると認められるものがあるときは、その居住者の所得税に係る更正又は決定に際し、その行為又は計算にかかわらず、税務署長の認めるところにより、その居住者の各年分の第120条第１項第１号若しくは第３号から第８号まで（確定所得申告書の記載事項）又は第123条第２項第１号、第３号、第５号若しくは第７号（確定損失申告書の記載事項）に掲げる金額を計算することができる。
　一　法人税法第２条第10号（定義）に規定する同族会社
　二　イからハまでのいずれにも該当する法人
　　イ　３以上の支店、工場その他の事業所を有すること。

ロ　その事業所の2分の1以上に当たる事業所につき、その事業所の所長、主任その他のその事業所に係る事業の主宰者又は当該主宰者の親族その他の当該主宰者と政令で定める特殊の関係のある個人（以下この号において「所長等」という。）が前に当該事業所において個人として事業を営んでいた事実があること。
　　ハ　ロに規定する事実がある事業所の所長等の有するその法人の株式又は出資の数又は金額の合計額がその法人の発行済株式又は出資（その法人が有する自己の株式又は出資を除く。）の総数又は総額の3分の2以上に相当すること。
2　前項の場合において、法人が同項各号に掲げる法人に該当するかどうかの判定は、同項に規定する行為又は計算の事実のあつた時の現況によるものとする。
3　第1項の規定は、同項各号に掲げる法人の行為又は計算につき、法人税法第132条第1項（同族会社等の行為又は計算の否認）若しくは相続税法第64条第1項（同族会社等の行為又は計算の否認等）又は地価税法（平成3年法律第69号）第32条第1項（同族会社等の行為又は計算の否認等）の規定の適用があつた場合における第1項の居住者の所得税に係る更正又は決定について準用する。
4　税務署長は、合併（法人課税信託に係る信託の併合を含む。）、分割（法人課税信託に係る信託の分割を含む。）、現物出資若しくは法人税法第2条第12号の6に規定する現物分配又は株式交換若しくは株式移転（以下この項において「合併等」という。）をした法人又は合併等により資産及び負債の移転を受けた法人（当該合併等により交付された株式又は出資を発行した法人を含む。以下この項において同じ。）の行為又は計算で、これを容認した場合には当該合併等をした法人若しくは当該合併等により資産及び負債の移転を受けた法人の株主等である居住者又はこれと第1項に規定する特殊の関係のある居住者の所得税の負担を不当に減少させる結果となると認められるものがあるときは、その居住者の所得税に関する更正又は決定に際し、その行為又は計算にかかわらず、税務署長の認めるところにより、その居住者の各年分の第120条第1項第1号若しくは第3号から第8号まで又は第123条第2項第1号、第3号、第5号若しくは第7号に掲げる金額を計算することができる。

■条文13　所得税基本通達

法第23条から第35条まで（各種所得）共通関係
（株式等を取得する権利の価額）
23～35共－9　令第84条第1号から第4号までに掲げる権利の行使の日又は同条第5号に掲げる権利に基づく払込み又は給付の期日（払込み又は給付の期間の定めがある場合には、当該払込み又は給付をした日。以下この項において「権利行使日等」という。）における同条本文の株式の価額は、次に掲げる場合に応じ、それぞれ次による。（昭49直所2－23、平10課法8－2、課所4－5、平11課所4－1、平14課個2－5、課資3－3、課法8－3、課審3－118、平14課個2－22、課資3－5、課法8－10、課審3－197、平17課個2－23、課資3－5、課法8－6、課審4－113、平18課個2－18、課資3－10、課審4－114、平19課個2－11、課資3－1、課法9－5、課審4－26改正）

⑴　これらの権利の行使により取得する株式が金融商品取引所に上場されている場合　当該株式につき金融商品取引法第130条《総取引高、価格等の通知等》の規定により公表された最終の価格（同条の規定により公表された最終の価格がない場合は公表された最終の気配相場の価格とし、同日に最終の価格又は最終の気配相場の価格のいずれもない場合には、同日前の同日に最も近い日における最終の価格又は最終の気配相場の価格とする。）による。なお、2以上の金融商品取引所に同1の区分に属する価格があるときは、当該価格が最も高い金融商品取引所の価格とする。

⑵　これらの権利の行使により取得する新株（当該権利の行使があったことにより発行された株式をいう。以下この⑵及び⑶において同じ。）に係る旧株が金融商品取引所に上場されている場合において、当該新株が上場されていないとき　当該旧株の最終の価格を基準として当該新株につき合理的に計算した価額とする。

⑶　⑴の株式及び⑵の新株に係る旧株が金融商品取引所に上場されていない場合において、当該株式又は当該旧株につき気配相場の価格があるとき　⑴又は⑵の最終の価格を気配相場の価格と読み替えて⑴又は⑵により求めた価額とする。

⑷　⑴から⑶までに掲げる場合以外の場合　次に掲げる区分に応じ、それぞれ次に掲げる価額とする。
　　イ　売買実例のあるもの　最近において売買の行われたもののうち適正と認められる価額
　　ロ　公開途上にある株式（金融商品取引所が内閣総理大臣に対して株式の上場の届出を行うことを明らかにした日から上場の日の前日までのその株式及び日本証券業協会が株式を登録銘柄として登録することを明らかにした日から登録の日の前日までのその株式）で、当該株式の上場又は登録に際して株式の公募又

は売出し（以下この項において「公募等」という。）が行われるもの（イに該当するものを除く。）　金融商品取引所又は日本証券業協会の内規によって行われる入札により決定される入札後の公募等の価格等を参酌して通常取引されると認められる価額
　　ハ　売買実例のないものでその株式の発行法人と事業の種類、規模、収益の状況等が類似する他の法人の株式の価額があるもの　当該価額に比準して推定した価額
　　ニ　イからハまでに該当しないもの　権利行使日等又は権利行使日等に最も近い日におけるその株式の発行法人の1株又は1口当たりの純資産価額等を参酌して通常取引されると認められる価額
　　　（注）　この取扱いは、令第354条第2項《新株予約権の行使に関する調書》に規定する「当該新株予約権を発行又は割当てをした株式会社の株式の1株当たりの価額」について準用する。

（同族会社等に対する低額譲渡）

59－3　山林（事業所得の基因となるものを除く。）又は譲渡所得の基因となる資産を法人に対し時価の2分の1以上の対価で譲渡した場合には、法第59条第1項第2号の規定の適用はないが、時価の2分の1以上の対価による法人に対する譲渡であっても、その譲渡が法第157条《同族会社等の行為又は計算の否認》の規定に該当する場合には、同条の規定により、税務署長の認めるところによって、当該資産の時価に相当する金額により山林所得の金額、譲渡所得の金額又は雑所得の金額を計算することができる。（昭50直資3－11、直所3－19追加）

（株式等を贈与等した場合の「その時における価額」）

59－6　法第59条第1項の規定の適用に当たって、譲渡所得の基因となる資産が株式（株主又は投資主となる権利、株式の割当てを受ける権利、新株予約権及び新株予約権の割当てを受ける権利を含む。以下この項において同じ。）である場合の同項に規定する「その時における価額」とは、23～35共－9に準じて算定した価額による。この場合、23～35共－9の(4)ニに定める「1株又は1口当たりの純資産価額等を参酌して通常取引されると認められる価額」とは、原則として、次によることを条件に、昭和39年4月25日付直資56・直審（資）17「財産評価基本通達」（法令解釈通達）の178から189－7まで《取引相場のない株式の評価》の例により算定した価額とする。（平12課資3－8、課所4－29追加、平14課資3－11、平16課資3－3、平18課資3－12、課個2－20、課審6－12、平21課資3－5、課個2－14、課審6－12改正）
　(1)　財産評価基本通達188の(1)に定める「同族株主」に該当するかどうかは、株式を譲渡又は贈与した個人の当該譲渡又は贈与直前の議決権の数により判定するこ

と。
(2) 当該株式の価額につき財産評価基本通達179の例により算定する場合（同通達189－3の(1)において同通達179に準じて算定する場合を含む。）において、株式を譲渡又は贈与した個人が当該株式の発行会社にとって同通達188の(2)に定める「中心的な同族株主」に該当するときは、当該発行会社は常に同通達178に定める「小会社」に該当するものとしてその例によること。
(3) 当該株式の発行会社が土地（土地の上に存する権利を含む。）又は金融商品取引所に上場されている有価証券を有しているときは、財産評価基本通達185の本文に定める「1株当たりの純資産価額（相続税評価額によって計算した金額）」の計算に当たり、これらの資産については、当該譲渡又は贈与の時における価額によること。
(4) 財産評価基本通達185の本文に定める「1株当たりの純資産価額（相続税評価額によって計算した金額）」の計算に当たり、同通達186－2により計算した評価差額に対する法人税額等に相当する金額は控除しないこと。

■条文14　租税特別措置法

(社会保険診療報酬の所得計算の特例)
第26条
2　前項に規定する社会保険診療とは、次の各号に掲げる給付又は医療、介護、助産若しくはサービスをいう。
　一　健康保険法(大正11年法律第70号)、国民健康保険法(昭和33年法律第192号)、高齢者の医療の確保に関する法律(昭和57年法律第80号)、船員保険法(昭和14年法律第73号)、国家公務員共済組合法(昭和33年法律第128号)(防衛省の職員の給与等に関する法律(昭和27年法律第266号)第22条第1項においてその例によるものとされる場合を含む。以下この号において同じ。)、地方公務員等共済組合法(昭和37年法律第152号)、私立学校教職員共済法(昭和28年法律第245号)、戦傷病者特別援護法(昭和38年法律第168号)、母子保健法(昭和40年法律第141号)、児童福祉法(昭和22年法律第164号)又は原子爆弾被爆者に対する援護に関する法律(平成6年法律第117号)の規定に基づく療養の給付(健康保険法、国民健康保険法、高齢者の医療の確保に関する法律、船員保険法、国家公務員共済組合法、地方公務員等共済組合法若しくは私立学校教職員共済法の規定によつて入院時食事療養費、入院時生活療養費、保険外併用療養費、家族療養費若しくは特別療養費(国民健康保険法第54条の3第1項又は高齢者の医療の確保に関する法律第82条第1項に規定する特別療養費をいう。以下この号において同じ。)を支給することとされる被保険者、組合員若しくは加入者若しくは被扶養者に係る療養のうち当該入院時食事療養費、入院時生活療養費、保険外併用療養費、家族療養費若しくは特別療養費の額の算定に係る当該療養に要する費用の額としてこれらの法律の規定により定める金額に相当する部分(特別療養費に係る当該部分にあつては、当該部分であることにつき財務省令で定めるところにより証明がされたものに限る。)又はこれらの法律の規定によつて訪問看護療養費若しくは家族訪問看護療養費を支給することとされる被保険者、組合員若しくは加入者若しくは被扶養者に係る指定訪問看護を含む。)、更生医療の給付、養育医療の給付、療育の給付又は医療の給付
　二　生活保護法(昭和25年法律第144号)の規定に基づく医療扶助のための医療、介護扶助のための介護(同法第15条の2第1項第1号に掲げる居宅介護のうち同条第2項に規定する訪問看護、訪問リハビリテーション、居宅療養管理指導、通所リハビリテーション若しくは短期入所療養介護、同条第1項第5号に掲げる介護予防のうち同条第5項に規定する介護予防訪問看護、介護予防訪問リハビリテーション、介護予防居宅療養管理指導、介護予防通所リハビリテーション若しくは介護予防短期入所療養介護又は同条第1項第4号に掲げる施設介護のうち同

条第4項に規定する介護保健施設サービスに限る。）若しくは出産扶助のための助産若しくは健康保険法等の一部を改正する法律（平成18年法律第83号）附則第130条の2第1項の規定によりなおその効力を有するものとされる同法附則第91条の規定による改正前の生活保護法の規定に基づく介護扶助のための介護（同法第15条の2第1項第4号に掲げる施設介護のうち同条第4項に規定する介護療養施設サービスに限る。）又は中国残留邦人等の円滑な帰国の促進及び永住帰国後の自立の支援に関する法律（平成6年法律第30号）の規定（中国残留邦人等の円滑な帰国の促進及び永住帰国後の自立の支援に関する法律の一部を改正する法律（平成19年法律第127号）附則第4条第2項において準用する場合を含む。）に基づく医療支援給付のための医療その他の支援給付に係る政令で定める給付若しくは医療、介護、助産若しくはサービス

三　精神保健及び精神障害者福祉に関する法律、麻薬及び向精神薬取締法（昭和28年法律第14号）、感染症の予防及び感染症の患者に対する医療に関する法律（平成10年法律第114号）又は心神喪失等の状態で重大な他害行為を行った者の医療及び観察等に関する法律（平成15年法律第110号）の規定に基づく医療

四　介護保険法（平成9年法律第123号）の規定によつて居宅介護サービス費を支給することとされる被保険者に係る指定居宅サービス（訪問看護、訪問リハビリテーション、居宅療養管理指導、通所リハビリテーション又は短期入所療養介護に限る。）のうち当該居宅介護サービス費の額の算定に係る当該指定居宅サービスに要する費用の額として同法の規定により定める金額に相当する部分、同法の規定によつて介護予防サービス費を支給することとされる被保険者に係る指定介護予防サービス（介護予防訪問看護、介護予防訪問リハビリテーション、介護予防居宅療養管理指導、介護予防通所リハビリテーション又は介護予防短期入所療養介護に限る。）のうち当該介護予防サービス費の額の算定に係る当該指定介護予防サービスに要する費用の額として同法の規定により定める金額に相当する部分若しくは同法の規定によつて施設介護サービス費を支給することとされる被保険者に係る介護保健施設サービスのうち当該施設介護サービス費の額の算定に係る当該介護保健施設サービスに要する費用の額として同法の規定により定める金額に相当する部分又は健康保険法等の一部を改正する法律（平成18年法律第83号）附則第130条の2第1項の規定によりなおその効力を有するものとされる同法第26条の規定による改正前の介護保険法の規定によつて施設介護サービス費を支給することとされる被保険者に係る指定介護療養施設サービスのうち当該施設介護サービス費の額の算定に係る当該指定介護療養施設サービスに要する費用の額として同法の規定により定める金額に相当する部分

五　障害者自立支援法の規定によつて自立支援医療費を支給することとされる支給認定に係る障害者等に係る指定自立支援医療のうち当該自立支援医療費の額の算定に係る当該指定自立支援医療に要する費用の額として同法の規定により定める

金額に相当する部分若しくは同法の規定によつて療養介護医療費を支給することとされる支給決定に係る障害者に係る指定療養介護医療（療養介護に係る指定障害福祉サービス事業者等から提供を受ける療養介護医療をいう。）のうち当該療養介護医療費の額の算定に係る当該指定療養介護医療に要する費用の額として同法の規定により定める金額に相当する部分又は児童福祉法の規定によつて肢体不自由児通所医療費を支給することとされる通所給付決定に係る障害児に係る肢体不自由児通所医療のうち当該肢体不自由児通所医療費の額の算定に係る当該肢体不自由児通所医療に要する費用の額として同法の規定により定める金額に相当する部分若しくは同法の規定によつて障害児入所医療費を支給することとされる入所給付決定に係る障害児に係る障害児入所医療のうち当該障害児入所医療費の額の算定に係る当該障害児入所医療に要する費用の額として同法の規定により定める金額に相当する部分

（株式等に係る譲渡所得等の課税の特例）
第37条の10
2　前項に規定する株式等とは、次に掲げるもの（外国法人に係るものを含むものとし、ゴルフ場その他の施設の利用に関する権利に類するものとして政令で定める株式又は出資者の持分を除く。）をいう。
　一　株式（株主又は投資主（投資信託及び投資法人に関する法律第2条第16項に規定する投資主をいう。）となる権利、株式の割当てを受ける権利、新株予約権及び新株予約権の割当てを受ける権利を含む。）
　二　特別の法律により設立された法人の出資者の持分、合名会社、合資会社又は合同会社の社員の持分、法人税法第2条第7号に規定する協同組合等の組合員又は会員の持分その他法人の出資者の持分（出資者、社員、組合員又は会員となる権利及び出資の割当てを受ける権利を含むものとし、第4号に掲げるものを除く。）
　三　新株予約権付社債（資産の流動化に関する法律第131条第1項に規定する転換特定社債及び同法第139条第1項に規定する新優先出資引受権付特定社債を含む。）
　四　協同組織金融機関の優先出資に関する法律（平成5年法律第44号）に規定する優先出資（優先出資者（同法第13条の優先出資者をいう。）となる権利及び優先出資の割当てを受ける権利を含む。）及び資産の流動化に関する法律第2条第5項に規定する優先出資（優先出資社員（同法第26条に規定する優先出資社員をいう。）となる権利及び同法第5条第1項第2号ニ(2)に規定する引受権を含む。）
　五　公社債投資信託以外の証券投資信託（第4項において「株式等証券投資信託」という。）の受益権及び証券投資信託以外の投資信託で公社債等運用投資信託に該当しないもの（同項において「非公社債等投資信託」という。）の受益権
　六　特定受益証券発行信託の受益権

4　株式等証券投資信託、非公社債等投資信託又は特定受益証券発行信託（以下この項において「株式等証券投資信託等」という。）の受益権を有する居住者又は国内に恒久的施設を有する非居住者が交付を受ける次の各号に掲げる金額は、株式等に係る譲渡所得等に係る収入金額とみなして、所得税法及びこの章の規定を適用する。
　一　その公募株式等証券投資信託等（株式等証券投資信託（その設定に係る受益権の募集が第8条の4第1項第2号に規定する公募により行われたものに限る。）及び特定受益証券発行信託（その受益権が金融商品取引法第2条第16項に規定する金融商品取引所に上場されていることその他の政令で定める要件に該当するものに限る。）をいう。以下この号及び次号において同じ。）の終了（当該公募株式等証券投資信託等の信託の併合に係るものである場合にあつては、当該公募株式等証券投資信託等の受益者に当該信託の併合に係る新たな信託の受益権以外の資産（信託の併合に反対する当該受益者に対するその買取請求に基づく対価として交付される金銭その他の資産を除く。）の交付がされた信託の併合に係るものに限る。）又は一部の解約により交付を受ける金銭の額及び金銭以外の資産の価額の合計額
　二　その株式等証券投資信託等（公募株式等証券投資信託等を除く。以下この号において同じ。）の終了（当該株式等証券投資信託等の信託の併合に係るものである場合にあつては、当該株式等証券投資信託等の受益者に当該信託の併合に係る新たな信託の受益権以外の資産（信託の併合に反対する当該受益者に対するその買取請求に基づく対価として交付される金銭その他の資産を除く。）の交付がされた信託の併合に係るものに限る。）又は一部の解約により交付を受ける金銭の額及び金銭以外の資産の価額の合計額のうち当該株式等証券投資信託等について信託されている金額（当該株式等証券投資信託等の受益権に係る部分の金額に限る。）に達するまでの金額
　三　その特定受益証券発行信託に係る信託の分割（分割信託（信託の分割によりその信託財産の一部を受託者を同一とする他の信託又は新たな信託の信託財産として移転する信託をいう。）の受益者に承継信託（信託の分割により受託者を同一とする他の信託からその信託財産の一部の移転を受ける信託をいう。）の受益権以外の資産（信託の分割に反対する当該受益者に対する信託法（平成18年法律第108号）第103条第6項に規定する受益権取得請求に基づく対価として交付される金銭その他の資産を除く。）の交付がされたものに限る。）により交付を受ける金銭の額及び金銭以外の資産の価額の合計額のうち当該特定受益証券発行信託について信託されている金額（当該特定受益証券発行信託の受益権に係る部分の金額に限る。）に達するまでの金額

（相続財産に係る譲渡所得の課税の特例）
第39条　相続又は遺贈（贈与者の死亡により効力を生ずる贈与を含む。以下この項に

条文14　租税特別措置法

おいて同じ。）による財産の取得（相続税法又は第70条の5の規定により相続又は遺贈による財産の取得とみなされるものを含む。）をした個人で当該相続又は遺贈につき同法の規定による相続税額（同法第19条の規定の適用がある場合には、政令で定めるところにより同条に規定する贈与税の額を調整して計算した金額とし、同法第20条、第21条の15第3項又は第21条の16第4項の規定により控除される金額がある場合には、当該金額を加算した金額とする。）があるものが、当該相続の開始があつた日の翌日から当該相続に係る同法第27条第1項又は第29条第1項の規定による申告書（これらの申告書の提出後において同法第4条に規定する事由が生じたことにより取得した資産については、当該取得に係る同法第31条第2項の規定による申告書）の提出期限の翌日以後3年を経過する日までの間に当該相続税額に係る課税価格（同法第19条又は第21条の14から第21条の18までの規定の適用がある場合には、これらの規定により当該課税価格とみなされた金額）の計算の基礎に算入された資産（当該相続又は遺贈による移転につき所得税法第59条第1項の規定の適用があつたものを除く。）を譲渡した場合における譲渡所得に係る同法第33条第3項の規定の適用については、同項に規定する取得費は、当該取得費に相当する金額に当該相続税額のうち政令で定める金額を加算した金額とする。
2　前項の規定は、同項の規定の適用を受けようとする年分の確定申告書に、同項の規定の適用を受けようとする旨の記載があり、かつ、同項の規定による譲渡所得の金額の計算に関する明細書その他財務省令で定める書類の添附がある場合に限り、適用する。
3　税務署長は、確定申告書の提出がなかつた場合又は前項の記載若しくは添附がない確定申告書の提出があつた場合においても、その提出又は記載若しくは添附がなかつたことについてやむを得ない事情があると認めるときは、当該記載をした書類及び同項の財務省令で定める書類の提出があつた場合に限り、第1項の規定を適用することができる。
4　第1項の規定の適用を受けた個人が相続税法第32条第1項の規定による更正の請求を行つたことにより第1項の相続税額が減少した場合において、当該相続税額が減少したことに伴い修正申告書を提出したこと又は更正があつたことにより納付すべき所得税の額については、所得税に係る国税通則法第2条第8号に規定する法定納期限の翌日から当該修正申告書の提出があつた日又は当該更正に係る同法第28条第1項に規定する更正通知書を発した日までの期間は、同法第60条第2項の規定による延滞税の計算の基礎となる期間に算入しない。

（法人税率の特例の適用を受ける医療法人の要件等）
第39条の25
6　法第67条の2第1項の承認を受けた医療法人は、当該承認に係る税率の適用をやめようとする場合には、その旨その他財務省令で定める事項を記載した届出書を、

納税地の所轄税務署長を経由して、国税庁長官に提出しなければならない。この場合において、その届出書の提出があつたときは、その提出の日以後に終了する各事業年度の所得については、その承認は、その効力を失うものとする。

（中小企業者等の法人税率の特例）
第42条の3の2 次の表の第1欄に掲げる法人又は人格のない社団等（法人税法第2条第9号に規定する普通法人（以下この項において「普通法人」という。）のうち各事業年度終了の時において同法第66条第6項各号及び第143条第5項各号に掲げる法人に該当するものを除く。）の平成24年4月1日から平成27年3月31日までの間に開始する各事業年度の所得に係る同法その他法人税に関する法令の規定の適用については、同欄に掲げる法人又は人格のない社団等の区分に応じ同表の第2欄に掲げる規定中同表の第3欄に掲げる税率は、同表の第4欄に掲げる税率とする。

第1欄	第2欄	第3欄	第4欄
一　普通法人のうち当該各事業年度終了の時において資本金の額若しくは出資金の額が1億円以下であるもの若しくは資本若しくは出資を有しないもの（第4号に掲げる法人を除く。）又は人格のない社団等	法人税法第66条第2項及び第143条第2項	100分19	100分の15
二　一般社団法人等（法人税法別表第2に掲げる一般社団法人及び一般財団法人並びに公益社団法人及び公益財団法人をいう。）又は同法以外の法律によつて公益法人等（法人税法第2条第6号に規定する公益法人等をいう。次号において同じ。）とみなされているもので政令で定めるもの	法人税法第66条第2項	100分の19	100分の15
三　公益法人等（前号に掲げる法人を除く。）又は法人税法第2条第7号に規定する協同組合等（第68条第1項に規定する協同組合等を除く。）	同法第66条第3項	100分の19	100分の19（各事業年度の所得の金額のうち年800万円以下の金額については、100分の15）

四　第67条の2第1項の規定による承認を受けている同項に規定する医療法人	同項	100分の19	100分の19（各事業年度の所得の金額のうち年800万円以下の金額については、100分の15）

（中小企業者等が機械等を取得した場合の特別償却又は法人税額の特別控除）
第42条の6　第42条の4第6項に規定する中小企業者又は農業協同組合等で、青色申告書を提出するもの（以下この条において「中小企業者等」という。）が、平成10年6月1日から平成26年3月31日までの期間（次項において「指定期間」という。）内に、その製作の後事業の用に供されたことのない次に掲げる減価償却資産（第1号又は第2号に掲げる減価償却資産にあつては、政令で定める規模のものに限る。以下この条において「特定機械装置等」という。）を取得し、又は特定機械装置等を製作して、これを国内にある当該中小企業者等の営む製造業、建設業その他政令で定める事業の用（第4号に規定する事業を営む法人で政令で定めるもの以外の法人の貸付けの用を除く。以下この条において「指定事業の用」という。）に供した場合には、その指定事業の用に供した日を含む事業年度（解散（合併による解散を除く。）の日を含む事業年度及び清算中の各事業年度を除く。以下この条において「供用年度」という。）の当該特定機械装置等の償却限度額は、法人税法第31条第1項又は第2項の規定にかかわらず、当該特定機械装置等の普通償却限度額と特別償却限度額（当該特定機械装置等の取得価額（第4号に掲げる減価償却資産にあつては、当該取得価額に政令で定める割合を乗じて計算した金額。次項において「基準取得価額」という。）の100分の30に相当する金額をいう。）との合計額とする。
一　機械及び装置並びに工具、器具及び備品（工具、器具及び備品については、事務処理の能率化、製品の品質管理の向上等に資するものとして財務省令で定めるものに限る。）
二　ソフトウエア（政令で定めるものに限る。）
三　車両及び運搬具（貨物の運送の用に供される自動車で輸送の効率化等に資するものとして財務省令で定めるものに限る。）
四　政令で定める海上運送業の用に供される船舶
2　特定中小企業者等（中小企業者等のうち政令で定める法人以外の法人をいう。以下この項において同じ。）が、指定期間内に、その製作の後事業の用に供されたことのない特定機械装置等を取得し、又は特定機械装置等を製作して、これを国内にある当該特定中小企業者等の営む指定事業の用に供した場合において、当該特定機械装置等につき前項の規定の適用を受けないときは、供用年度の所得に対する法人

税の額（この項、次項及び第5項、第42条の4、前条第2項、第3項及び第5項、第42条の9、第42条の11第2項、第3項及び第5項並びに第42条の12並びに法人税法第67条から第70条の2までの規定を適用しないで計算した場合の法人税の額とし、国税通則法第2条第4号に規定する附帯税の額を除く。以下この項及び次項において同じ。）からその指定事業の用に供した当該特定機械装置等の基準取得価額の合計額の100分の7に相当する金額（以下この項及び第4項において「税額控除限度額」という。）を控除する。この場合において、当該特定中小企業者等の供用年度における税額控除限度額が、当該特定中小企業者等の当該供用年度の所得に対する法人税の額の100分の20に相当する金額を超えるときは、その控除を受ける金額は、当該100分の20に相当する金額を限度とする。
3 　青色申告書を提出する法人が、各事業年度（解散（合併による解散を除く。）の日を含む事業年度及び清算中の各事業年度を除く。）において繰越税額控除限度超過額を有する場合には、当該事業年度の所得に対する法人税の額から、当該繰越税額控除限度超過額に相当する金額を控除する。この場合において、当該法人の当該事業年度における繰越税額控除限度超過額が当該法人の当該事業年度の所得に対する法人税の額の100分の20に相当する金額（当該事業年度においてその指定事業の用に供した特定機械装置等につき前項の規定により当該事業年度の所得に対する法人税の額から控除される金額がある場合には、当該金額を控除した残額）を超えるときは、その控除を受ける金額は、当該100分の20に相当する金額を限度とする。
4 　前項に規定する繰越税額控除限度超過額とは、当該法人の当該事業年度開始の日前1年以内に開始した各事業年度（その事業年度が連結事業年度に該当する場合には、当該連結事業年度（以下この項において「1年以内連結事業年度」という。）とし、当該事業年度まで連続して青色申告書の提出（1年以内連結事業年度にあつては、当該法人又は当該法人に係る連結親法人による法人税法第2条第32号に規定する連結確定申告書の提出）をしている場合の各事業年度又は1年以内連結事業年度に限る。）における税額控除限度額（当該法人の1年以内連結事業年度における第68条の11第2項に規定する税額控除限度額（当該法人に係るものに限る。以下この項において「連結税額控除限度額」という。）を含む。）のうち、第2項の規定（連結税額控除限度額については、同条第2項の規定）による控除をしてもなお控除しきれない金額（既に前項の規定により当該各事業年度において法人税の額から控除された金額（既に同条第3項の規定により1年以内連結事業年度において法人税の額から控除された金額のうち当該法人に係るものを含む。以下この項において「控除済金額」という。）がある場合には、当該控除済金額を控除した残額）の合計額をいう。
5 　連結子法人が、法人税法第4条の5第1項の規定により同法第4条の2の承認を取り消された場合（当該承認の取消しのあつた日（以下この項において「取消日」という。）が連結事業年度終了の日の翌日である場合を除く。）において、当該連結

子法人の取消日前 5 年以内に開始した各連結事業年度において第68条の11第 2 項又は第 3 項の規定の適用に係る連結子法人であるときは、当該連結子法人の取消日の前日を含む事業年度の所得に対する法人税の額は、同法第66条第 1 項から第 3 項まで並びに第42条の 4 第 1 項（第42条の 4 の 2 第 7 項の規定により読み替えて適用する場合を含む。）、前条第 5 項、第42条の 9 第 4 項、第42条の11第 5 項、第67条の 2 第 1 項及び第68条第 1 項その他法人税に関する法令の規定にかかわらず、これらの規定により計算した法人税の額に、第68条の11第 2 項又は第 3 項の規定により当該各連結事業年度の連結所得に対する法人税の額から控除された金額のうち当該連結子法人に係る金額に相当する金額を加算した金額とする。

6　第 1 項の規定は、中小企業者等が所有権移転外リース取引により取得した特定機械装置等については、適用しない。

7　第 1 項の規定は、確定申告書等に同項に規定する償却限度額の計算に関する明細書の添付がある場合に限り、適用する。

8　第 2 項の規定は、確定申告書等、修正申告書又は更正請求書に、同項の規定による控除の対象となる特定機械装置等の取得価額、控除を受ける金額及び当該金額の計算に関する明細を記載した書類の添付がある場合に限り、適用する。この場合において、同項の規定により控除される金額は、当該確定申告書等に添付された書類に記載された特定機械装置等の取得価額を基礎として計算した金額に限るものとする。

9　第 3 項の規定は、供用年度以後の各事業年度の法人税法第 2 条第31号に規定する確定申告書に同項に規定する繰越税額控除限度超過額の明細書の添付がある場合（第 4 項に規定する連結税額控除限度額を有する法人については、当該明細書の添付がある場合及び第68条の11第 2 項に規定する供用年度以後の各連結事業年度（当該供用年度以後の各事業年度が連結事業年度に該当しない場合には、当該供用年度以後の各事業年度）の同法第 2 条第32号に規定する連結確定申告書（当該供用年度以後の各事業年度にあつては、同条第31号に規定する確定申告書）に第68条の11第 3 項に規定する繰越税額控除限度超過額の明細書の添付がある場合）で、かつ、第 3 項の規定の適用を受けようとする事業年度の確定申告書等、修正申告書又は更正請求書に、同項の規定による控除の対象となる同項に規定する繰越税額控除限度超過額、控除を受ける金額及び当該金額の計算に関する明細を記載した書類の添付がある場合に限り、適用する。

10　第 2 項又は第 3 項の規定の適用がある場合における法人税法第 2 編第 1 章（同法第72条及び第74条を同法第145条第 1 項において準用する場合を含む。）の規定の適用については、同法第67条第 3 項中「第70条の 2 まで（税額控除）」とあるのは「第70条の 2 まで（税額控除）又は租税特別措置法第42条の 6 第 2 項若しくは第 3 項（中小企業者等が機械等を取得した場合の法人税額の特別控除）」と、同法第70条の 2 中「この款」とあるのは「この款並びに租税特別措置法第42条の 6 第 2 項及び第 3

項(中小企業者等が機械等を取得した場合の法人税額の特別控除)」と、「まず前条」とあるのは「まず同条第2項及び第3項の規定による控除をし、次に前条」と、同法第72条第1項第2号中「の規定」とあるのは「並びに租税特別措置法第42条の6第2項及び第3項(中小企業者等が機械等を取得した場合の法人税額の特別控除)の規定」と、同法第74条第1項第2号中「前節(税額の計算)」とあるのは「前節(税額の計算)並びに租税特別措置法第42条の6第2項及び第3項(中小企業者等が機械等を取得した場合の法人税額の特別控除)」とする。

11 第5項の規定の適用がある場合における法人税法の規定の適用については、同法第67条第1項中「前条第1項又は第2項」とあるのは「租税特別措置法第42条の6第5項(連結納税の承認を取り消された場合の法人税額)」と、同条第3項中「前条第1項又は第2項」とあるのは「租税特別措置法第42条の6第5項」とするほか、同法第2編第1章第3節の規定による申告又は還付の特例その他同法の規定の適用に関し必要な事項は、政令で定める。

12 第5項の規定の適用を受けた場合における第3項に規定する繰越税額控除限度超過額の計算その他第1項から第10項までの規定の適用に関し必要な事項は、政令で定める。

(中小企業等の貸倒引当金の特例)

第57条の10 法人で各事業年度終了の時において法人税法第52条第1項第1号イからハまでに掲げる法人(保険業法に規定する相互会社及びこれに準ずるものとして政令で定めるものを除く。次項において「中小法人」という。)に該当するものが同条第2項の規定の適用を受ける場合には、同項の規定にかかわらず、当該事業年度終了の時における同項に規定する1括評価金銭債権(当該法人が当該法人との間に連結完全支配関係がある連結法人に対して有する金銭債権を除く。次項において同じ。)の帳簿価額(政令で定める金銭債権にあつては、政令で定める金額を控除した残額。次項において同じ。)の合計額に政令で定める割合を乗じて計算した金額をもつて、同項に規定する政令で定めるところにより計算した金額とすることができる。

(中小企業者等以外の法人の欠損金の繰戻しによる還付の不適用)

第66条の13 法人税法第80条第1項(同法第145条第1項において準用する場合を含む。)の規定は、次に掲げる法人以外の法人の平成4年4月1日から平成26年3月31日までの間に終了する各事業年度において生じた欠損金額については、適用しない。ただし、清算中に終了する事業年度及び同法第80条第4項(同法第145条第1項において準用する場合を含む。以下この項において同じ。)の規定に該当する場合の同法第80条第4項に規定する事業年度の欠損金額については、この限りでない。

一 法人税法第2条第9号に規定する普通法人のうち、当該事業年度終了の時にお

いて資本金の額若しくは出資金の額が1億円以下であるもの（当該事業年度終了の時において同法第66条第6項第2号又は第3号に掲げる法人に該当するものを除く。）又は資本若しくは出資を有しないもの（保険業法に規定する相互会社及びこれに準ずるものとして政令で定めるものを除く。）
　二　公益法人等（法人税法第2条第6号に規定する公益法人等をいう。次号において同じ。）又は協同組合等（同条第7号に規定する協同組合等をいう。）
　三　法人税法以外の法律によつて公益法人等とみなされているもので政令で定めるもの
　四　人格のない社団等
2　前項の規定の適用に関し必要な事項は、政令で定める。

（特定の医療法人の法人税率の特例）
第67条の2　財団たる医療法人又は社団たる医療法人で持分の定めがないもの（清算中のものを除く。）のうち、その事業が医療の普及及び向上、社会福祉への貢献その他公益の増進に著しく寄与し、かつ、公的に運営されていることにつき政令で定める要件を満たすものとして、政令で定めるところにより国税庁長官の承認を受けたもの（医療法（昭和23年法律第205号）第42条の2第1項に規定する社会医療法人を除く。）の当該承認を受けた後に終了した各事業年度の所得については、法人税法第66条第1項又は第2項の規定にかかわらず、100分の19の税率により、法人税を課する。
2　国税庁長官は、前項の承認を受けた医療法人について同項に規定する政令で定める要件を満たさないこととなつたと認められる場合には、その満たさないこととなつたと認められる時まで遡つてその承認を取り消すものとする。この場合においては、その満たさないこととなつたと認められる時以後に終了した当該医療法人の各事業年度の所得については、同項の規定は、適用しない。
3　国税庁長官は、第1項の承認をしたとき、若しくは当該承認をしないことを決定したとき、又は当該承認を取り消したときは、その旨を当該承認を申請した医療法人又は当該承認を受けていた医療法人に通知しなければならない。
4　第1項の規定の適用がある場合において、法人税法第69条第1項の規定の適用については、同項中「第66条第1項から第3項まで（各事業年度の所得に対する法人税の税率）」とあるのは「租税特別措置法第67条の2第1項（特定の医療法人の法人税率の特例）」と、同法第72条第1項又は第74条第1項の規定の適用については、同法第72条第1項第2号又は第74条第1項第2号中「前節（税額の計算）」とあるのは「租税特別措置法第67条の2第1項（特定の医療法人の法人税率の特例）及び前節第2款（税額控除）」とする。
5　第2項及び第3項に定めるもののほか、第1項の承認を受けた法人が、当該承認を受けた後に終了した各事業年度の所得について、同項の規定の適用を受けること

をやめようとする場合の手続その他同項及び前項の規定の適用に関し必要な事項は、政令で定める。

(中小企業者等の少額減価償却資産の取得価額の損金算入の特例)
第67条の5　第42条の4第6項に規定する中小企業者又は農業協同組合等で、青色申告書を提出するもの（以下この項において「中小企業者等」という。）が、平成18年4月1日から平成26年3月31日までの間に取得し、又は製作し、若しくは建設し、かつ、当該中小企業者等の事業の用に供した減価償却資産で、その取得価額が30万円未満であるもの（その取得価額が10万円未満であるもの及び第53条第1項各号に掲げる規定その他政令で定める規定の適用を受けるものを除く。以下この条において「少額減価償却資産」という。）を有する場合において、当該少額減価償却資産の取得価額に相当する金額につき当該中小企業者等の事業の用に供した日を含む事業年度において損金経理をしたときは、その損金経理をした金額は、当該事業年度の所得の金額の計算上、損金の額に算入する。この場合において、当該中小企業者等の当該事業年度における少額減価償却資産の取得価額の合計額が300万円（当該事業年度が1年に満たない場合には、300万円を12で除し、これに当該事業年度の月数を乗じて計算した金額。以下この項において同じ。）を超えるときは、その取得価額の合計額のうち300万円に達するまでの少額減価償却資産の取得価額の合計額を限度とする。
2　前項の月数は、暦に従つて計算し、1月に満たない端数を生じたときは、これを1月とする。
3　第1項の規定は、確定申告書等に同項の規定の適用を受ける少額減価償却資産の取得価額に関する明細書の添付がある場合に限り、適用する。
4　第1項の規定の適用を受けた少額減価償却資産について法人税に関する法令の規定を適用する場合には、同項の規定により各事業年度の所得の金額の計算上損金の額に算入された金額は、当該少額減価償却資産の取得価額に算入しない。
5　前3項に定めるもののほか、第1項の規定の適用がある場合における同項の規定の適用に関し必要な事項は、政令で定める。

(小規模宅地等についての相続税の課税価格の計算の特例)
第69条の4
3　この条において、次の各号に掲げる用語の意義は、当該各号に定めるところによる。
　一　特定事業用宅地等　被相続人等の事業（不動産貸付業その他政令で定めるものを除く。以下この号及び第3号において同じ。）の用に供されていた宅地等で、次に掲げる要件のいずれかを満たす当該被相続人の親族（当該親族から相続又は遺贈により当該宅地等を取得した当該親族の相続人を含む。イ及び第4号（ロを

除く。）において同じ。）が相続又は遺贈により取得したもの（政令で定める部分に限る。）をいう。
　　イ　当該親族が、相続開始時から相続税法第27条、第29条又は第31条第2項の規定による申告書の提出期限（以下この項において「申告期限」という。）までの間に当該宅地等の上で営まれていた被相続人の事業を引き継ぎ、申告期限まで引き続き当該宅地等を有し、かつ、当該事業を営んでいること。
　　ロ　当該被相続人の親族が当該被相続人と生計を1にしていた者であつて、相続開始時から申告期限（当該親族が申告期限前に死亡した場合には、その死亡の日。第4号イを除き、以下この項において同じ。）まで引き続き当該宅地等を有し、かつ、相続開始前から申告期限まで引き続き当該宅地等を自己の事業の用に供していること。
　二　特定居住用宅地等　被相続人等の居住の用に供されていた宅地等（当該宅地等が2以上ある場合には、政令で定める宅地等に限る。）で、当該被相続人の配偶者又は次に掲げる要件のいずれかを満たす当該被相続人の親族（当該被相続人の配偶者を除く。以下この号において同じ。）が相続又は遺贈により取得したもの（政令で定める部分に限る。）をいう。
　　イ　当該親族が相続開始の直前において当該宅地等の上に存する当該被相続人の居住の用に供されていた家屋に居住していた者であつて、相続開始時から申告期限まで引き続き当該宅地等を有し、かつ、当該家屋に居住していること。
　　ロ　当該親族（当該被相続人の居住の用に供されていた宅地等を取得した者に限る。）が相続開始前3年以内に相続税法の施行地内にあるその者又はその者の配偶者の所有する家屋（当該相続開始の直前において当該被相続人の居住の用に供されていた家屋を除く。）に居住したことがない者（財務省令で定める者を除く。）であり、かつ、相続開始時から申告期限まで引き続き当該宅地等を有していること（当該被相続人の配偶者又は相続開始の直前においてイに規定する家屋に居住していた親族で政令で定める者がいない場合に限る。）。
　　ハ　当該親族が当該被相続人と生計を1にしていた者であつて、相続開始時から申告期限まで引き続き当該宅地等を有し、かつ、相続開始前から申告期限まで引き続き当該宅地等を自己の居住の用に供していること。
　三　特定同族会社事業用宅地等　相続開始の直前に被相続人及び当該被相続人の親族その他当該被相続人と政令で定める特別の関係がある者が有する株式の総数又は出資の総額が当該株式又は出資に係る法人の発行済株式の総数又は出資の総額の10分の5を超える法人の事業の用に供されていた宅地等で、当該宅地等を相続又は遺贈により取得した当該被相続人の親族（財務省令で定める者に限る。）が相続開始時から申告期限まで引き続き有し、かつ、申告期限まで引き続き当該法人の事業の用に供されているもの（政令で定める部分に限る。）をいう。
　四　貸付事業用宅地等　被相続人等の事業（不動産貸付業その他政令で定めるもの

に限る。以下この号において「貸付事業」という。）の用に供されていた宅地等で、次に掲げる要件のいずれかを満たす当該被相続人の親族が相続又は遺贈により取得したもの（特定同族会社事業用宅地等を除き、政令で定める部分に限る。）をいう。
　イ　当該親族が、相続開始時から申告期限までの間に当該宅地等に係る被相続人の貸付事業を引き継ぎ、申告期限まで引き続き当該宅地等を有し、かつ、当該貸付事業の用に供していること。
　ロ　当該被相続人の親族が当該被相続人と生計を1にしていた者であつて、相続開始時から申告期限まで引き続き当該宅地等を有し、かつ、相続開始前から申告期限まで引き続き当該宅地等を自己の貸付事業の用に供していること。

■条文15　租税特別措置法施行令

(相続財産に係る譲渡所得の課税の特例)
第25条の16　相続又は遺贈（法第39条第1項に規定する相続又は遺贈をいう。以下この条において同じ。）による財産の取得をした個人の当該相続又は遺贈につき相続税法（昭和25年法律第73号）第19条の規定の適用がある場合には、当該個人に係る同項に規定する相続税額は、同条の規定により控除される贈与税の額がないものとして計算した場合のその者の同法の規定による納付すべき相続税額に相当する金額とする。
2　法第39条第1項に規定する政令で定める金額は、同項の譲渡をした資産の次の各号に掲げる場合の区分に応じ、当該各号に定める金額とする。ただし、当該各号に定める金額が、当該各号に掲げる資産の譲渡所得に係る収入金額から同項の規定の適用がないものとした場合の当該資産の取得費及びその資産の譲渡に要した費用の額の合計額を控除した残額に相当する金額を超える場合には、その残額に相当する金額とし、当該収入金額が当該合計額に満たない場合には、当該各号に定める金額は、ないものとする。
一　当該譲渡をした資産が土地又は土地の上に存する権利（当該相続の開始の時において所得税法第2条第1項第16号に規定する棚卸資産その他これに準ずる資産で財務省令で定めるものに該当するものを除く。以下この条において「土地等」という。）である場合　当該資産の取得の基因となつた相続又は遺贈に係る当該取得をした者の法第39条第1項に規定する相続税額（国税通則法第2条第4号に規定する附帯税に相当する税額を除く。）で当該譲渡の日の属する年分の所得税の納税義務の成立する時（その時が、同項に規定する申告書の提出期限内における当該申告書の提出の時前である場合には、当該提出の時）において確定しているもの（以下この項において「確定相続税額」という。）に、イに掲げる課税価格のうちにロに掲げる合計額の占める割合を乗じて計算した金額（当該譲渡に係る土地等以外の土地等の譲渡につき、既に法第39条第1項の規定により同項の取得費に加算された金額がある場合には、当該加算された金額を控除して得た金額）
　イ　当該確定相続税額に係る当該取得をした者についての相続税法第11条の2に規定する課税価格（同法第19条又は第21条の14から第21条の18までの規定の適用がある場合にはこれらの規定により課税価格とみなされた金額とし、同法第13条の規定の適用がある場合には同条の規定の適用がないものとした場合の課税価格又はみなされた金額とする。以下この項において「課税価格」という。）
　ロ　当該相続又は遺贈により取得した土地等（相続税法第19条又は第21条の15若しくは第21条の16の規定の適用がある場合には同法第19条第1項又は第21条の15第1項若しくは第21条の16第1項に規定する贈与により取得した財産に係る

土地等を含むものとし、次に掲げる土地等を除く。）のイの課税価格の計算の基礎に算入された価額の合計額
　　(1)　相続税法第42条第2項（同法第45条第2項において準用する場合を含む。）又は第48条の2第3項の規定による物納の許可を受けて物納した土地等（同法第41条第1項後段（同法第45条第2項又は第48条の2第6項において準用する場合を含む。）の規定の適用がある場合には、当該土地等のうち同法第41条第1項（同法第45条第2項において準用する場合を含む。）又は第48条の2第1項に規定する納付を困難とする金額として政令で定める額に相当するものとして財務省令で定める部分に限る。）
　　(2)　相続税法の規定による物納申請中の土地等
　二　当該譲渡をした資産が土地等以外の資産である場合　当該資産の取得の基因となつた相続又は遺贈に係る当該取得をした者の確定相続税額に、イに掲げる課税価格のうちにロに掲げる価額の占める割合を乗じて計算した金額
　　イ　当該確定相続税額に係る当該取得をした者についての課税価格
　　ロ　当該譲渡をした資産のイの課税価格の計算の基礎に算入された価額
3　前項第1号の確定相続税額は、同号に規定する納税義務の成立する時後において、国税通則法第24条又は第26条に規定する更正があつた場合には、同号の規定にかかわらず、その更正後の相続税額とし、同号ロの価額の合計額は、同号に規定する納税義務の成立する時後において、相続又は遺贈により取得した土地等が次に掲げる場合に該当することとなつた場合には、第1号に掲げる場合にあつては同号に定める価額を加算し、第2号に掲げる場合にあつては同号に定める価額を減算したものとする。
　一　当該土地等が前項第1号ロ(1)に掲げる物納した土地等又は同号ロ(2)に掲げる物納申請中の土地等に該当しなくなつた場合　該当しなくなつた土地等に係る同号イの課税価格の計算の基礎に算入された価額
　二　当該土地等が新たに前項第1号ロ(1)に掲げる物納した土地等又は同号ロ(2)に掲げる物納申請中の土地等に該当することとなつた場合　該当することとなつた土地等に係る同号イの課税価格の計算の基礎に算入された価額

（試験研究を行つた場合の法人税額の特別控除）
第27条の4
10　法第42条の4第12項第5号に規定する政令で定める中小企業者は、資本金の額若しくは出資金の額が1億円以下の法人のうち次に掲げる法人以外の法人又は資本若しくは出資を有しない法人のうち常時使用する従業員の数が1,000人以下の法人とする。
　一　その発行済株式又は出資の総数又は総額の2分の1以上が同1の大規模法人（資本金の額若しくは出資金の額が1億円を超える法人又は資本若しくは出資を

有しない法人のうち常時使用する従業員の数が1,000人を超える法人をいい、中小企業投資育成株式会社を除く。次号において同じ。）の所有に属している法人
二　前号に掲げるもののほか、その発行済株式又は出資の総数又は総額の3分の2以上が大規模法人の所有に属している法人

（資本金の額又は出資金の額に準ずるものの範囲等）
第37条の4　法第61条の4第1項に規定する政令で定める法人は、法人税法第2条第6号に規定する公益法人等（以下この条において「公益法人等」という。）、人格のない社団等及び外国法人とし、同項　に規定する政令で定める金額は、次の各号に掲げる法人の区分に応じ、当該各号に定める金額とする。
一　資本又は出資を有しない法人（第3号から第5号までに掲げるものを除く。）当該事業年度終了の日における貸借対照表（確定した決算に基づくものに限る。以下この条において同じ。）に計上されている総資産の帳簿価額から当該貸借対照表に計上されている総負債の帳簿価額を控除した金額（当該貸借対照表に、当該事業年度に係る利益の額が計上されているときは、その額を控除した金額とし、当該事業年度に係る欠損金の額が計上されているときは、その額を加算した金額とする。）の100分の60に相当する金額

（法人税率の特例の適用を受ける医療法人の要件等）
第39条の25　法第67条の2第1項に規定する政令で定める要件は、次に掲げる要件とする。
一　各事業年度においてその事業及び医療施設が医療の普及及び向上、社会福祉への貢献その他公益の増進に著しく寄与するものとして厚生労働大臣が財務大臣と協議して定める基準を満たすものである旨の厚生労働大臣の当該各事業年度に係る証明書の交付を受けること。
二　その運営組織が適正であるとともに、その理事、監事、評議員その他これらの者に準ずるもの（以下この項において「役員等」という。）のうち親族関係を有する者及びこれらと次に掲げる特殊の関係がある者（以下次号において「親族等」という。）の数がそれぞれの役員等の数のうちに占める割合が、いずれも3分の1以下であること。
　イ　当該親族関係を有する役員等と婚姻の届出をしていないが事実上婚姻関係と同様の事情にある者
　ロ　当該親族関係を有する役員等の使用人及び使用人以外の者で当該役員等から受ける金銭その他の財産によつて生計を維持しているもの
　ハ　イ又はロに掲げる者の親族でこれらの者と生計を1にしているもの
三　その設立者、役員等若しくは社員又はこれらの者の親族等に対し、施設の利用、金銭の貸付け、資産の譲渡、給与の支給、役員等の選任その他財産の運用及び事

業の運営に関して特別の利益を与えないこと。
　四　その寄附行為又は定款において、当該法人が解散した場合にその残余財産が国若しくは地方公共団体又は他の医療法人（財団たる医療法人又は社団たる医療法人で持分の定めがないものに限る。）に帰属する旨の定めがあること。
　五　当該法人につき法令に違反する事実、その帳簿書類に取引の全部又は一部を隠ぺいし、又は仮装して記録又は記載をしている事実その他公益に反する事実がないこと。
2　法第67条の2第1項の承認を受けようとする医療法人は、次に掲げる事項を記載した申請書を、納税地の所轄税務署長を経由して、国税庁長官に提出しなければならない。
　一　申請者の名称及び納税地
　二　代表者の氏名
　三　その設立の年月日
　四　申請者が現に行つている事業の概要
　五　その他参考となるべき事項
3　前項の申請書には、次に掲げる書類を添付しなければならない。
　一　その寄附行為又は定款の写し
　二　その申請時の直近に終了した事業年度に係る第1項第1号に規定する証明書
　三　第1項第2号、第3号及び第5号に掲げる要件を満たす旨を説明する書類
4　次の各号に掲げる医療法人は、当該各号に定める日の翌日から3年を経過した日以後でなければ、第2項の申請書を提出することができない。
　一　法第67条の2第2項の規定に基づく承認の取消しを受けた医療法人　当該取消しの日
　二　第6項に規定する届出書を提出した医療法人　当該届出書を提出した日
5　法第67条の2第1項の承認を受けた医療法人は、各事業年度終了の日の翌日から3月以内に、当該各事業年度に係る第1項第1号に規定する証明書を、納税地の所轄税務署長を経由して、国税庁長官に提出しなければならない。ただし、当該終了の日において同条第1項に規定する社会医療法人に該当する場合は、この限りでない。
6　法第67条の2第1項の承認を受けた医療法人は、当該承認に係る税率の適用をやめようとする場合には、その旨その他財務省令で定める事項を記載した届出書を、納税地の所轄税務署長を経由して、国税庁長官に提出しなければならない。この場合において、その届出書の提出があつたときは、その提出の日以後に終了する各事業年度の所得については、その承認は、その効力を失うものとする。

■条文16　会社法

第155条　株式会社は、次に掲げる場合に限り、当該株式会社の株式を取得することができる。
　一　第107条第2項第3号イの事由が生じた場合
　二　第138条第1号ハ又は第2号ハの請求があった場合
　三　次条第1項の決議があった場合
　四　第166条第1項の規定による請求があった場合
　五　第171条第1項の決議があった場合
　六　第176条第1項の規定による請求をした場合
　七　第192条第1項の規定による請求があった場合
　八　第197条第3項各号に掲げる事項を定めた場合
　九　第234条第4項各号（第235条第2項において準用する場合を含む。）に掲げる事項を定めた場合
　十　他の会社（外国会社を含む。）の事業の全部を譲り受ける場合において当該他の会社が有する当該株式会社の株式を取得する場合
　十一　合併後消滅する会社から当該株式会社の株式を承継する場合
　十二　吸収分割をする会社から当該株式会社の株式を承継する場合
　十三　前各号に掲げる場合のほか、法務省令で定める場合

第165条　第157条から第160条までの規定は、株式会社が市場において行う取引又は金融商品取引法第27条の2第6項に規定する公開買付けの方法（以下この条において「市場取引等」という。）により当該株式会社の株式を取得する場合には、適用しない。
2　取締役会設置会社は、市場取引等により当該株式会社の株式を取得することを取締役会の決議によって定めることができる旨を定款で定めることができる。
3　前項の規定による定款の定めを設けた場合における第156条第1項の規定の適用については、同項中「株主総会」とあるのは、「株主総会（第165条第1項に規定する場合にあっては、株主総会又は取締役会）」とする。

■条文17　地方税法

(法人の均等割の税率)
第52条　法人の均等割の標準税率は、次の表の上欄に掲げる法人の区分に応じ、それぞれ当該下欄に定める額とする。

法人の区分	税率
一　次に掲げる法人 　イ　法人税法第2条第5号の公共法人及び第24条第5項に規定する公益法人等のうち、第25条第1項の規定により均等割を課することができないもの以外のもの(同法別表第2に規定する独立行政法人で収益事業を行うものを除く。) 　ロ　人格のない社団等 　ハ　一般社団法人(非営利型法人(法人税法第2条第9号の2に規定する非営利型法人をいう。以下この号において同じ。)に該当するものを除く。)及び一般財団法人(非営利型法人に該当するものを除く。) 　ニ　保険業法に規定する相互会社以外の法人で資本金の額又は出資金の額を有しないもの(イからハまでに掲げる法人を除く。) 　ホ　資本金等の額を有する法人(法人税法別表第2に規定する独立行政法人で収益事業を行わないもの及びニに掲げる法人を除く。以下この表において同じ。)で資本金等の額が1,000万円以下であるもの	年額 2万円
二　資本金等の額を有する法人で資本金等の額が1,000万円を超え1億円以下であるもの	年額 5万円
三　資本金等の額を有する法人で資本金等の額が1億円を超え10億円以下であるもの	年額 13万円
四　資本金等の額を有する法人で資本金等の額が10億円を超え50億円以下であるもの	年額 54万円
五　資本金等の額を有する法人で資本金等の額が50億円を超えるもの	年額 80万円

2　法人の均等割の税率は、次の各号に掲げる法人の区分に応じ、当該各号に定める日現在における税率による。
　一　次条第1項の規定によつて申告納付する法人　当該法人の同項に規定する法人税額の課税標準の算定期間の末日

二　次条第 2 項の規定によつて申告納付する法人又は同条第 3 項の規定によつて納付する法人　これらの法人の同条第 2 項に規定する連結事業年度開始の日から 6 月の期間の末日
三　次条第 4 項の規定によつて申告納付する法人　当該法人の同項に規定する連結法人税額の課税標準の算定期間の末日
四　公共法人等（法人税法第 2 条第 5 号の公共法人及び第24条第 5 項に規定する公益法人等で均等割のみを課されるものをいう。）前年 4 月 1 日から 3 月31日までの期間（当該期間中に当該公共法人等が解散（合併による解散を除く。以下次条第29項、第30項、第32項及び第35項を除き、この節において同じ。）又は合併により消滅した場合には、前年 4 月 1 日から当該消滅した日までの期間）の末日
3　第 1 項に定める均等割の額は、当該均等割の額に、前項第 1 号の法人税額の課税標準の算定期間、同項第 2 号の連結事業年度開始の日から 6 月の期間若しくは同項第 3 号の連結法人税額の課税標準の算定期間又は同項第 4 号の期間中において事務所、事業所又は寮等を有していた月数を乗じて得た額を12で除して算定するものとする。この場合における月数は、暦に従つて計算し、 1 月に満たないときは 1 月とし、 1 月に満たない端数を生じたときは切り捨てる。
4　第 1 項の場合において、第 2 項第 1 号から第 3 号までに掲げる法人の資本金等の額は、それぞれこれらの号に定める日（同項第 1 号に掲げる法人で次条第 1 項の法人税法第71条第 1 項（同法第72条第 1 項の規定が適用される場合を除く。）に規定する申告書を提出する義務があるもの及び第 2 項第 2 号に掲げる法人にあつては、政令で定める日）現在における資本金等の額による。
5　第 1 項の収益事業の範囲は、政令で定める。

(用途による不動産取得税の非課税)
第73条の 4
　三の二　医療法第31条の公的医療機関の開設者、医療法人（政令で定めるものに限る。）、公益社団法人及び公益財団法人、一般社団法人（非営利型法人（法人税法第 2 条第 9 号の 2 に規定する非営利型法人をいう。以下この号において同じ。）に該当するものに限る。）及び一般財団法人（非営利型法人に該当するものに限る。）、社会福祉法人、独立行政法人労働者健康福祉機構、健康保険組合及び健康保険組合連合会並びに国家公務員共済組合及び国家公務員共済組合連合会がその設置する看護師、准看護師、歯科衛生士その他政令で定める医療関係者の養成所において直接教育の用に供する不動産

(法人の均等割の税率)
第312条　法人に対して課する均等割の標準税率は、次の表の上欄に掲げる法人の区分に応じ、それぞれ当該下欄に定める額とする。

法人の区分	税率
一　次に掲げる法人 　イ　法人税法第2条第5号の公共法人及び第294条第7項に規定する公益法人等のうち、第296条第1項の規定により均等割を課すことができないもの以外のもの（同法別表第2に規定する独立行政法人で収益事業を行うものを除く。） 　ロ　人格のない社団等 　ハ　一般社団法人（非営利型法人（法人税法第2条第9号の2に規定する非営利型法人をいう。以下この号において同じ。）に該当するものを除く。）及び一般財団法人（非営利型法人に該当するものを除く。） 　ニ　保険業法に規定する相互会社以外の法人で資本金の額又は出資金の額を有しないもの（イからハまでに掲げる法人を除く。） 　ホ　資本金等の額を有する法人（法人税法別表第2に規定する独立行政法人で収益事業を行わないもの及びニに掲げる法人を除く。以下この表において同じ。）で資本金等の額が1,000万円以下であるもののうち、市町村内に有する事務所、事業所又は寮等の従業者（政令で定める役員を含む。）の数の合計数（次号から第9号まで及び第5項において「従業者数の合計数」という。）が50人以下のもの	年額 5万円
二　資本金等の額を有する法人で資本金等の額が1,000万円以下であるもののうち、従業者数の合計数が50人を超えるもの	年額 12万円
三　資本金等の額を有する法人で資本金等の額が1,000万円を超え1億円以下であるもののうち、従業者数の合計数が50人以下であるもの	年額 13万円
四　資本金等の額を有する法人で資本金等の額が1,000万円を超え1億円以下であるもののうち、従業者数の合計数が50人を超えるもの	年額 15万円
五　資本金等の額を有する法人で資本金等の額が1億円を超え10億円以下であるもののうち、従業者数の合計数が50人以下であるもの	年額 16万円
六　資本金等の額を有する法人で資本金等の額が1億円を超え10億円以下であるもののうち、従業者数の合計数が50人を超えるもの	年額 40万円
七　資本金等の額を有する法人で資本金等の額が10億円を超えるもののうち、従業者数の合計数が50人以下であるもの	年額 41万円
八　資本金等の額を有する法人で資本金等の額が10億円を超え50億円	年額

以下であるもののうち、従業者数の合計数が50人を超えるもの	175万円
九　資本金等の額を有する法人で資本金等の額が50億円を超えるもののうち、従業者数の合計数が50人を超えるもの	年額 300万円

(固定資産税の非課税の範囲)
第348条
2　固定資産税は、次に掲げる固定資産に対しては課することができない。ただし、固定資産を有料で借り受けた者がこれを次に掲げる固定資産として使用する場合においては、当該固定資産の所有者に課することができる。

　九の二　医療法第31条の公的医療機関の開設者、医療法人（政令で定めるものに限る。）、公益社団法人及び公益財団法人、一般社団法人（非営利型法人（法人税法第2条第9号の2に規定する非営利型法人をいう。以下この号において同じ。）に該当するものに限る。）及び一般財団法人（非営利型法人に該当するものに限る。）、社会福祉法人、独立行政法人労働者健康福祉機構、健康保険組合及び健康保険組合連合会並びに国家公務員共済組合及び国家公務員共済組合連合会がその設置する看護師、准看護師、歯科衛生士その他政令で定める医療関係者の養成所において直接教育の用に供する固定資産

■条文18　その他

租税特別措置法施行令第39条の25第１項第１号に規定する厚生労働大臣が財務大臣と協議して定める基準（平成15年厚生労働省告示第147号）

　租税特別措置法施行令第39条の25第１項第１号に規定する厚生労働大臣が財務大臣と協議して定める基準は、次の各号のいずれにも該当することとする。
一　その医療法人の事業について、次のいずれにも該当すること。
　イ　社会保険診療（租税特別措置法（昭和32年法律第26号）第26条第２項に規定する社会保険診療をいう。以下同じ。）に係る収入金額（労働者災害補償保険法（昭和22年法律第50号）に係る患者の診療報酬（当該診療報酬が社会保険診療報酬と同一の基準によっている場合又は当該診療報酬が少額（全収入金額のおおむね100分の10以下の場合をいう。）の場合に限る。）を含む。）及び健康増進法（平成14年法律第103号）第６条各号に掲げる健康増進事業実施者が行う同法第４条に規定する健康増進事業（健康診査に係るものに限る。）に係る収入金額（当該収入金額が社会保険診療報酬と同一の基準によっている場合に限る。）の合計額が、全収入金額の100分の80を超えること。
　ロ　自費患者（社会保険診療に係る患者又は労働者災害補償保険法に係る患者以外の患者をいう。）に対し請求する金額が、社会保険診療報酬と同一の基準により計算されること。
　ハ　医療診療（社会保険診療、労働者災害補償保険法に係る診療及び自費患者に係る診療をいう。）により収入する金額が、医師、看護師等の給与、医療の提供に要する費用（投薬費を含む。）等患者のために直接必要な経費の額に100分の150を乗じて得た額の範囲内であること。
　ニ　役職員１人につき年間の給与総額（俸給、給料、賃金、歳費及び賞与並びにこれらの性質を有する給与の総額をいう。）が3,600万円を超えないこと。
二　その医療法人の医療施設が次のいずれにも該当すること。
　イ　その医療施設のうち一以上のものが、病院を開設する医療法人にあつては(1)又は(2)に、診療所のみを開設する医療法人にあつては(3)に該当すること。
　　(1)　40人以上（専ら皮膚泌尿器科、眼科、整形外科、耳鼻いんこう科又は歯科の診療を行う病院にあっては、30人以上）の患者を入院させるための施設を有すること。
　　(2)　救急病院等を定める省令（昭和39年厚生省令第８号）第２条第１項の規定に基づき、救急病院である旨を告示されていること。
　　(3)　救急病院等を定める省令第２条第１項の規定に基づき、救急診療所である旨を告示され、かつ、15人以上の患者を入院させるための施設を有すること。
　ロ　各医療施設ごとに、特別の療養環境に係る病床数が当該医療施設の有する病床

数の100分の30以下であること。

救急病院等を定める省令
(告示)
第2条　都道府県知事は、前条第1項の申出のあつた病院又は診療所であつて、同項各号に該当し、かつ、医療計画の内容、当該病院又は診療所の所在する地域における救急業務の対象となる傷病者の発生状況等を勘案して必要と認定したものについて、救急病院又は救急診療所である旨、その名称及び所在地並びに当該認定が効力を有する期限を告示するものとする。

健康増進法
(定義)
第6条　この法律において「健康増進事業実施者」とは、次に掲げる者をいう。
　一　健康保険法（大正11年法律第70号）の規定により健康増進事業を行う全国健康保険協会、健康保険組合又は健康保険組合連合会
　二　船員保険法（昭和14年法律第73号）の規定により健康増進事業を行う全国健康保険協会
　三　国民健康保険法（昭和33年法律第192号）の規定により健康増進事業を行う市町村、国民健康保険組合又は国民健康保険団体連合会
　四　国家公務員共済組合法（昭和33年法律第128号）の規定により健康増進事業を行う国家公務員共済組合又は国家公務員共済組合連合会
　五　地方公務員等共済組合法（昭和37年法律第152号）の規定により健康増進事業を行う地方公務員共済組合又は全国市町村職員共済組合連合会
　六　私立学校教職員共済法（昭和28年法律第245号）の規定により健康増進事業を行う日本私立学校振興・共済事業団
　七　学校保健安全法（昭和33年法律第56号）の規定により健康増進事業を行う者
　八　母子保健法（昭和40年法律第141号）の規定により健康増進事業を行う市町村
　九　労働安全衛生法（昭和47年法律第57号）の規定により健康増進事業を行う事業者
　十　高齢者の医療の確保に関する法律（昭和57年法律第80号）の規定により健康増進事業を行う全国健康保険協会、健康保険組合、市町村、国民健康保険組合、共済組合、日本私立学校振興・共済事業団又は後期高齢者医療広域連合
　十一　介護保険法（平成9年法律第123号）の規定により健康増進事業を行う市町村
　十二　この法律の規定により健康増進事業を行う市町村

十三　その他健康増進事業を行う者であって、政令で定めるもの

社会医療法人債を発行する社会医療法人の財務諸表の用語、様式及び作成方法に関する規則
第４節　純資産
（資本剰余金の表示）
第36条　次に掲げる剰余金は、資本剰余金の科目をもって掲記しなければならない。
　一　法人税法施行令（昭和40年政令第97号）第136条の４（医療法人の設立に係る資産の受贈益等）の規定により所得の金額の計算上益金の額に算入されない金額
　二　前号に掲げるもののほか、資本剰余金に属するもの

国税通則法（昭和37年４月２日法律第66号）
第３款　更正又は決定
（決定）
第25条　税務署長は、納税申告書を提出する義務があると認められる者が当該申告書を提出しなかつた場合には、その調査により、当該申告書に係る課税標準等及び税額等を決定する。ただし、決定により納付すべき税額及び還付金の額に相当する税額が生じないときは、この限りでない。

民法
（親族の範囲）
第725条　次に掲げる者は、親族とする。
　一　６親等内の血族
　二　配偶者
　三　３親等内の姻族

■通知1　医療法人の社員の退社について

医療法人の社員の退社について
（平成3年10月30日）
（指第70号）
（福岡県弁護士会会長あて厚生省健康政策局指導課長回答）

照会
　医療法人は総会の承認または理事長の同意がないことを理由に社員退社を拒否する法的根拠があるかどうかの点につき御教示下さい。
以上。

回答
　標記について、平成3年10月14日付福岡県弁照第933号で照会のあったことについては、下記により回答する。
　　記
　医療法人の社員については、社団の医療法人に存在するものであるが、社員の身分は社員総会の承認を得て取得することとなる。出資持分とは、法人の設立時等に出資した額に応じて法人の資産に対して持分相当の財産権を持つというものである。
　出資持分を持っている社員が社員資格を喪失した場合は、その持分に相当する資産の払戻しを請求する権利を有することとなる。また、法人が解散した場合についても、残余財産の分配の権限を有することとなる。
　しかし、この出資持分については、社員の身分を保持している状況では財産権に対する権限の行使はできないものであり、あくまで社員資格の喪失等の事由が生じた時に限り、払戻しを請求する権利が生じるものである。
　また、定款には、必要的記載事項として「社団たる医療法人にあっては、社員資格の得喪に関する規定」を必ず定めることとしている。
　つまり、社員が退社する場合は、定款に基づき処理されなければならず、これを拒否する理由に関して医療法等の法的根拠はないものと判断する。

■通知2　医療法人に対する出資物件の返還について

医療法人に対する出資物件の返還について
(昭和32年11月13日)
(32医発第542号)
(厚生省医務局総務課長あて茨城県衛生部長照会)
医療法人の定款中に「退社した社員は、その出資額に応じて払い戻しを請求することができる」と規定されておる場合に、現物を金額に見積った出資したときの払い戻しは当然現金にて返還するをもって足りると解するが、本県において左記事例に接したので何分の御指示を願いたい。

　　　　記
　医療法人定の精神病院を開設するために社員七名がそれぞれ現物（土地及び建物）及び現金を出資し、土地八四七坪建物三〇七・七五坪現金三四万六〇〇〇円、合計価格五〇〇万円をもって法人を設立精神病院を経営しておりますが右社員のうち一名が退社し出資した土地の返還を要求しておりますが同人の出資は土地五三三坪を七〇万円と見積り現金の代りに出資したものであり、かつ、前記土地は現在病院敷地八四七坪中の大半を占めており当該土地は病院経営上必要欠くべからざるものであります。依って出資額に応ずる退社社員への払い戻しは、土地の見積価格である七〇万円を返還することをもって足りると思考されます。
　なお、返還要求者は、所有権移転後は法人と貸借契約をするからと申し立ておるものにつき念のため申し添えます。

(昭和32年12月7日総第43号)
(茨城県衛生部長あて厚生省医務局総務課長回答)
　昭和32年11月13日32医発第542号をもって照会のあった標記の件について、左記の通り回答する。

　　　　記
　退社社員に対する持分の払戻は、退社当時当該医療法人が有する財産の総額を基準として、当該社員の出資額に応ずる金銭でなしても差し支えないものと解する。

■通知3　医療法人制度の改正及び都道府県医療審議会について

【　改　正　文　】
健　政　発　第 410 号
昭和61年 6 月26日
最終改正　　医政発0330第26号
平成24年 3 月30日

各都道府県知事　殿

厚生労働省医政局長

医療法人制度の改正及び都道府県医療審議会について

　昨年12月27日法律第109号をもって公布された医療法の一部を改正する法律（以下「改正法」という。）のうち、医療法人の役員、医療法人の指導監督に関する規定、新たに設置される医療審議会及び都道府県医療審議会等に関する規定については、本年 6 月27日から施行され、医師又は歯科医師が常時一人又は二人勤務する診療所を開設する医療法人、複数の都道府県において病院又は診療所を開設する医療法人に係る特例に関する規定については、医療法の一部を改正する法律の一部の施行期日を定める政令（昭和61年政令第213号。以下「施行期日政令」という。別添 1 参照。）により、本年10月 1 日から施行されることとなった。これに伴い、医療法施行令等の一部を改正する等の政令（昭和61年政令第214号。以下「改正政令」という。別添 2 参照。）が本年 6 月17日に、医療法施行規則の一部を改正する省令（昭和61年厚生省令第36号。以下「改正省令」という。別添 3 参照。）が本年 6 月25日にそれぞれ公布されたところである。
　これらの施行に当たっては、特に左記事項に留意の上、その運用に遺憾なきを期されたい。
　なお、医療計画に関する事項については、追って通知する予定である。

記

第一　医療法人制度に関する事項
　1　（削除）
　2　医師又は歯科医師が常時一人又は二人勤務する診療所を開設する医療法人
　　　医師又は歯科医師が常時一人又は二人勤務する診療所を開設しようとする社団又は財団についても医療法人の設立ができるものとされたこと。今後とも、医療事業の経営の合理化、組織の適正化を図る観点から医療法人の設立に係る指導を

行われたいこと。
3 医療法人の設立に係る手続等
医療法人の設立に係る手続等について次のように改めることとしたこと。
(1) 医療法人の定款例及び寄附行為例について
医療法人の定款例及び寄附行為例を別添4のとおり定めることとしたこと。
(2) 設立認可申請の提出書類について
① 規則第31条第3号に掲げる設立決議録のうち、他の申請書類と重複するものについては、その旨を記載した上で提出を省略することができるものとすること。
② 既に法第7条の規定に基づき許可を受け、又は法第8条の規定に基づき届出をした病院又は診療所を経営することを目的とする医療法人の設立の申請をしようとする場合は、規則第31条第5号に掲げる当該病院又は診療所の敷地及び建物の構造設備に関する事項を省略した書類に代えることができるものとすること。
4 医療法人の理事数
法第46条の2第1項ただし書の規定に基づく都道府県知事の認可は、医師又は歯科医師が常時一人又は二人勤務する診療所を一箇所のみ開設する医療法人に限り行われるものとすること。その場合においても、可能な限り、理事二人を置くことが望ましいこと。
5 医療法人の理事長
(1) 法第46条の3第1項の規定の趣旨は、医師又は歯科医師でない者の実質的な支配下にある医療法人において、医学的知識の欠落に起因し問題が惹起されるような事態を未然に防止しようとするものであること。
(2) 同項ただし書の規定に基づく都道府県知事の認可は、理事長が死亡し、又は重度の傷病により理事長の職務を継続することが不可能となった際に、その子女が、医科又は歯科大学(医学部又は歯学部)在学中か、又は卒業後、臨床研修その他の研修を終えるまでの間、医師又は歯科医師でない配偶者等が理事長に就任しようとするような場合には、行われるものであること。
(3) 次に掲げるいずれかに該当する医療法人については、同項ただし書の規定に基づく都道府県知事の認可が行われるものであること。
① 特定医療法人又は社会医療法人
② 地域医療支援病院を経営している医療法人
③ 公益財団法人日本医療機能評価機構が行う病院機能評価による認定を受けた医療機関を経営している医療法人
(4) (3)に掲げる要件に該当する以外の医療法人については、候補者の経歴、理事会構成(医師又は歯科医師の占める割合が一定以上であることや、親族関係など特殊の関係のある者の占める割合が一定以下であること。)等を総合的に勘

案し、適正かつ安定的な法人運営を損なうおそれがないと認められる場合には、都道府県知事の認可が行われるものであること。
　この場合、認可の可否に関する審査に際しては、あらかじめ都道府県医療審議会の意見を聴くこと。
(5) (3)及び(4)の取扱いに当たっては、暴力団員による不当な行為の防止等に関する法律（平成3年法律第77号）第2条第2号に規定する組織の構成員又は関係者が役員に就任していないこと、また、就任するおそれがないことを十分確認すること。
6　病院、診療所又は介護老人保健施設の管理者の理事就任
　法第47条第1項の規定の趣旨は、医療施設において医療業務に関する実質的な責任を有している管理者の意向を法人の運営に正しく反映させることを目的としたものであること。
　なお、同項ただし書の規定に基づく都道府県知事の認可は、多数の病院、診療所又は介護老人保健施設を開設する医療法人で、離島など法人の主たる事務所から遠隔地にある病院、診療所又は介護老人保健施設の管理者について行われるものであること。
7　（削除）
8　医療法人の会計年度
　法第53条ただし書の規定に基づき、会計年度の区分を変更する場合において、その変更が行われる会計年度の終期については、変更後の会計年度の終期と同一の月日としても差し支えないこと。
9　医療法人の事務所への立入検査及び医療法人に対する改善命令
(1)　法第63条又は法第64条に規定する「運営が著しく適正を欠く」場合とは、附帯業務に多額の投資を行うことによって法人の経営状態が悪化する等法人の附帯業務の継続が法人本来の業務である病院、診療所又は介護老人保健施設の経営に支障があると認められる場合や法人の資金を役員個人又は関連企業に不当に流用し、病院、診療所又は介護老人保健施設の経営の悪化を招いていると認められる場合等をいうものであること。
(2)　法第63条第2項の規定に基づき、医療法人の事務所に立ち入り、業務若しくは会計の状況を検査する職員の身分を示す証票の様式を新たに規則別記様式第3として定めたこと。
(3)　また、法第64条の規定に基づく「必要な措置」の例として、不動産の買占め、不動産賃貸業等附帯業務の範囲を超える事業を行っている場合のその事業の中止、附帯業務の継続が、法人本来の業務である病院、診療所又は介護老人保健施設の運営に支障があると認められる場合のその附帯業務の中止、縮小等が考えられること。
10　医療法人の役員の変更の届出

医療法施行令第5条の13の規定により、役員の変更があった場合には、都道府県知事に対し、その役員に係る就任承諾書及び履歴書を届け出るものとされたこと。この届出の受理に当たっては、変更後の役員について法第46条の2第2項に規定する欠格事由の有無について確認されたいこと。

第二　都道府県医療審議会に関する事項
1　改正政令において、都道府県医療審議会の組織及び運営に関し必要な事項が定められたこと。
　(1)　都道府県医療審議会の委員の人数、専門委員の設置及びその人数並びに部会については、各都道府県においてそれぞれの実情に即し判断されたいこと。
　(2)　都道府県医療審議会の委員構成については、以下の点に留意されたいこと。
　　①　医師、歯科医師、薬剤師としては、医師会、歯科医師会又は薬剤師会を代表する者のほか、公・私立の病院又は医療法人の経営に携わっている者を加えるよう配慮すること。
　　②　医療を受ける立場にある者としては、市町村の代表者、医療保険の保険者を代表する者等を加えることが考えられること。
　　③　学識経験のある者としては、医学、公衆衛生をはじめ、看護、病院の管理、救急業務その他医療に関する事項についての学識経験者を加えることが考えられること。
　　④　専門委員については、専門の事項を調査審議するため必要がある場合には、医療に関する専門家等を充てる趣旨であること。
　(3)　部会については、例えば、医師又は歯科医師が常時一人又は二人勤務する診療所を開設する医療法人に係る設立認可に当たっての意見聴取等医療法人に係る審議案件が急増することが予想される場合に、医療法人部会を設け、同部会の決議をもって審議会の決議とすることが考えられること。
2　医療機関整備審議会の廃止に関する規定の施行日については、施行期日政令により、本年8月1日とされたので、同審議会に係る条例の廃止等所要の措置を講じられたいこと。

別添1～4　略

■通知4　医療法人に対する出資又は寄附について

医療法人に対する出資又は寄附について
(平成3年1月17日)
(指第1号)
(東京弁護士会会長あて厚生省健康政策局指導課長回答)

照会
1　株式会社、有限会社その他営利法人は、法律上出資持分の定めのある社団医療法人、出資持分の定めのない社団医療法人または財団医療法人のいずれに対しても出資者又は寄附者となり得ますか。
2　仮に株式会社、有限会社その他営利法人は上記1の医療法人の出資者又は寄附者となり得るとした場合、医療法人新規設立の場合と既存医療法人に対する追加出資又は追加寄附の場合の2つの場合を含むのでしょうか。

回答
　標記について、平成3年1月9日付東照第3617号で照会のあったことについては、下記により回答する。
　記
　照会事項1については、医療法第7条第4項において「営利を目的として、病院、診療所又は助産所を開設しようとする者に対しては、都道府県知事は開設の許可を与えないことができる。」と規定されており、医療法人が開設する病院、診療所は営利を否定されている。そのため営利を目的とする商法上の会社は、医療法人に出資することにより社員となることはできないものと解する。
　すなわち、出資又は寄附によって医療法人に財産を提供する行為は可能であるが、それに伴っての社員としての社員総会における議決権を取得することや役員として医療法人の経営に参画することはできないことになる。
　照会事項2については、医療法人新規設立の場合と既存医療法人に対する追加出資又は追加寄附の場合も含むことになる。

第10章　資料2——条文・通知・定款等編

■通知5　出資持分の定めのある社団医療法人が特別医療法人に移行する場合の課税関係について

医政発第0406002号
平成17年4月6日

国税庁課税部長　竹田　正樹　殿

厚生労働省医政局長　岩尾　總一郎

出資持分の定めのある社団医療法人が特別医療法人に移行する場合の課税関係について（照会）

1　特別医療法人の概要

　医療法人制度は、医療機関の開設主体を法人化することにより、医療の永続性及び継続性並びに資金の集積性を確保し、もって私人による医療機関の経営を容易にすることを目的として、昭和25年に創設されたものである。
　また、近年、地域における民間医療機関の重要性の増大、医療機関の経営の悪化等医療を取り巻く環境が変化している中で、地域において重要な役割を果たしている民間医療機関の経営の安定性の確保等が求められていることから、これに応えるべく平成10年の医療法の改正により、一定の要件を満たし公的な運営が確保されている医療法人を特別医療法人として位置付け、その収益を医業経営に充てることを目的とした収益業務を実施することができるものとし（医療法（昭和23年法律第205号）第42条第2項）、地域における医療の安定的な提供体制を整備することとされた。
　ところで、この特別医療法人は、「財団である医療法人又は社団である医療法人で持分の定めのないものであること」が要件とされており（医療法施行規則（昭和23年厚生省令第50号）第30条の35第1項第1号）、そのため、既存の出資持分の定めのある社団医療法人が特別医療法人としての都道府県知事の認可を受けるためには、出資者の全員がその持分を放棄し、定款を変更して、出資持分の定めのない社団医療法人に移行する必要がある。
　なお、特別医療法人の内容は、別添「特別医療法人について」のとおりである。

2　照会事項

　特別医療法人の認可を得るために、既存の出資持分の定めのある社団医療法人が定款を変更して出資持分の定めのない社団医療法人に移行する場合があるが、その際に生じる課税関係については下記のとおり取り扱われるものと解して差し支えないか、照会申し上げる。
　なお、照会に当たっては、平成10年7月6日付健政発第802号「特別医療法人につ

通知5　出資持分の定めのある社団医療法人が特別医療法人に移行する場合の課税関係について

いて」(厚生省健康政策局長通知)において定めているとおり、特別医療法人の設立又は特別医療法人とするための定款の変更等がなされたときは、当該特別医療法人は、設立の日又は定款等の変更がなされた日以後2月以内に、都道府県知事(厚生労働大臣)の設立認可書又は定款変更等認可書に定款等の写し等を添付し、これを納税地の所轄税務署長に提出することとしていることを申し添える。

記

1　既存の医療法人を解散し、新たな医療法人(特別医療法人)の設立があったものとしての課税について

　持分あり社団医療法人から持分なし社団医療法人への移行について、種類の異なる法人への組織変更であるから事実上の解散・設立があったものとみなされるとすれば、既存の医療法人の清算所得課税、出資者の配当所得課税等が生じることとなると考えられる。
　しかし、当該移行は、定款の変更により行うものであり、現実に解散・設立という手続がとられるものではない上、事業内容等からみた実態面でも従前の法人格が継続しているものであるから、解散・設立があったとしての課税関係は生じないものと解される。

2　定款変更による出資持分の放棄に伴う課税について
(1)　医療法人の受贈益課税
　　出資者が出資持分を放棄しても、次の理由から、医療法人にあっては受贈益課税の問題は生じないと解される。
　①　医療法人にあっては、「移行する場合にあっては、当該医療法人は、その資本金の全部を資本剰余金として経理する」こととされていること(医療法施行規則第30条の36第2項)
　②　上記の資本金の経理に関する規定は、移行による資本金から資本剰余金への振替えが資本等取引であることを明確化する意味で設けられたものであり、税務上においても、資本金の全部が減少すると同時に資本積立金が増加するという資本等取引に該当すると考えられること
(2)　法人出資者の課税関係
　　持分なし医療法人への移行は、出資者の出資持分の放棄により行われることから、法人出資者の放棄については、一義的には対価がゼロの取引として、その帳簿価額が損失として計上されることになる。ただし、その持分に時価相当額が認識できる(時価がゼロでない)場合には、その持分の放棄が経済的利益の供与に該当するため、その供与することについて相当な理由がない限り、その持分の時価相当額については、法人税法(昭和40年法律第34号)第37条に規定する寄附金に該当するもの

として取り扱われる。
(3) **個人出資者の課税関係**

　個人出資者の持分なし医療法人への移行に伴う出資持分の放棄については、それが、医療法人への贈与による出資持分の移転を伴うものであれば、出資持分の時価によるみなし譲渡課税（所得税法（昭和40年法律第33号）第59条）の問題が生じるが、次のことから株式の消却と同様、譲渡性が認められないため、譲渡所得課税は生じないものと解される。

① 自己株式の取得が認められている株式会社の場合と異なり、医療法人においては、自己の出資持分を取得（保有）することはできないと解されていること

② 出資の減少や株式の消却により金銭等の交付があったときには、みなし配当部分を除いて譲渡収入金額とみなすこととされている（租税特別措置法（昭和32年法律第26号）第37条の10第4項）が、出資が譲渡により移転したとみなすものではなく、無償の場合にも、出資が贈与により移転したものとみなされるものではないこと

③ このように解すことは、平成16年6月16日付で文書回答を受けた「持分の定めのある医療法人が出資額限度法人に移行した場合等の課税関係について」に示されている、出資者が出資額の払戻しにより退社した場合にみなし譲渡課税の対象とならないとする取扱いとも整合性がとれること

(4) **医療法人に対する贈与税課税**

　移行に伴う出資持分の放棄については、出資者の全員が行うものであり、出資持分の定めのある社団医療法人への後戻りはできないこととされているから、当該放棄に伴う出資者の権利の消滅に係る利益は、結果として医療法人に帰属するものである。そのため、個人出資者の放棄については、相続税法（昭和25年法律第73号）第66条第4項の規定による課税の問題が生じる。

　すなわち、当該放棄により個人出資者の親族等の相続税又は贈与税の負担が不当に減少する結果となると認められるときには、医療法人を個人とみなして、贈与税が課税されることとなる。

　この場合の相続税又は贈与税の不当減少の有無については、出資者等への特別利益供与の有無、役員等の親族要件などに基づき判定することとされており（昭和39年6月9日付直審（資）24「贈与税の非課税財産（公益を目的とする事業の用に供する財産に関する部分）及び公益法人に対して財産の贈与等があった場合の取扱いについて」の14）、特定医療法人の承認基準と同等の要件を満たすものについてはこれに該当しない（贈与税課税は生じない）。

　一方、特別医療法人については、役員に占める親族の制限（医療法第42条第2項第1号）など、法令上は特定医療法人と同等の要件が付されているとはいえないため、個別に判定することとなるが、厚生労働省から都道府県へ通知している平成10年7月6日付健政発第802号「特別医療法人について」（厚生省健康政策局長通知）

通知5　出資持分の定めのある社団医療法人が特別医療法人に移行する場合の課税関係について

及び同日付指第39号「特別医療法人に係る定款変更等の申請について」(厚生省健康政策局指導課長通知)により同等の要件が付されているため、医療法に定める要件に加えて上記の各通知に定める要件のいずれの要件も満たす医療法人については、原則として贈与税課税は生じないものと解される。

■通知6　医療法人の合併について

医政指発0531第2号
平成24年5月31日

各都道府県衛生主管部（局）長　殿

厚生労働省医政局指導課長

医療法人の合併について

　医療法人の合併については、医療法（昭和23年法律第205号。以下「法」という。）第57条等に規定されているところであるが、平成23年4月8日に閣議決定された「規制・制度改革に係る方針」において、「医療法人の再生支援・合併における諸規制の見直し」として、法人種別の異なる場合も含めた医療法人の合併に関するルールの明確化や、医療法人が合併する場合の手続の迅速化について、検討し結論を得ることとされたこと、及び平成24年5月31日に公布・施行された「医療法施行規則の一部を改正する省令」（平成24年厚生労働省令第86号）により、医療法施行規則（昭和23年厚生省令第50号）第35条第2項の改正が行われたことを受け、今般、合併に係る留意点等について下記のとおり整理し、地方自治法（昭和22年法律第67号）第245条の4第1項の規定に基づく技術的助言として通知するので、御了知の上、さらに適正な運用に努められたい。

記

第1　合併の意義
　「合併」とは、法定の手続によって行われる医療法人相互間の契約であり、当事者たる医療法人の一部又は全部が解散し、その財産が精算手続を経ることなく、包括的に存続する医療法人又は新設の医療法人に移転すると同時に、その社員が後の医療法人の社員となる効果を伴うものであること。

第2　合併の手続
　合併の手続については、法第57条から第62条まで及び第67条の手続の規定を遵守すること。
　1　合併決議及び認可（法第57条関係）
　　(1)　社団たる医療法人にあっては、総社員の同意があるときに限り、他の社団た

る医療法人と合併をすることができること。
- (2) 財団たる医療法人にあっては、寄附行為に合併することができる旨の定めがある場合に限り、他の財団たる医療法人と合併をすることができること。なお、財団たる医療法人が合併をするには、理事の三分の二以上の同意がなければならないが、寄附行為に別段の定がある場合は、この限りでないこと。
- (3) 都道府県知事は、認可をし又は認可をしない処分をするに当たっては、あらかじめ都道府県医療審議会の意見を聴く必要があること。
- (4) 合併は、都道府県知事の認可を受けなければ、その効力を生じないこと。合併の最終的効力の発生には、さらに登記が条件となること。

2　合併の認可の申請（医療法施行規則（昭和23年厚生省令第50号。以下「規則」という。）第35条関係）
- (1) 都道府県知事の合併の認可を受けようとするときは、申請書に次の書類を添付して、都道府県知事に提出しなければならないこと。
  - ① 理由書
  - ② 前記1(1)又は(2)の手続を経たことを証する書類
  - ③ 合併契約書の写し
  - ④ 合併により医療法人を設立する場合においては、申請者が各医療法人において選任された者であることを証する書面
  - ⑤ 合併後存続する医療法人又は合併によって設立する医療法人の定款又は寄附行為
  - ⑥ 合併前の各医療法人の定款又は寄附行為
  - ⑦ 合併前の各医療法人の財産目録及び貸借対照表
  - ⑧ 合併後存続する医療法人又は合併によって設立する医療法人について、合併後二年間の事業計画及びこれに伴う予算書
  - ⑨ 合併後存続する医療法人又は合併によって設立する医療法人について、新たに就任する役員の就任承諾書及び履歴書
  - ⑩ 合併後存続する医療法人又は合併によって設立する医療法人について、開設しようとする病院、診療所又は介護老人保健施設の管理者となるべき者の氏名を記載した書面
- (2) 合併前の医療法人のいずれもが持分の定めのある医療法人である場合であって、合併後いずれかの医療法人が存続するときに限り、合併後存続する医療法人の定款において、残余財産の帰属すべき者として国若しくは地方公共団体又は医療法人その他の医療を提供するものであって、厚生労働省令で定めるもの以外の者を規定することができること。

  したがって、次の場合においては、合併後は、持分の定めのない医療法人となること。
  - ① 合併前の医療法人のいずれもが持分の定めのない医療法人である場合

② 合併前の医療法人のいずれかが持分の定めのない医療法人である場合
③ 合併前の医療法人のいずれもが持分の定めのある医療法人であって、合併により新たに医療法人を設立する場合
3 都道府県医療審議会の運営(医療法施行令(昭和23年政令第326号)第5条の21関係)
　都道府県医療審議会は、その定めるところにより、部会を置き、その決議をもって当該審議会の決議とすることができることと規定されており、「医療法人制度の改正及び都道府県医療審議会について」(昭和61年6月26日健政発第410号健康政策局長通知)において、「部会については、例えば、医師又は歯科医師が常時一人又は二人勤務する診療所を開設する医療法人に係る設立認可に当たっての意見聴取等医療法人に係る審議案件が急増することが予想される場合に、医療法人部会を設け、同部会の決議をもって審議会の決議とすることが考えられること」としているところである。
　こうしたことも踏まえ、医療法人合併手続の迅速化の観点から、必要に応じ、部会の開催を随時行う等、さらに実態に応じた適切な運営を図られたいこと。

第3　債権者の保護(法第58条及び59条関係)
(1) 医療法人は、都道府県知事の合併の認可があったときは、その認可の通知のあった日から二週間以内に、合併がその債権者に重大な利害関係があることに鑑み、債権者保護のために財産目録及び貸借対照表を作らなければならないこと。当該義務違反に対しては罰則規定(法第76条第8号)があること。
(2) 医療法人は、前号の期間内に、その債権者に対し、異議があれば一定の期間内に述べるべき旨を公告し、かつ、判明している債権者に対しては、各別にこれを催告しなければならないこと。ただし、その期間は、二月を下ることができないこと。当該義務違反に対しては罰則規定(法第76条第8号)があること。
(3) 債権者が前号の期間内に合併に対して異議を述べなかったときは、合併を承認したものとみなされ、以後の特段の救済はないこと。
(4) 債権者が異議を述べたときは、医療法人は、これに弁済をし、若しくは相当の担保を提供し、又はその債権者に弁済を受けさせることを目的として信託会社若しくは信託業務を営む金融機関に相当の財産を信託しなければならないこと。ただし、合併をしてもその債権者を害するおそれがないときは、この限りでないこと。当該義務違反に対しては罰則規定(法第76条第8号)があること。

第4　合併による医療法人の設立事務(法第60条関係)
　合併により医療法人を設立する場合においては、定款の作製又は寄附行為その他医療法人の設立に関する事務は、各医療法人において選任した者が共同して行わなければならないこと。

第5　権利義務の承継（法第61条関係）

(1) 合併後存続する医療法人又は合併によって設立した医療法人は、合併によって消滅した医療法人の一切の権利義務（病院開設の許可、公租公課の賦課等当該医療法人がその行う事業に関し行政庁の認可その他の処分に基いて有する権利義務を含む。）を自動的にかつ包括的に承継すること。

(2) 特約をもってその一部の承継を留保することは許されないが、いったん承継した後にその権利を放棄することは妨げないこと。また、包括的に承継されるため、個々の権利義務について特別の承継方法は必要としないが、不動産等の第三者に対する対抗要件を必要とする権利については、対抗要件を備えない限り、第三者に対抗し得ないこと。

(3) 社団たる医療法人にあっては、合併によって消滅した医療法人の社員は、合併契約に別段の定めのない限り、合併後存続する医療法人又は合併によって設立した医療法人の社員となること。

第6　合併の効力の発生（法第62条関係）

(1) 合併は、合併後存続する医療法人又は合併によって設立した医療法人が、その主たる事務所の所在地において組合等登記令（昭和39年政令第29号。以下「登記令」という。）の定めるところにより登記をすることによって、その効力を生ずること。

(2) 合併の登記は次の三種であること。いずれも主たる事務所の所在地においては二週間以内に、従たる事務所の所在地においては三週間以内になすことを要すること。（登記令第8条、第11条及び第13条）
　① 合併後存続する医療法人については、変更登記
　② 合併によって消滅した医療法人については、解散登記
　③ 合併によって設立した医療法人については、設立登記

(3) 登記期間の起算点は、第三の債権者保護の手続が完了したときであること。

(4) 合併により消滅した法人の解散の登記の申請は、合併後の存続法人又は新設法人を代表すべき者が、合併後の存続法人又は新設法人の主たる事務所を管轄する登記所を経由して、合併の登記の申請と同時になすべきであること。

(5) 合併の効果は、吸収合併の場合においては、従来の医療法人のうち一を除く他の医療法人の解散、存続する医療法人の変更及び解散した医療法人の権利義務の存続する医療法人への包括的移転を生ずることであり、新設合併の場合においては、従来の医療法人の全部の解散、医療法人の設立及び解散した医療法人の権利義務の新設医療法人への包括的移転を生ずることであること。

第7　弁明の機会の付与等（法第67条関係）

(1) 都道府県知事は、合併の不認可処分をする場合、当該処分の名あて人に対し、

その指名した職員又はその他の者に対して弁明する機会を与えなければならないこと。この場合においては、都道府県知事は、当該処分の名あて人に対し、あらかじめ書面をもって、弁明をするべき日時、場所及び当該処分をするべき事由を通知しなければならないこと。

(2) 前号の通知を受けた者は、代理人を出頭させ、かつ、自己に有利な証拠を提出することができること。

(3) 前記(1)の弁明の聴取をした者は、聴取書を作り、これを保存するとともに、報告書を作成し、かつ、当該処分をする必要があるかどうかについて都道府県知事に意見を述べなければならないこと。

■定款等1　改正前社団医療法人モデル定款

別添3

〔社団医療法人モデル定款〕

医療法人○○会定款

第1章　名称及び事務所
第1条　本社団は、医療法人○○会と称する。
第2条　本社団は、事務所を○○県○○郡（市）○○町（村）○○番地に置く。

第2章　目的及び事業
第3条　本社団は、病院（診療所、介護老人保健施設）を経営し、科学的でかつ適正な医療（及び疾病・負傷等により寝たきりの状態等にある老人に対し、看護、医学的管理下の介護及び必要な医療等）を普及することを目的とする。
第4条　本社団の開設する病院（診療所、介護老人保健施設）の名称及び開設場所は、次のとおりとする。
(1)　○○病院　　○○県○○郡（市）○○町（村）
(2)　○○診療所　○○県○○郡（市）○○町（村）
(3)　○○園　　　○○県○○郡（市）○○町（村）
2　本社団が○○市（町、村）から指定管理者として指定を受けて管理する病院（診療所、介護老人保健施設）の名称及び開設場所は、次のとおりとする。
(1)　○○病院　　○○県○○郡（市）○○町（村）
(2)　○○診療所　○○県○○郡（市）○○町（村）
(3)　○○園　　　○○県○○郡（市）○○町（村）
第5条　本社団は、前条に掲げる病院（診療所、介護老人保健施設）を経営するほか、次の業務を行う。
　　　　○○看護師養成所の経営

第3章　社員
第6条　本社団の社員になろうとする者は、社員総会の承認を得なければならない。
2　本社団は、社員名簿を備え置き、社員の変更があるごとに必要な変更を加えなければならない。
第7条　社員は、次に掲げる理由によりその資格を失う。
(1)　除　名
(2)　死　亡

(3)　退　社
2　社員であって、社員たる義務を履行せず本社団の定款に違反し又は品位を傷つける行為のあった者は、社員総会の議決を経て除名することができる。
第8条　やむを得ない理由のあるときは、社員はその旨を理事長に届け出て、その同意を得て退社することができる。
第9条　社員資格を喪失した者は、その出資額に応じて払戻しを請求することができる。

　　　第4章　資産及び会計
第10条　本社団の資産のうち、次に掲げる財産を基本財産とする。
　(1)　・・・
　(2)　・・・
　(3)　・・・
2　基本財産は処分し、又は担保に供してはならない。ただし、特別の理由のある場合には、理事会及び社員総会の議決を経て、処分し、又は担保に供することができる。
第11条　本社団の資産は、社員総会で定めた方法によって、理事長が管理する。
第12条　資産のうち現金は、日本郵政公社、確実な銀行又は信託会社に預け入れ若しくは信託し、又は国公債若しくは確実な有価証券に換え保管するものとする。
第13条　本社団の収支予算は、毎会計年度開始前に理事会及び社員総会の議決を経て定める。
第14条　本社団の会計年度は、毎年4月1日に始まり翌年3月31日に終る。
第15条　本社団の決算については、毎会計年度終了後2月以内に、事業報告書、財産目録、貸借対照表及び損益計算書（以下「事業報告書等」という。）を作成しなければならない。
2　本社団は、事業報告書等、監事の監査報告書及び本社団の定款を事務所に備えて置き、社員又は債権者から請求があった場合には、正当な理由がある場合を除いて、これを閲覧に供しなければならない。
3　本社団は、毎会計年度終了後3月以内に、事業報告書等及び監事の監査報告書を○○県知事（○○厚生局長）に届け出なければならない。
第16条　決算の結果、剰余金を生じたときは、理事会及び社員総会の議決を経てその全部又は一部を基本財産に繰り入れ、又は積立金として積み立てるものとし、配当してはならない。

　　　第5章　役員
第17条　本社団に、次の役員を置く。
　(1)　理事　○名以上○名以内

うち理事長１名
　(2)　監事　○名
第18条　理事及び監事は、社員総会において選任する。
２　理事長は、理事の互選によって定める。
３　本社団が開設（指定管理者として管理する場合を含む。）する病院（診療所、介護老人保健施設）の管理者は、必ず理事に加えなければならない。
４　前項の理事は、管理者の職を退いたときは、理事の職を失うものとする。
５　理事又は監事のうち、その定数の５分の１を超える者が欠けたときは、１月以内に補充しなければならない。
第19条　理事長のみが本社団を代表する。
２　理事長は本社団の業務を総理する。
３　理事は、本社団の常務を処理し、理事長に事故があるときは、理事長があらかじめ定めた順位に従い、理事がその職務を行う。
４　監事は、次の職務を行う。
　(1)　本社団の業務を監査すること。
　(2)　本社団の財産の状況を監査すること。
　(3)　本社団の業務又は財産の状況について、毎会計年度、監査報告書を作成し、当該会計年度終了後３月以内に社員総会又は理事に提出すること。
　(4)　第１号又は第２号による監査の結果、本社団の業務又は財産に関し不正の行為又は法令若しくはこの定款に違反する重大な事実があることを発見したときは、これを○○県知事（○○厚生局長）又は社員総会に報告すること。
　(5)　第４号の報告をするために必要があるときは、社員総会を招集すること。
　(6)　本社団の業務又は財産の状況について、理事に対して意見を述べること。
５　監事は、本社団の理事又は職員（本社団の開設する病院、診療所又は介護老人保健施設（指定管理者として管理する病院等を含む。）の管理者その他の職員を含む。）を兼ねてはならない。
第20条　役員の任期は２年とする。ただし、再任を妨げない。
２　補欠により就任した役員の任期は、前任者の残任期間とする。
３　役員は、任期満了後といえども、後任者が就任するまでは、その職務を行うものとする。

　　第６章　会議
第21条　会議は、社員総会及び理事会の２つとし、社員総会はこれを定時総会と臨時総会に分ける。
第22条　定時総会は、毎年２回、○月及び○月に開催する。
第23条　理事長は、必要があると認めるときは、いつでも臨時総会及び理事会を招集することができる。

2　社員総会の議長は、社員総会において選任し、理事会の議長は、理事長をもってあてる。
3　理事長は、総社員の5分の1以上の社員から会議に付議すべき事項を示して臨時総会の招集を請求された場合には、その請求のあった日から20日以内に、これを招集しなければならない。
4　理事会を構成する理事の3分の1以上から連名をもって理事会の目的たる事項を示して請求があったときは、理事長は理事会を招集しなければならない。

第24条　次の事項は、社員総会の議決を経なければならない。
　(1)　定款の変更
　(2)　基本財産の設定及び処分（担保提供を含む。）
　(3)　毎事業年度の事業計画の決定及び変更
　(4)　収支予算及び決算の決定
　(5)　剰余金又は損失金の処理
　(6)　借入金額の最高限度の決定
　(7)　社員の入社及び除名
　(8)　本社団の解散
　(9)　他の医療法人との合併契約の締結
　(10)　その他重要な事項

第25条　社員総会は、総社員の過半数の出席がなければ、その議事を開き、議決することができない。
2　社員総会の議事は、出席した社員の過半数で決し、可否同数のときは、議長の決するところによる。
3　前項の場合において、議長は、社員として議決に加わることができない。

第26条　社員総会の招集は、期日の少なくとも5日前までに会議の目的である事項、日時及び場所を記載し、理事長がこれに記名した書面で社員に通知しなければならない。
2　社員総会においては、前項の規定によってあらかじめ通知した事項のほか議決することができない。ただし、急を要する場合はこの限りではない。

第27条　社員は、社員総会において1個の議決権及び選挙権を有する。

第28条　社員は、あらかじめ通知のあった事項についてのみ書面又は代理人をもって議決権及び選挙権を行使することができる。ただし、代理人は社員でなければならない。
2　代理人は、代理権を証する書面を議長に提出しなければならない。

第29条　会議の議決事項につき特別の利害関係を有する者は、当該事項につきその議決権を行使できない。

第30条　社員総会の議事についての細則は、社員総会で定める。
2　理事会の議事についての細則は、理事会で定める。

第7章　定款の変更
第31条　この定款は、社員総会の議決を経、かつ、○○県知事（○○厚生局長）の認可を得なければ変更することができない。

第8章　解散及び合併
第32条　本社団は、次の事由によって解散する。
(1)　目的たる業務の成功の不能
(2)　社員総会の決議
(3)　社員の欠亡
(4)　他の医療法人との合併
(5)　破産手続開始の決定
(6)　設立認可の取消し
2　本社団は、総社員の4分の3以上の賛成がなければ、前項第2号の社員総会の決議をすることができない。
3　第1項第1号又は第2号の事由により解散する場合は、○○県知事（厚生労働大臣）の認可を受けなければならない。
第33条　本社団が解散したときは、合併及び破産手続開始の決定による解散の場合を除き、理事がその清算人となる。ただし、社員総会の議決によって理事以外の者を選任することができる。
2　清算人は、社員の欠亡による事由によって本社団が解散した場合には、○○県知事（厚生労働大臣）にその旨を届け出なければならない。
3　清算人は、次の各号に掲げる職務を行い、又、当該職務を行うために必要な一切の行為をすることができる。
(1)　現務の結了
(2)　債権の取立て及び債務の弁済
(3)　残余財産の引渡し
第34条　本社団が解散した場合の残余財産は、払込済出資額に応じて分配するものとする。
第35条　本社団は、総社員の同意があるときは、○○県知事（厚生労働大臣）の認可を得て、他の社団医療法人と合併することができる。

第9章　雑則
第36条　本社団の公告は、官報（及び○○新聞）によって行う。
第37条　この定款の施行細則は、理事会及び社員総会の議決を経て定める。

附　則
本社団設立当初の役員は、次のとおりとする。

第10章 資料2——条文・通知・定款等編

理事長	○	○	○	○
理 事	○	○	○	○
同	○	○	○	○
同	○	○	○	○
同	○	○	○	○
同	○	○	○	○
同	○	○	○	○
監 事	○	○	○	○
同	○	○	○	○

(出所) 厚生労働省 医療法人・医業経営のホームページ「社団(出資額限度法人を含む)、財団医療法人定款例」より

■定款等2　改正後社団医療法人の定款例

社団医療法人の定款例	備考
医療法人○○会定款 　　第1章　名称及び事務所 第1条　本社団は、医療法人○○会と称する。 第2条　本社団は、事務所を○○県○○郡（市）○○町（村）○○番地に置く。 　　第2章　目的及び事業 第3条　本社団は、病院（診療所、介護老人保健施設）を経営し、科学的でかつ適正な医療（及び疾病・負傷等により寝たきりの状態等にある老人に対し、看護、医学的管理下の介護及び必要な医療等）を普及することを目的とする。 第4条　本社団の開設する病院（診療所、介護老人保健施設）の名称及び開設場所は、次のとおりとする。 (1)　○○病院　　○○県○○郡（市）○○町（村） (2)　○○診療所　○○県○○郡（市）○○町（村） (3)　○○園　　　○○県○○郡（市）○○町（村） 2　本社団が○○市（町、村）から指定管理者として指定を受けて管理する病院（診療所、介護老人保健施設）の名称及び開設場所は、次のとおりとする。 (1)　○○病院　　○○県○○郡（市）○○町（村） (2)　○○診療所　○○県○○郡（市）○○町（村） (3)　○○園　　　○○県○○郡（市）○○町（村）	●事務所については、複数の事務所を有する場合は、すべてこれを記載し、かつ、主たる事務所を定めること。 ●病院、診療所又は介護老人保健施設のうち、開設する施設を掲げる。 （以下、第4条、第5条及び第18条において同じ。） ●介護老人保健施設のみを開設する医療法人については、「本社団は、介護老人保健施設を経営し、疾病・負傷等により寝たきりの状態等にある老人に対し、看護、医学的管理下の介護及び必要な医療等を普及することを目的とする。」とする。 ●本項には、地方自治法（昭和22年法律第67号）に基づいて行う指定管理者として管理する病院（診療所、介護老人保健施設）の名称及び開設場所を掲げる。行わない場合には、掲げる必要はない。（以下、第18条第

第5条　本社団は、前条に掲げる病院（診療所、介護老人保健施設）を経営するほか、次の業務を行う。

　　○○看護師養成所の経営

第3章　社員

第6条　本社団の社員になろうとする者は、社員総会の承認を得なければならない。

2　本社団は、社員名簿を備え置き、社員の変更があるごとに必要な変更を加えなければならない。

第7条　社員は、次に掲げる理由によりその資格を失う。
(1)　除　名
(2)　死　亡
(3)　退　社

2　社員であって、社員たる義務を履行せず本社団の定款に違反し又は品位を傷つける行為のあった者は、社員総会の議決を経て除名することができる。

第8条　やむを得ない理由のあるときは、社員はその旨を理事長に届け出て、その同意を得て退社することができる。

第4章　資産及び会計

第9条　本社団の資産は次のとおりとする。
(1)　設立当時の財産
(2)　設立後寄附された金品
(3)　諸種の資産から生ずる果実
(4)　事業に伴う収入
(5)　その他の収入

2　本社団の設立当時の財産目録は、主たる事務所において備え置くものとする。

第10条　本社団の資産のうち、次に掲げる財産を基本財産とする。
(1)　・・・

3項及び第19条第5項において同じ。）

- 本条には、医療法（昭和23年法律第205号。以下「法」という。）第42条各号の規定に基づいて行う附帯業務を掲げる。行わない場合には、掲げる必要はない。

- 退社について社員総会の承認の議決を要することとしても差し支えない。

- 不動産、運営基金等重要な資産は、基本財産とすることが望ましい。

(2) ・・・
(3) ・・・
2　基本財産は処分し、又は担保に供してはならない。ただし、特別の理由のある場合には、理事会及び社員総会の議決を経て、処分し、又は担保に供することができる。

第11条　本社団の資産は、社員総会で定めた方法によって、理事長が管理する。

第12条　資産のうち現金は、日本郵政公社、確実な銀行又は信託会社に預け入れ若しくは信託し、又は国公債若しくは確実な有価証券に換え保管するものとする。

第13条　本社団の収支予算は、毎会計年度開始前に理事会及び社員総会の議決を経て定める。

第14条　本社団の会計年度は、毎年4月1日に始まり翌年3月31日に終る。

第15条　本社団の決算については、毎会計年度終了後2月以内に、事業報告書、財産目録、貸借対照表及び損益計算書(以下「事業報告書等」という。)を作成しなければならない。
2　本社団は、事業報告書等、監事の監査報告書及び本社団の定款を事務所に備えて置き、社員又は債権者から請求があった場合には、正当な理由がある場合を除いて、これを閲覧に供しなければならない。
3　本社団は、毎会計年度終了後3月以内に、事業報告書等及び監事の監査報告書を○○県知事(○○厚生局長)に届け出なければならない。

第16条　決算の結果、剰余金を生じたときは、理事会及び社員総会の議決を経てその全部又は一部を基本財産に繰り入れ、又は積立金として積み立てるものとし、配当してはならない。

● 社員総会のみの議決でよいこととしても差し支えないが、理事会の議決を経ることとすることが望ましい。(以下、第13条及び第16条において同じ。)

● 任意に1年間を定めても差し支えない。(法第53条参照)

● 2以上の都道府県の区域において病院、診療所又は介護老人保健施設を開設する医療法人については、主たる事務所の所在地を管轄する地方厚生局長に届け出るものとする。

第5章　役員

第17条　本社団に、次の役員を置く。
　(1)　理事　○名以上○名以内
　　　うち理事長1名
　(2)　監事　○名

- 原則として、理事は3名以上置かなければならない。都道府県知事の認可を受けた場合には、1名又は2名でも差し支えない。（法第46条の2参照）なお、理事を1名又は2名置くこととした場合でも、社員は3名以上置くことが望ましい。

第18条　理事及び監事は、社員総会において選任する。
2　理事長は、理事の互選によって定める。
3　本社団が開設（指定管理者として管理する場合を含む。）する病院（診療所、介護老人保健施設）の管理者は、必ず理事に加えなければならない。

- 病院、診療所又は介護老人保健施設を2以上開設する場合において、都道府県知事（2以上の都道府県の区域において病院、診療所又は介護老人保健施設を開設する医療法人については主たる事務所の所在地を管轄する地方厚生局長の認可（以下、第31条において同じ。）を受けた場合は、管理者（指定管理者として管理する病院等の管理者を除く。）の一部を理事に加えないことができる。（法第47条参照）

4　前項の理事は、管理者の職を退いたときは、理事の職を失うものとする。
5　理事又は監事のうち、その定数の5分の1を超える者が欠けたときは、1月以内に補充しなければならない。

- 理事の職への再任を妨げるものではない。

第19条　理事長のみが本社団を代表する。
2　理事長は本社団の業務を総理する。
3　理事は、本社団の常務を処理し、理事長に事故があるときは、理事長があらかじめ定めた順位に

従い、理事がその職務を行う。
4　監事は、次の職務を行う。
(1)　本社団の業務を監査すること。
(2)　本社団の財産の状況を監査すること。
(3)　本社団の業務又は財産の状況について、毎会計年度、監査報告書を作成し、当該会計年度終了後3月以内に社員総会又は理事に提出すること。
(4)　第1号又は第2号による監査の結果、本社団の業務又は財産に関し不正の行為又は法令若しくはこの定款に違反する重大な事実があることを発見したときは、これを〇〇県知事（〇〇厚生局長）又は社員総会に報告すること。
(5)　第4号の報告をするために必要があるときは、社員総会を招集すること。
(6)　本社団の業務又は財産の状況について、理事に対して意見を述べること。
5　監事は、本社団の理事又は職員（本社団の開設する病院、診療所又は介護老人保健施設（指定管理者として管理する病院等を含む。）の管理者その他の職員を含む。）を兼ねてはならない。
第20条　役員の任期は2年とする。ただし、再任を妨げない。
2　補欠により就任した役員の任期は、前任者の残任期間とする。
3　役員は、任期満了後といえども、後任者が就任するまでは、その職務を行うものとする。

第6章　会議

第21条　会議は、社員総会及び理事会の2つとし、社員総会はこれを定時総会と臨時総会に分ける。
第22条　定時総会は、毎年2回、〇月及び〇月に開催する。
第23条　理事長は、必要があると認めるときは、いつでも臨時総会及び理事会を招集することができる。
2　社員総会の議長は、社員総会において選任し、

● 定時総会は、場合によっては年1回の開催としても差し支えないが、収支予算の決定と決算の決定のため年2回開催することが望ましい。

理事会の議長は、理事長をもってあてる。
3　理事長は、総社員の５分の１以上の社員から会議に付議すべき事項を示して臨時総会の招集を請求された場合には、その請求のあった日から20日以内に、これを招集しなければならない。
4　理事会を構成する理事の３分の１以上から連名をもって理事会の目的たる事項を示して請求があったときは、理事長は理事会を招集しなければならない。

第24条　次の事項は、社員総会の議決を経なければならない。
　(1)　定款の変更
　(2)　基本財産の設定及び処分（担保提供を含む。）
　(3)　毎事業年度の事業計画の決定及び変更
　(4)　収支予算及び決算の決定
　(5)　剰余金又は損失金の処理
　(6)　借入金額の最高限度の決定
　(7)　社員の入社及び除名
　(8)　本社団の解散
　(9)　他の医療法人との合併契約の締結
　(10)　その他重要な事項

第25条　社員総会は、総社員の過半数の出席がなければ、その議事を開き、議決することができない。
2　社員総会の議事は、出席した社員の過半数で決し、可否同数のときは、議長の決するところによる。
3　前項の場合において、議長は、社員として議決に加わることができない。

第26条　社員総会の招集は、期日の少なくとも５日前までに会議の目的である事項、日時及び場所を記載し、理事長がこれに記名した書面で社員に通知しなければならない。
2　社員総会においては、前項の規定によってあらかじめ通知した事項のほか議決することができない。ただし、急を要する場合はこの限りではない。

第27条　社員は、社員総会において１個の議決権及び選挙権を有する。

● 総社員の５分の１の割合については、これを下回る割合を定めることができる。

第28条　社員は、あらかじめ通知のあった事項についてのみ書面又は代理人をもって議決権及び選挙権を行使することができる。ただし、代理人は社員でなければならない。
2　代理人は、代理権を証する書面を議長に提出しなければならない。
第29条　会議の議決事項につき特別の利害関係を有する者は、当該事項につきその議決権を行使できない。
第30条　社員総会の議事についての細則は、社員総会で定める。
2　理事会の議事についての細則は、理事会で定める。

第7章　定款の変更
第31条　この定款は、社員総会の議決を経、かつ、○○県知事（○○厚生局長）の認可を得なければ変更することができない。

第8章　解散及び合併
第32条　本社団は、次の事由によって解散する。
(1)　目的たる業務の成功の不能
(2)　社員総会の決議
(3)　社員の欠亡
(4)　他の医療法人との合併
(5)　破産手続開始の決定
(6)　設立認可の取消し
2　本社団は、総社員の4分の3以上の賛成がなければ、前項第2号の社員総会の決議をすることができない。
3　第1項第1号又は第2号の事由により解散する場合は、○○県知事（厚生労働大臣）の認可を受けなければならない。
第33条　本社団が解散したときは、合併及び破産手続開始の決定による解散の場合を除き、理事がその清算人となる。ただし、社員総会の議決によって理事以外の者を選任することができる。

2　清算人は、社員の欠亡による事由によって本社団が解散した場合には、○○県知事（厚生労働大臣）にその旨を届け出なければならない。
3　清算人は、次の各号に掲げる職務を行い、又、当該職務を行うために必要な一切の行為をすることができる。
(1)　現務の結了
(2)　債権の取立て及び債務の弁済
(3)　残余財産の引渡し
第34条　本社団が解散した場合の残余財産は、合併及び破産手続開始の決定による解散の場合を除き、次の者から選定して帰属させるものとする。
(1)　国
(2)　地方公共団体
(3)　医療法第31条に定める公的医療機関の開設者
(4)　郡市区医師会又は都道府県医師会（民法第34条の規定により設立された法人に限る。）
(5)　財団医療法人又は社団医療法人であって持分の定めのないもの
第35条　本社団は、総社員の同意があるときは、○○県知事（厚生労働大臣）の認可を得て、他の社団医療法人と合併することができる。

第9章　雑則
第36条　本社団の公告は、官報（及び○○新聞）によって行う。
第37条　この定款の施行細則は、理事会及び社員総会の議決を経て定める。

　　　附　則
本社団設立当初の役員は、次のとおりとする。　　　●法第44条第3項参照。
　　理事長　○○○○
　　理　事　○○○○
　　　同　　○○○○
　　　同　　○○○○
　　　同　　○○○○

	同	○	○	○	○
	同	○	○	○	○
監　事	○	○	○	○
	同	○	○	○	○

(出所)　厚生労働省　医療法人・医業経営のホームページ「社団（出資額限度法人を含む）、財団医療法人定款例」より

■定款等3　医療法人運営管理指導要綱

別　添

医療法人運営管理指導要綱

<table>
<tr><th colspan="3">改　正　後</th></tr>
<tr><th>項　目</th><th>運営管理指導要綱</th><th>備　考</th></tr>
<tr>
<td>Ⅰ　組織運営
1　定款・寄附行為</td>
<td>1　モデル定款・寄附行為に準拠していること。
2　定款又は寄附行為の変更が所要の手続きを経て行われていること。</td>
<td>●平成19年3月30日医政発第0330049号医政局長通知
●医療法第50条
（注）定款又は寄附行為の変更に関し、届出で良いとされる事項について、届出をしない場合又は虚偽の届出をした場合は、20万円以下の過料に処せられること。（医療法第76条第3号）</td>
</tr>
<tr>
<td>2　役員
(1)　定数・現員</td>
<td>1　役員名簿の記載及び整理が適正に行われていること。

2　役員に変更があった場合は、その都度、都道府県知事又は主たる事務所の所在地を管轄する地方厚生局長に届出がなされていること。

3　役員として理事3人以上、</td>
<td>●役員名簿の記載事項は次のとおり
①　役職名
②　氏　名
③　生年月日（年齢）
④　性　別
⑤　住　所
⑥　職　業
⑦　現就任年月日・任期
●医療法施行令第5条の13
●添付書類
①　就任承諾書
②　履歴書
●適正に選任されていることを確認することを要する。
●医療法第46条の2第1項</td>
</tr>
</table>

定款等3　医療法人運営管理指導要綱

		監事1人以上を置いていること。 　また、3人未満の理事を置く場合は都道府県知事の認可を得ていること。	●理事3人未満の都道府県知事の認可は、医師、歯科医師が常時1人又は2人勤務する診療所を一か所のみ開設する医療法人に限る。 　その場合であっても、可能な限り、理事2人を置くことが望ましい。
		4　役員の定数は、事業規模等の実態に即したものであること。	
		5　役員の欠員が生じていないこと。	●医療法第48条の2においては、理事又は監事のうち、その定数の5分の1を超える者が欠けた場合は、1月以内に補充しなければならないとされているが、1名でも欠員が生じた場合には、速やかに補充することが望ましいこと。
		6　社会医療法人の場合は、親族等の占める割合が役員総数の3分の1を超えていないこと。	●医療法第42条の2第1項第1号 ●医療法施行規則第30条の35
	(2)　選任・任期	1　役員の選任手続きが、定款又は寄附行為の定めに従い行われていること。	●社員総会又は評議員会で適正に決議されていること。（モデル定款・寄附行為）
		2　選任関係書類が整備されていること。	●選任関係書類は、次のとおりである。 　①　社員総会議事録又は評議員会議事録 　②　就任承諾書 　③　履歴書
		3　役員の任期は2年以内とすること。なお、補欠の役員の任期は、前任者の残任期間で	●医療法第46条の2第3項

367

		あること。 4 任期の切れている役員がいないこと。	
(3)	適格性	1 自然人であること。 2 欠格事由に該当していないこと。（選任時だけでなく、在任期間中においても同様である。）	●医療法第46条の2第2項 ●欠格事由 ① 成年被後見人又は被保佐人 ② 医療法、医師法等医事に関する法令の規定により罰金以上の刑に処せられ、その執行を終わり、又は執行を受けることがなくなった日から起算して2年を経過しない者 ③ ②に該当する者を除くほか、禁錮以上の刑に処せられ、その執行を終わり、又は、執行を受けることがなくなるまでの者 ●医療法人と関係のある特定の営利法人の役員が理事長に就任したり、役員として参画していることは、非営利性という観点から適当でないこと。
(4)	代表者 （理事長）	1 当該法人の代表権は、理事長にのみ与えられていること。 2 理事長の職務履行ができない場合の規定が定款又は寄附行為に定められていること。 3 理事長は医師又は歯科医師の理事の中から選出されていること。 4 医師又は歯科医師でない理事のうちから理事長を選出する場合は都道府県知事又は主	●医療法第46条の4第1項 ●定款・寄附行為に明確に規定されていること。 ●医療法第46条の4第2項 ●医療法第46条の3第1項 ●医療法第46条の3第1項 ●医師、歯科医師でない理事のうちから選任することができ

		たる事務所の所在地を管轄する地方厚生局長の認可を得ていること。	る場合は以下のとおりである。 ① 理事長が死亡し、又は重度の傷病により理事長の職務を継続することが不可能となった際に、その子女が医科又は歯科大学（医学部又は歯学部）在学中か、又は卒業後、臨床研修その他の研修を終えるまでの間、医師又は歯科医師でない配偶者等が理事長に就任しようとする場合 ② 次に掲げるいずれかに該当する医療法人 　イ　特定医療法人又は社会医療法人 　ロ　地域医療支援病院を経営している医療法人 　ハ　公益財団法人日本医療機能評価機構が行う病院機能評価による認定を受けた医療機関を経営している医療法人 ③ 候補者の経歴、理事会構成等を総合的に勘案し、適正かつ安定的な法人運営を損なうおそれがないと都道府県知事が認めた医療法人
		5　理事長は、各理事の意見を十分に尊重し、理事会の決定に従って法人運営及び事業経営を行っていること。	
(5)	理事	1　当該法人が開設する病院等（指定管理者として管理する病院等を含む。）の管理者はすべて理事に加えられている	●医療法第47条第1項

		こと。	
		2　管理者を理事に加えない場合は都道府県知事又は主たる事務所の所在地を管轄する地方厚生局長の認可を得ていること。	●医療法第47条第1項 ●管理者を理事に加えないことができる場合は、多数の病院等を開設する医療法人で、離島等法人の主たる事務所から遠隔地にある病院等の管理者の場合である。
		3　実際に法人運営に参画できない者が名目的に選任されていることは適当でないこと。	
(6)	監事	1　理事、評議員及び法人の職員を兼任していないこと。 　また、他の役員と親族等の特殊の関係がある者ではないこと。	●医療法第48条
		2　当該法人の業務及び財産の状況特に事業報告書、財産目録、貸借対照表及び損益計算書について十分な監査が行われていること。	●医療法第46条の4第7項第1号及び第2号
		3　監査報告書が作成され、会計年度終了後3月以内に社員総会又は理事会に提出されていること。	●医療法第46条の4第7項第3号
		4　法人の適正な会計管理等を行う観点からも内部監査機構の確立を図ることが重要である。 　また、病院又は介護老人保健施設等を開設する医療法人の監査については外部監査が行われることが望ましい。	●特に負債100億円以上の医療法人については、公認会計士又は監査法人による監査あるいは指導を受けることが望ましいこと。
		5　実際に法人監査業務を実施できない者が名目的に選任されていることは適当でなく財務諸表を監査しうる者が選任	

定款等 3　医療法人運営管理指導要綱

3　評議員 （財団たる医療法人）	されていること。 1　自然人であること。 2　理事の定数を超える数の評議員をもって組織すること（医療法第46条の2第1項ただし書の認可を受けた場合、3人以上）。 3　次に掲げる者から選任されていること。 　①　医師、歯科医師、薬剤師、看護師その他の医療従事者 　②　病院、診療所又は介護老人保健施設の経営に関し識見を有する者 　③　医療を受ける者 　④　①から③までに掲げる者のほか、寄附行為に定めるところにより選任された者 4　当該法人の役員を兼任していないこと。 5　評議員名簿を作成し、記載及び整理が適正に行われていることが望ましいこと。 6　評議員としての職務を行使できない者が名目的に選任されていることは適当でないこと。 7　社会医療法人の場合は、親族等の占める割合が評議員総数の3分の1を超えていないこと。	●医療法第49条第2項 ●必ず選任する必要があること。 ●任期を定めることが望ましいこと。 ●医療法第49条の4第1項 ●医療法第49条の4第2項 ●医療法第42条の2第1項第3号
4　社員 （社団たる医療法人） (1)　現員	1　社員名簿の記載及び整理が適正に行われていること。	●社員名簿の記載事項は次のとおり 　①　氏名

371

			② 生年月日（年齢） ③ 性別 ④ 住所 ⑤ 職業 ⑥ 入社年月日（退社年月日） ⑦ 出資持分の定めがある医療法人の場合は出資額及び持分割合
		2 社員は社員総会において法人運営の重要事項についての議決権及び選挙権を行使する者であり、実際に法人の意思決定に参画できない者が名目的に社員に選任されていることは適正でないこと。	●未成年者でも、自分の意思で議決権が行使できる程度の弁別能力を有していれば（義務教育終了程度の者）社員となることができる。 ●出資持分の定めがある医療法人の場合、相続等により出資持分の払戻し請求権を得た場合であっても、社員としての資格要件を備えていない場合は社員となることはできない。
		3 社会医療法人の場合は、親族等の占める割合が社員総数の3分の1を超えていないこと。	●医療法第42条の2第1項第2号
	(2) 入社・退社	1 社員の入社については社員総会で適正な手続きがなされ、承認を得ていること。 2 社員の退社については定款上の手続きを経ていること。 3 社員の入社及び退社に関する書類は整理保管されていること。 4 出資持分の定めがある医療法人の場合、社員の出資持分の決定、変更及び払戻しについては適正な出資額の評価に基づいて行われていること。	

(3)	議決権	1 社員の議決権は各1個であること。	●医療法第48条の4第1項 ●出資額や持分割合による議決数を与える旨の定款の定めは、その効力を有しない。
5 会議			
(1)	開催状況	1 開催手続きが、定款又は寄附行為の定めに従って行われていること。	●招集権者である理事長が会議を招集していること。 ●社員総会の議長は、社員総会において選任されていること。 ●臨時社員総会及び評議員会は、会議を構成する社員又は評議員の5分の1以上から招集を請求された場合、20日以内に招集しなければならない。 ●会議の開催通知は期日の少なくとも5日前に文書で行われていること。
		2 社員総会、理事会及び評議員会(以下、「会議」という。)は定款又は寄附行為に定められた時期及び必要な時期に開催されていること。	
		3 定款又は寄附行為の変更のための社員総会又は理事会、予算・決算の決定のための社員総会又は理事会の外社員総会及び理事会の議決を要する事項がある場合、その他事業運営の実態に即し、必要に応じて社員総会又は理事会が開催されていること。	
(2)	審議状況	1 会議は定款又は寄附行為に定められた定足数を満たして有効に成立していること。	
		2 定款又は寄附行為により会	●社員総会の議決事項

	議の議決事項とされている事項について適正に決議されていること。	① 定款の変更 ② 基本財産の設定及び処分（担保提供を含む。） ③ 毎事業年度の事業計画の決定及び変更 ④ 収支予算及び決算の決定 ⑤ 剰余金又は損失金の処理 ⑥ 借入金額の最高限度の決定 ⑦ 社員の入社及び除名 ⑧ 本社団の解散 ⑨ 他の医療法人との合併契約の締結 ⑩ その他重要な事項 ●財団たる医療法人の理事会の議決事項及び評議員会への諮問事項 ① 寄附行為の変更 ② 基本財産の設定及び処分（担保提供を含む。） ③ 毎事業年度の事業計画の決定及び変更 ④ 収支予算及び決算の決定 ⑤ 剰余金又は損失金の処理 ⑥ 借入金額の最高限度の決定 ⑦ 本財団の解散 ⑧ 他の医療法人との合併契約の締結 ⑨ その他重要な事項 　（社団たる医療法人の場合に準用する。）
	3　議決が定款又は寄附行為の定めに従って、有効に成立していること。 4　議決には、議長及びその議案に対する利害関係者が加	

		わっていないこと。 5　議決権の委任については、書面により会議の構成員に対して適正に行われていること。	
(3) 記録		1　会議開催の都度、議事録は正確に記録され、保存されていること。	●議事録記載事項は次のとおり ①　開催年月日及び開催時刻 ②　開催場所 ③　出席者氏名（定数） ④　議案 ⑤　議案に関する発言内容 ⑥　議案に関する表決結果 ⑦　議事録署名人の署名、署名年月日
Ⅱ　業務 1　業務一般		1　定款又は寄附行為に記載されている業務が行われていること。	●業務を停止している事実があるときは、その措置について法人側の方針を確かめた上、その具体的な是正の方法について報告を求めるとともに、廃止する場合は速やかに定款変更等の手続きを行わせること。
		2　定款又は寄附行為に記載されていない業務を行っていないこと。	●定款等に記載されていない業務を行っている場合は、その措置について法人側の方針を確かめた上、必要に応じてその業務の中止を指導、定款変更等の手続きを行わせること。
		3　自ら病院等を開設することなく、指定管理者として公の施設である病院等を管理することのみを行うことはできないこと。	
		4　社会医療法人の場合は、当該法人が開設する病院又は診	

		療所のうち1以上（2以上の都道府県の区域において開設する場合は、それぞれの都道府県で1以上）のものが、その病院又は診療所の所在地の都道府県で救急医療等確保事業を行っていること。	
2	附帯業務	1　附帯業務の経営により、医療事業等主たる事業の経営に支障を来たしていないこと。	●医療法第42条各号 ●その開設する病院、診療所及び介護老人保健施設の業務に支障のない限り、定款又は寄附行為の定めるところにより、平成19年3月30日医政発第0330053号医政局長通知別表に掲げる業務の全部又は一部を行うことができる。
Ⅲ　管理			
1	人事管理		
(1)	任免関係	1　病院、診療所等の管理者の任免に当たっては、理事会の議決を経ていること。 2　また、病院、診療所等の管理者以外の職員の任免に当たっても、理事会の審議を経ていることが望ましいこと。	
(2)	労務関係	1　就業規則・給与規定・退職金規定が設けられていることが望ましいこと。 2　職員の処遇が労働基準法等関係法令通知等に則して適正に行われていること。 3　職員の資質向上を図るため、職員研修について具体的計画が立てられていることが望ましいこと。	
2	資産管理	1　基本財産と運用財産とは明確に区分管理されていること。	

2　法人の所有する不動産及び運営基金等重要な資産は基本財産として定款又は寄附行為に記載することが望ましいこと。	
3　不動産の所有権又は賃借権については登記がなされていること。	●平成19年3月30日医政発第0330049号医政局長通知
4　基本財産の処分又は担保の提供については定款又は寄附行為に定められた手続きを経て、適正になされていること。	●所定の手続きを経ずに、処分又は担保に供している基本財産がないことが登記簿謄本により確認されること。
5　医療事業の経営上必要な運用財産は、適正に管理され、処分がみだりに行われていないこと。	
6　現金は、銀行、信託会社に預け入れ若しくは信託し、又は国公債若しくは確実な有価証券に換え保管するものとすること。	●モデル定款・寄附行為
7　土地、建物等を賃貸借している場合は適正な契約がなされていること。	●平成19年3月30日医政発第0330049号医政局長通知 ●賃貸借契約期間は医業経営の継続性の観点から、長期間であることが望ましいこと。また、契約期間の更新が円滑にできるよう契約又は確認されていることが望ましいこと。 ●賃借料は近隣の土地、建物等の賃借料と比較して著しく高額でないこと。
8　医療法人とその理事長との間で取引をする場合、立場を異にする同一人が利益相反取引を行うので、特別代理人を	●土地、建物の賃貸借、売買の場合 ●個人立病院等から医療法人になる時の負債承継の場合

3 会計管理			
(1) 予算		1 予算は定款又は寄附行為の定めに従い適正に編成されていること。 2 予算が適正に執行されていること。 なお、予算の執行に当たって、変更を加えるときは、あらかじめ社員総会又は理事会の同意を得ていること。	
(2) 会計処理		1 会計責任者が置かれていることが望ましいこと。 2 現金保管については、保管責任が明確にされていること。 3 剰余金を配当してはならないこと。	●医療法第54条 （注）剰余金の配当をした場合は、20万円以下の過料に処せられること。（医療法第76条第5号）
(3) 債権債務の状況		1 借入金は、事業運営上の必要によりなされたものであること。 2 借入金は社員総会、理事会の議決を経て行われていること。 3 借入金は全て証書で行われていること。 4 債権又は債務が財政規模に比し過大になっていないこと。	●モデル定款・寄附行為 ●法人がその債務につきその財産をもって完済することができなくなった場合には、理事又は清算人は、直ちに破産手続の申立てをしなければならないこと。 （注）破産手続開始の申立てを怠った場合は、20万円以下の過料に処せられること。

定款等3　医療法人運営管理指導要綱

			（医療法第76条第6号）
(4) 会計帳簿等の整備状況	1	会計帳簿が整備され、証ひょう書類が保存されていること。	
	2	預金口座、通帳は法人名義になっていること。	
(5) 決算及び財務諸表	1	決算手続きは、定款又は寄附行為の定めに従い、適正に行われていること。	
	2	決算と予算との間で、大幅にくい違う科目がある場合は、その原因が究明され、必要な改善措置がなされていること。	
	3	事業報告書、財産目録、貸借対照表及び損益計算書が整備され、保存されていること。	●医療法第51条第1項
	4	決算書（案）は社員総会又は理事会に諮る前に、監事の監査を経ていること。	●医療法第51条第2項
	5	監査報告書は社員総会又は理事会に報告後、法人において保存されていること。	
	6	事業報告書等決算に関する書類を各事務所に備えておき、社員若しくは評議員又は債権者から閲覧の請求があった場合は、正当な理由がある場合を除き、閲覧に供しなければならないこと。	●医療法第51条の2 （注）備え付けを怠った場合、記載すべき事項を記載していない場合若しくは虚偽の記載をした場合又は正当な理由なく閲覧を拒否した場合は、20万円以下の過料に処せられること。（医療法第76条第4号）
	7	決算の届出が毎会計年度終了後3月以内になされていること。	●医療法第52条第1項 （注）届出をしない場合又は虚偽の届出をした場合は、20万円以下の過料に処せられること。（医療法第76条第

379

(6)	その他	1　病院、介護老人保健施設等の患者又は入所者から預かっている金銭は別会計で経理されているとともに、適正に管理がなされていることが望ましいこと。 2　法人印及び代表者印については、管理者が定められているとともにその管理が適正になされていること。	3号)
4	登記	1　当該法人が登記しなければならない事項について登記がなされていること。	●医療法第43条 ●組合等登記令 ●登記事項 　① 目的及び業務 　② 名称 　③ 事務所 　④ 代表権を有する者の氏名、住所及び資格 　⑤ 存立時期又は解散の事由を定めたときは、その時期又は事由 　⑥ 資産の総額 （注）登記を怠った場合又は不実の登記をした場合は、20万円以下の過料に処せられること。（医療法第76条第1号）
		2　理事長のみの登記がなされていること。	●理事長の任期満了に伴い再任された場合にあっては、変更の登記が必要であること。
		3　登記事項の変更登記は法定期間内に行われていること。	●登記期間 　① 主たる事務所（2週間以内） 　② 従たる事務所（3週間以内） 　③ 資産の総額は毎会計年度

定款等3　医療法人運営管理指導要綱

			終了後2月以内 ● 資産の総額（貸借対照表の純資産額）は毎会計年度終了後、変更の登記が必要であること。
		4　変更登記後の登記済報告書はその都度、都道府県知事又は主たる事務所の所在地を管轄する地方厚生局長に提出されていること。	● 医療法施行令第5条の12
5	公告	1　清算人が、債権者に対し債権の申出の催告を行う場合又は破産手続開始の申立てを行う場合の公告は定款又は寄附行為に定められた方法で適正に行われていること。	● モデル定款・寄附行為 （注）公告を怠った場合又は不実の公告をした場合は、20万円以下の過料に処せられること。（医療法第76条第7号）
Ⅳ	その他		
1	必要な手続の督促	1　認可申請又は届出にかかる書類が提出されない場合、都道府県は当該医療法人に対し必要な手続の督促を行うこと。	● 督促又は勧告等によっても指導目的が達されない場合は、行政処分が行われることになる。 ①　法令等の違反に対する措置（医療法第64条第1項及び第2項） ②　聴聞手続（行政手続法第13条、第15条、第24条） ③　設立認可の取消（医療法第65条）

（出所）　厚生労働省　医療法人・医業経営のホームページより

■執筆者一覧

【米本合同税理士法人 医療法人研究会】
小野 高志（おの・たかし）税理士、代表社員
山本 朝光（やまもと・ともみつ）本部事務所
西出　 匠（にしで・たくみ）大阪事務所
佐藤 大輔（さとう・だいすけ）大阪事務所
大川 智弘（おおかわ・ともひろ）税理士、大阪事務所
澤﨑 直之（さわさき・なおゆき）税理士、大阪事務所
立神 直人（たてがみ・なおと）社員税理士、岡山事務所

> 米本合同税理士法人
> 創業より50年にわたり蓄積された経験やノウハウを活かすとともに、会計士・税理士等の有資格スタッフを中心とした様々な分野の「スペシャリスト」が税務会計はもちろん、医療経営、相続事業承継、新規開業、組織再編、M&Aまでお客様をトータルサポートいたします。医療法人研究会では、現在、一般の持分の定めのない社団医療法人、特定医療法人及び社会医療法人への移行に関するコンサルティングをはじめ、新規開業、事業承継、M&A、病院原価計算等のコンサルティングを行っています。
> （ホームページ http://www.yonemoto.or.jp）

Q&A 医療法人移行の全実務
経過措置型医療法人から一般の持分の定めのない社団医療法人へ

2012年10月5日　発行

編著者　米本合同税理士法人 医療法人研究会 代表 小野高志 ©

発行者　小泉 定裕

発行所　株式会社 清文社
東京都千代田区内神田1-6-6（MIFビル）
〒101-0047　電話 03(6273)7946　FAX 03(3518)0299
大阪市北区天神橋2丁目北2-6（大和南森町ビル）
〒530-0041　電話 06(6135)4050　FAX 06(6135)4059
URL http://www.skattsei.co.jp/

印刷：亜細亜印刷㈱

■著作権法により無断複写複製は禁止されています。落丁本・乱丁本はお取り替えします。
■本書の内容に関するお問い合わせは編集部までFAX（03-3518-8864）でお願いします。

ISBN978-4-433-54352-5